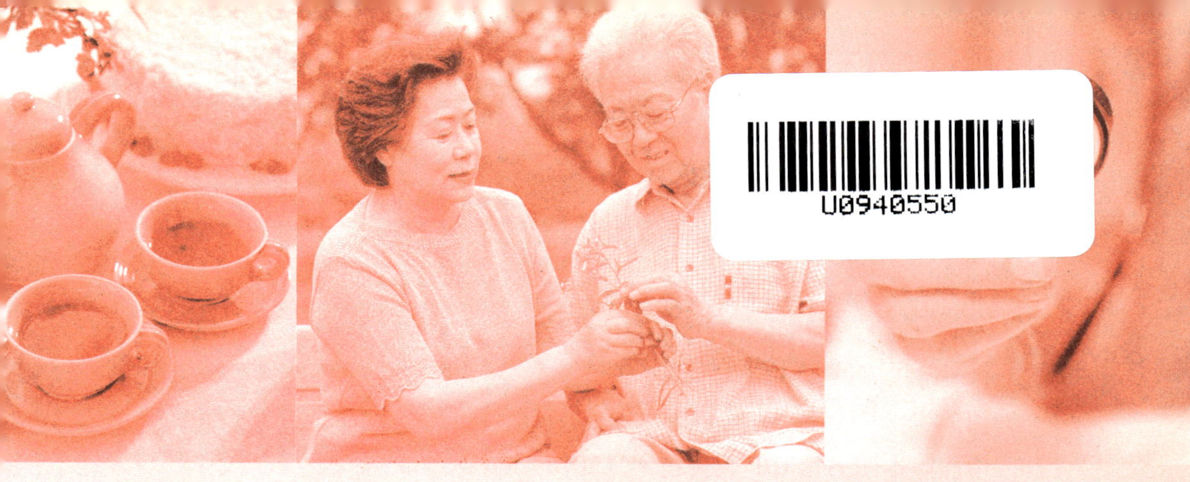
U0940550

中老年人的健康顾问，家庭必备的保健用书

给老爸老妈的健康枕边书

GEI LAOBA LAOMA de JIANKANG ZHENBIANSHU

樊蔚虹/编著

科学技术文献出版社
SCIENTIFIC AND TECHNICAL DOCUMENTATION PRESS
·北京·

图书在版编目（CIP）数据

给老爸老妈的健康枕边书/樊蔚虹编著. —北京：科学技术文献出版社，2017. 1

ISBN 978-7-5189-2141-6

Ⅰ. ①给… Ⅱ. ①樊… Ⅲ. ①中年人—保健—基本知识②老年人—保健—基本知识 Ⅳ. ①R161

中国版本图书馆 CIP 数据核字（2016）第 289368 号

给老爸老妈的健康枕边书

策划编辑：孙江莉　　责任编辑：孙江莉　　责任校对：赵　瑗　　责任出版：张志平

出 版 者　科学技术文献出版社
地　　址　北京市复兴路 15 号　邮编　100038
编 务 部　（010）58882938，58882087（传真）
发 行 部　（010）58882868，58882874（传真）
邮 购 部　（010）58882873
官方网址　www. stdp. com. cn
发 行 者　科学技术文献出版社发行　全国各地新华书店经销
印 刷 者　北京建泰印刷有限公司
版　　次　2017 年 1 月第 1 版　2017 年 1 月第 1 次印刷
开　　本　710 × 1000　1/16
字　　数　260 千
印　　张　19. 5
书　　号　ISBN 978-7-5189-2141-6
定　　价　28. 00 元

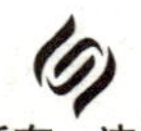

版权所有　违法必究

购买本社图书，凡字迹不清、缺页、倒页、脱页者，本社发行部负责调换

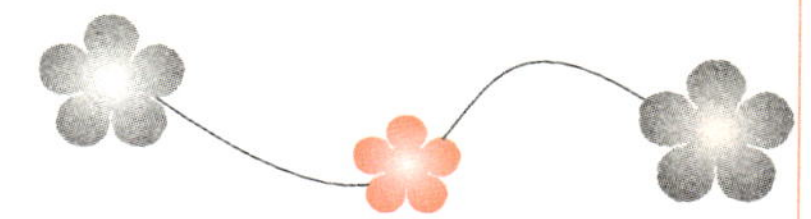

前言

如今，健康不仅仅是人们茶余饭后的谈资，而是时时刻刻关注的话题。随着人们生活、文化水平的提高，对健康的渴求也越来越强烈，尤其是中老年人，奋斗了大半辈子，却不能以“健康”收场，不能在拥有事业和金钱的同时拥有幸福的生活，这难道不是人生一大遗憾吗？

老年是人生中的重要阶段。终于走出繁忙的工作和哺育子女的辛苦阶段，准备享受美好的生活时期，可身体的生理功能却走向了衰退，面临、经受着各种慢性病的侵扰与折磨。每个人都希望自己拥有高品质的幸福生活，然而这一切都要以健康为基础。如果能事先学习一些保健知识，懂一些医学常识，提高养生和保健意识，很多疾病的发生、发展就可以避免了，从中年步入老年阶段时也就不会那么迷茫、恐惧。

世界卫生组织给健康下了这样的定义：“健康乃是一种在身体上、精神上的完满状态，以及良好的适应力，而不仅仅是没有疾病和衰弱的状态。”意思就是说，除了要注重生活、饮食方面的保健，还要重视心理健康、社会适应良好和道德健康。很多中老年人在走下工作岗位之后，生活发生了巨大的变化，大脑功能退化，导致其中很大一部分中老年人出现了不同程度的心理问题，甚至增加了老年痴呆、抑郁症的发生概率。

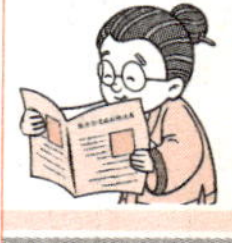

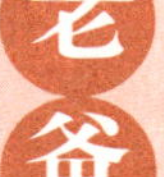

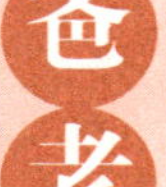

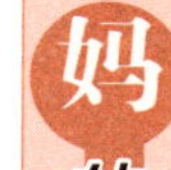

为了身体健康，中老年人可以将自己的饮食合理化、健康化，配合适合自己的运动，积极参与卫生保健，定期体检，了解自己的健康状况。为了拥有健康的心理，中老年人应当注意调节自己的情绪，维持良好人际关系，勇于克服困难。

本书从饮食、生活、运动、心理、疾病的预防五方面介绍了一些实用的养生方法，比如四季养生的重点是什么，常见病如何预防等，帮助老爸老妈了解养生的意义和方法，降低中老年疾病的发生概率，提高他们生活质量，进而达到身体、精神、社交等方面的最佳状态，做个真正的健康人！

编　者

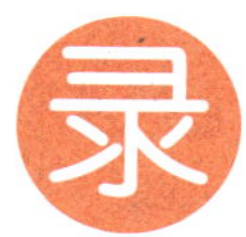

目录

第一章 后半生，该颐养天年了

身体衰老，看这些标志 …… 001

容貌 …… 001

感觉器官 …… 002

内脏器官 …… 003

生殖系统 …… 004

内分泌系统 …… 005

免疫系统 …… 006

神经系统 …… 006

运动系统 …… 007

延缓衰老，健康到天年 …… 007

长寿秘密，活到天年不是梦 …… 009

不怕生病，重审健康 …… 011

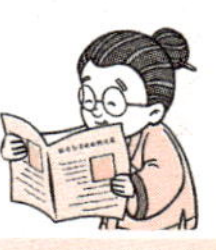
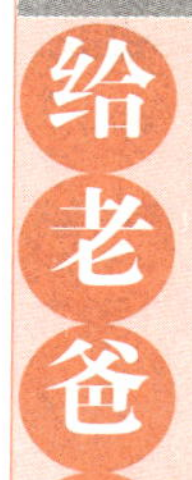
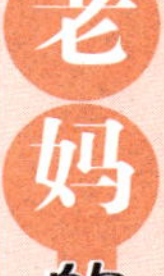

第二章 科学饮食，助您延年益寿

饮食习惯 …… 013

七大营养素的摄入比例 …… 013
三餐中的饮食秘密 …… 015
细嚼慢咽抗衰老 …… 017
七八分饱才是长寿之道 …… 019
食物冷热影响健康 …… 020

饮食细节 …… 022

粗细搭配，平衡主副食 …… 022
五谷杂粮的健康吃法 …… 024
重口味饮食害处多 …… 027
饮水的注意事项 …… 029
喝奶的注意事项 …… 032
豆浆虽好，饮用有讲究 …… 036
蔬菜和水果保平安的秘密 …… 038
粥怎样做才养生 …… 040
饮茶中的学问 …… 042
咖啡的功与过 …… 047
酒的坏处大于好处 …… 049
戒烟越早越好 …… 050

营养进补 …… 052

吃太好＝疾病＋减寿 …… 052
长寿食物助力寿命延长 …… 055
保健品不能乱吃 …… 058

一种有益老年健康的糖 …… 060
藻类食品有益健康 …… 062
坚果食品宜常吃 …… 063
碱性食物有助延年益寿 …… 065
带馅面食宜常吃 …… 067

第三章 生活细节，一点一滴保健康

服饰 …… 069
穿着要适体 …… 069
帽子选择以及佩戴技巧 …… 071
眼镜佩戴宜忌 …… 072
袜子要保暖 …… 074
鞋子的选择宜忌 …… 075
拐杖的选择技巧 …… 077
居室 …… 078
居室环境影响健康 …… 078
家具选择要注意 …… 080
椅子的选择 …… 082
枕头如何选择 …… 084
被褥如何选择 …… 086
杂器如何选择 …… 088
适宜养在室内的植物 …… 091

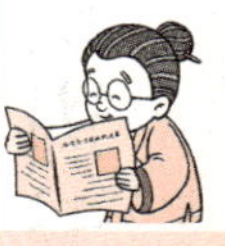

起居 …… 092

起床不宜过急 …… 092
睡姿及朝向 …… 094
睡多久合适 …… 096
午睡马虎不得 …… 098
裸睡究竟好不好 …… 100
快速入睡的诀窍 …… 102
打盹宜忌 …… 105
顺应天时起居 …… 106

生活习惯 …… 109

口腔日常保健 …… 109
染发有损健康 …… 112
皮肤日常保健 …… 114
洗澡中的学问 …… 116
足浴养生注意事项 …… 118
注意预防“空调病” …… 121
看电视注意事项 …… 123
搓麻将要适度 …… 125
长时间搓麻将的危害 …… 125

四季养生 …… 127

盎然春日，防困会捂 …… 127
炎炎夏日，消暑安眠 …… 131
秋高气爽，防燥温补 …… 137
寒冷冬日，防寒保暖 …… 142

第四章 适度运动，健康长寿延年

运动宜忌 …… 149

适度运动，为健康护航 …… 149

运动中的禁忌 …… 151

抛弃不良的运动习惯 …… 153

四季运动注意事项 …… 156

运动前要做好准备工作 …… 159

运动养生 …… 161

舌头运动养颜延寿 …… 161

手指动一动益寿 …… 163

“咬牙切齿”预防脑病 …… 166

耳朵运动增强免疫力 …… 167

拍打运动放松筋骨 …… 169

锻炼平衡能力防摔倒 …… 171

日常运动 …… 173

散步是最好的运动 …… 173

选择适宜散步的时间 …… 176

有氧运动：慢跑 …… 177

爬楼梯锻炼宜忌 …… 180

腿部运动不可少 …… 182

不妨练练爬行 …… 184

气功是防病治病首选 …… 186

跳舞有益身心健康 …… 189

游泳宜忌 …… 190

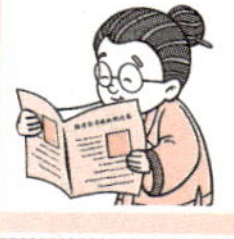

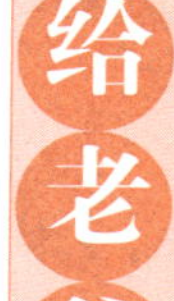

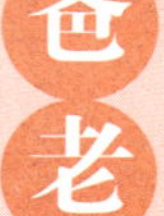

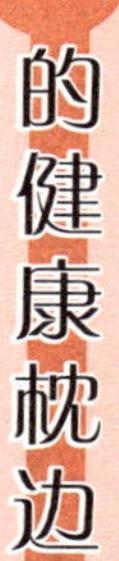

登山是很好的运动 …… 193
退步走要注意安全 …… 195

第五章 心理健康，不容忽视的细节

养心 …… 197
心理健康了身体才健康 …… 197
服老才更快乐 …… 199
警惕人未老心先老 …… 201
幽默的心态抗衰老 …… 203
好奇心是防老妙药 …… 204
多疑要不得 …… 206
过度恐惧没必要 …… 207
排除不良情绪 …… 209
宽容对人对己 …… 210
退休后的心理自我调适 …… 212
平常心对待丧偶 …… 214
空巢老人要学会摆脱孤独 …… 215
放手儿孙的幸福 …… 217
远离抑郁情绪 …… 218
保持心理平衡 …… 221
难得糊涂 …… 223
养性 …… 224
花鸟怡情 …… 224

书画自得 …… 226
读书健脑 …… 228
棋弈养生 …… 229
琴瑟和谐 …… 231
垂钓寻乐 …… 233

第六章 预防疾病，是更智慧的养生

预防基础 …… 235
定期体检的重要性 …… 235
疾病自测信号 …… 238
四季防病各不相同 …… 240
提高免疫力有方法 …… 242
按摩防治疾病 …… 243
防病从生活点滴入手 …… 245
眼睛、耳朵、鼻子、牙齿日常保健 …… 246
定期清理身体内的“垃圾” …… 249
要留意隐性疾病 …… 252
常见病 …… 253
便秘 …… 253
腹泻 …… 256
胃炎 …… 258
白内障 …… 261
失眠 …… 264

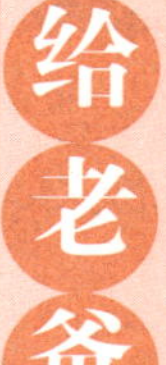
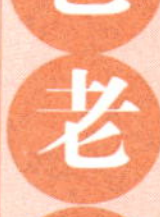
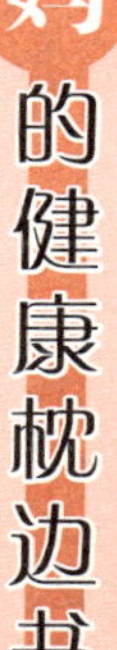

肾炎 …… 267
慢性支气管炎 …… 269
腰椎病 …… 271
冠心病 …… 274
颈椎病 …… 276
高血压 …… 279
脑卒中 …… 281
糖尿病 …… 283
骨质疏松症 …… 286
心脏病 …… 289
动脉硬化 …… 292
老年痴呆症 …… 294
高脂血症 …… 296

第一章

后半生，该颐养天年了

身体衰老，看这些标志

人的衰老分为两种不同的情况：一种是正常情况下出现的生理性衰老，另一种是疾病引起的病理性衰老。生理性衰老是生命过程的必然结局，而病理性衰老是可以结合防病加以控制的。

人一旦步入老年，各项生理系统功能就开始发生一系列的变化，正确认识并了解这些变化，有助于创造轻松愉快的晚年生活。

容貌

老年人常见的是毛发、皮肤的改变，随着年龄的增长，容颜、牙齿和形体也会随着发生变化。人体容貌的这些形态变化，主要是由组织、器官的退行性改变所引起的，如细胞减少、萎缩、变形、组织弹性降低等。

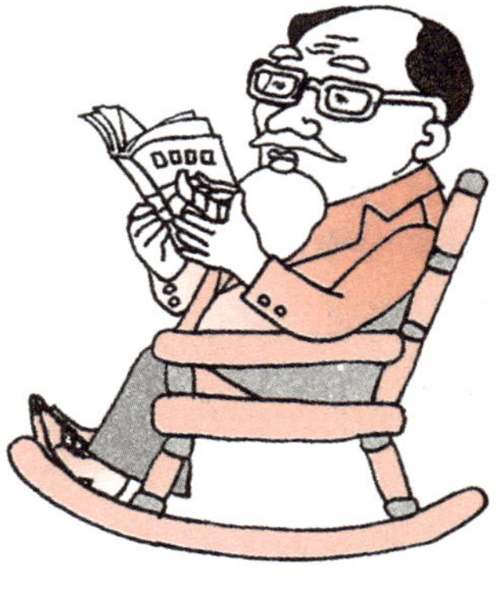

人体的衰老常常是从毛发的变化开始的，毛发变白是显著特征之一。毛发变白一般从

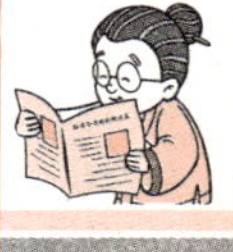
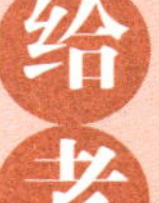
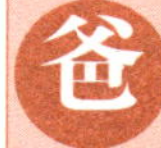
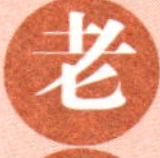
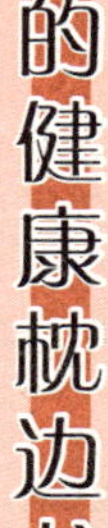

40岁左右就逐渐出现了，到60岁头发变白者占50%以上，脱发者可达80%；75岁以上头发变白者可达70%，脱发者达到90%以上，一般没有显著的形表差异，男女都会发生变化。

皮肤是人体最重要的器官，也是健康的第一道防线，皮肤的衰老，不但会给皮肤本身带来多种疾病，也会给健康造成不良影响。因此，老年人保护好并锻炼皮肤的抵抗力，是十分必要的。

人的皮肤是人体面积最大的器官，是保护体内组织器官免受机械、物理、化学和生物侵袭的屏障，老年人随年龄的增长会发生一系列变化，这些变化会影响皮肤的保护性生理功能，包括感觉、分泌、排泄、吸收、呼吸和体温调节等。

人的身高一般于40岁后开始缩短，原因是椎间盘萎缩，脊柱弯曲强直，椎体扁平化，下肢弯曲。体重在40～50岁时最重，50岁后逐渐减轻，70～80岁时减轻最明显。原因是皮下脂肪组织减少和骨骼、肌肉及各脏器官萎缩。但现在很多老年人由于生活条件与营养状况好，体重也有增加的。

感觉器官

1. 视觉　人的视力一般随年龄的增长而下降，正常人20岁以前是1.5，20～50岁是1.0，60～65岁是0.9，70岁是0.6～0.8，80岁是0.4～0.6，90岁是0.2～0.4。

老年人晶状体弹力下降，睫状肌调节能力减退，多出现老花眼、近距离视线模糊、白内障、青光眼等。

除此之外，随着视网膜细胞数逐渐减少，视神经纤维束间结缔组织增生，视野逐渐缩小，红、绿颜色分辨能力也会下降。

2. 听觉　老年人鼓膜增厚，内耳动脉硬化，供血减少等，导致听力逐步下降。要注意对耳的保健，延缓听力功能的衰退。

由于外耳道、中耳和内耳有可能发生全面退行性病变，60 岁以上的老年人听力减退者占 27.4%，其中男性的发生率高于女性。

3. 嗅觉　人在 50 岁以后鼻黏膜逐渐萎缩，嗅觉开始迟钝，50 岁以后大约丧失嗅觉的 20%，70 岁以后嗅觉衰退加剧，80 岁以后仅有 22% 的老年人嗅觉仍在正常范围内。

老年人加强对鼻的保健，对嗅觉的保护有重要的作用。

4. 味觉　随着年龄的增长，老年人的味觉和嗅觉一样都降低，以致影响食欲。正常情况下，舌尖上的味蕾平均数为 248 个，而 75 岁以上的老年人减少到 30～40 个。也就是说，60 岁以上的老年人味蕾萎缩将近一半，75 岁以上的老年人味觉丧失超过 80%。味觉减退，食欲受到影响，营养吸收也会出现障碍。

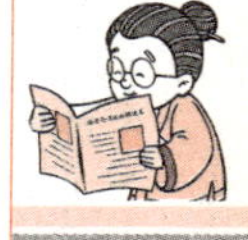

5. 痛觉　随着年龄日渐增长，老年人对疼痛的感觉也变得越来越不明显，甚至可能对崴脚等都没有明显的疼痛感，只有剧烈到不能忍受的疼痛才能感觉到，这也就造成了某些疾病不能及时被诊断出。

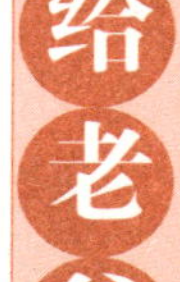

内脏器官

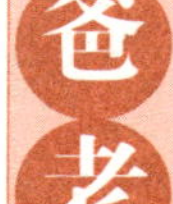

1. 心血管系统　心血管系统功能变化，是由老年人心肌细胞内有脂褐质集聚，胶原和纤维增多等，导致心肌细胞功能减退、心率减慢、心血输出量减少等引起的。

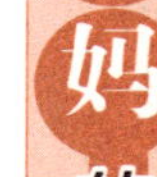

这些变化可使心脏收缩能力减弱，心血输出量降低，尤其是动脉管壁中的胶原纤维逐渐增多，管壁增厚，并发生纤维化和钙质沉淀，造成钙化，使动脉管壁弹性减低导致动脉硬化。

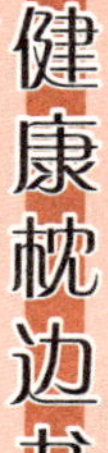

2. 呼吸系统　老年人从 65 岁开始胸廓的肋骨间肌纤维的比例明显衰退，肋间脂肪增多，胸廓收缩能力降低，导致肺活量降低，肺功能减退。随着年龄增长，老年人肺泡总数减少，肺脏间的弹性纤维变形，肺活量及肺通气量明显下降，肺脏的膨胀收缩能力下降，造成了肺气肿和

呼吸道并发症的易发。因为老年人的肺功能减退、呼吸作用减弱，所以时常会出现呼吸不匀、急促等现象。

3. 消化系统 至老年时，平滑肌纤维及腺体开始萎缩，胃黏膜变薄，各种消化酶分泌减少，消化力减弱，结肠及胃扩张，故易出现消化不良、便秘及内脏下垂等现象。此外，牙齿及牙周组织会出现明显的磨损和老化改变，但牙釉质的硬度不会发生改变。此外，衰老可导致肝细胞萎缩，纤维组织增生，肝脏的解毒功能下降，合成和储备的蛋白质也减少了。胆囊壁、胆管壁变厚，胆囊变小，弹性降低。胆汁浓缩并含有大量胆固醇和胆红素，容易沉积形成结石。

4. 泌尿系统 肾脏萎缩变小，肾血流量减少，肾小球滤过率及肾小管重吸收能力下降，导致肾功能减退。加上膀胱逼尿肌萎缩，括约肌松弛，老年人常有多尿现象。性激素的分泌自 40 岁以后逐渐降低，性功能减退。老年男性前列腺多有增生性改变，因前列腺肥大可致排尿困难。女性 45～55 岁可出现绝经，卵巢停止排卵。内分泌功能下降，机体代谢活动减弱，生物转化过程减慢，解毒能力下降。机体免疫功能减退，易患感染性疾病。

生殖系统

1. 老年男性 对于男子来说，产生精子的精曲小管周围的基底膜与固有膜的胶原纤维增生，使精血小管的纤维化逐渐加重，从而使精子的产生逐渐减少，直至最后丧失生精能力。此外，产生男性激素（睾酮）的间质细胞的数量逐渐减少，使睾酮的分泌量逐渐减少；而睾酮的减少可导致性功能的降低。

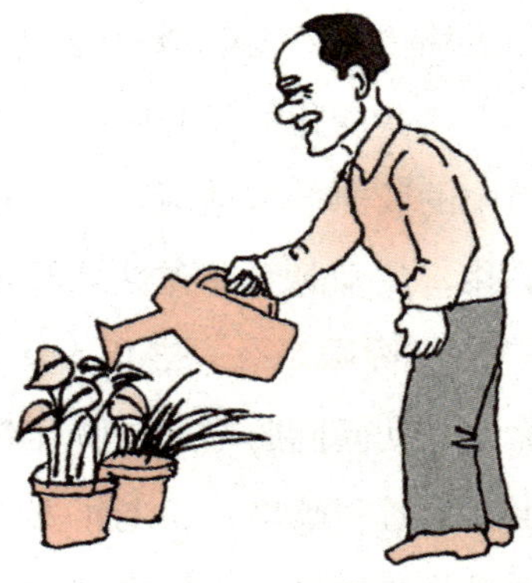

2. 老年女性　女性生殖系统的变化不一定在老年，更年期的女性生殖器官已经产生明显的退化，生殖器官逐渐萎缩。易发生阴道炎、子宫及宫颈萎缩，易患宫颈癌。

绝经期女性和老年女性出现一系列以卵巢功能衰竭为主的激素分泌的变化，主要表现在雌激素减少，垂体功能亢进，分泌大量促性腺激素，促卵泡激素、促黄体生长激素和促肾上腺皮质激素增加，导致甲状腺、肾上腺皮质功能亢进，造成一系列内分泌失调综合征。除卵巢外，其他内分泌失调，器官逐渐萎缩，体内激素水平普遍下降，出现一个低水平下的平衡。

内分泌系统

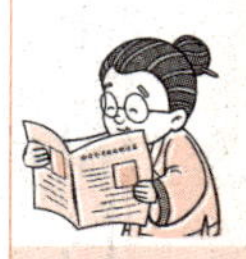

1. 甲状腺的变化　一般 50 岁以后，甲状腺素合成减少，滤泡变小，血管变窄，结缔组织增多，易发生萎缩和纤维化，加之垂体前叶分泌的促甲状腺素数量减少，从而使老年人的甲状腺利用碘的能力减弱。另外，老年人血清中甲状腺自身抗体也会增多，这在一定程度上影响着甲状腺的功能。这些因素共同决定了老年人的甲状腺功能低下，基础代谢率降低。

2. 性腺的变化　性腺，分别指女性的卵巢和男性的睾丸。它们分别合成和分泌雌性激素和雄性激素，是完成生殖功能的物质基础。更年期是由中年向老年过渡的阶段，也是生殖兴盛期走向衰老的过渡期，是人生历程中必须经历过的生理过程。更年期的变化主要是由性腺的衰退引起的。

男性 50 岁以后睾酮分泌量下降，血中游离睾酮水平降低。同时，睾酮受体数目减少或受体敏感性下降，致使性功能逐渐减退。女性雌激素水平在 30～40 岁时急剧下降，60 岁降到最低水平，60 岁以后稳定于低水平。中年以后，女性卵泡逐渐丧失，性激素分泌明显减少，导致性

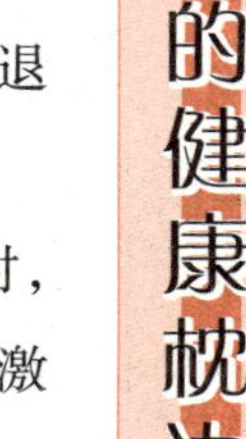

功能与生殖能力逐渐减退。

3. 下丘脑和垂体的变化　随着年龄的增长，垂体逐渐萎缩，下丘脑神经递质减弱，多巴胺和去甲肾上腺素等生物胺减少，直接导致腺垂体分泌功能减退，所以老年人肌肉和骨矿含量减少，而脂肪增多，体力下降，易疲劳。但泌乳素则随年龄增长而分泌增多，这可能与性活动减少有关。

4. 松果体的变化　松果体主要负责合成和分泌褪黑激素、5-羟色胺及其衍生物和多肽类激素，对维系脑、下丘脑、脑垂体、甲状腺、肾上腺、性腺间的相互协调、保持机体内环境稳定、调节昼夜节律、调节生殖活动等都起着重要的作用。老年人的松果体随年龄增长而变得狭窄、细胞减少、硬化、重量减轻、脂肪增多等，致使其产生的激素减少，上述调节功能衰退，致使应激反应减缓。

免疫系统

免疫能力随年龄增长而下降，对外来抗原的反应减弱，但自身免疫反应增强，自身抗体增加。具体表现为胸腺在性成熟后逐渐萎缩、T 细胞数减少、B 细胞制造抗体能力下降等。

神经系统

老年人随着年龄的增长，脑体积逐渐缩小，重量减轻，神经组织萎缩，从而使神经传导速度减慢、脑沟增大、脑膜增厚、脑细胞明显减少。一般认为，人脑有 120 亿 ~ 140 亿个神经细胞，从 20 岁开始呈现减少趋势，人脑细胞每年下降 0.8%，70 岁以后下降显著，可减少 45%。脑血管逐渐出现代谢障碍，管壁内弹力纤维减少，脑血管硬化，脑血流量减少，供血不足，出现记忆力衰退，还可能罹患老年痴呆症。参与人脑的多种神经递质代谢的酶活性降低，会造成运动障碍、睡眠质量差，

精神抑郁、狂躁等。随着年龄的增长，脑血管代谢障碍越来越严重，可能形成血栓，引起脑梗死。如果血管破裂，还会引起偏瘫。除此之外，支配人体活动的自主神经随着年龄增高会发生紊乱，从而导致内脏功能失调等问题。

运动系统

1. 肌肉　肌肉的变化主要表现为肌肉在体重中所占的比例逐渐降低，如成年人肌肉重量占体重的43%，而60岁以上的老年人肌肉重量仅占体重的25%。

老年人神经、肌肉的兴奋性降低，绝对或相对不应期延长，神经传导速度减慢，肌肉的工作能力下降，必须经过较长的发动时间，才能达到其最高能力。

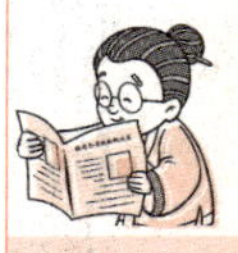

2. 骨骼　骨骼中的有机物减少或消失，如胶原、黏蛋白等减少或消失，在长骨端及骨盆，骨骼变成海绵样状态，或发生骨质疏松症，以致骨骼脆弱，更容易骨折。椎间盘收缩变薄，身高变矮。

3. 关节　关节软骨纤维化、磨损及骨化，肋软骨钙化、变脆易断，滑囊变僵硬致使关节也僵硬。有时软骨可完全消失，致使老年人活动时仅以其关节两端骨面直接接触。一般来说，关节组织的老化改变，在28岁以后即可表现出来，特别是支持体重的关节，变化比较明显。

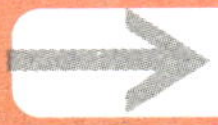

延缓衰老，健康到天年

人体的衰老是自然的，不可抗拒。虽然我们无法阻止衰老，但却能延缓衰老的速度，预防疾病的发生。从某种意义上来说，每个老人都能健康活到天年，做名副其实的长寿老人。

1. 遗传因素　人类的衰老和遗传有着重要的关系，不论是体质还是心理、性格方面，遗传都起着重要的作用。有一个小女孩，7 岁就查出胆固醇偏高，11 岁出现心绞痛，13 岁出现心肌梗死，15 岁只要一走路就会心绞痛，以至于无法像其他正常的孩子一样好好上课、运动，最终不得不做了冠状动脉搭桥手术。她才 15 岁，就得了这么多严重的疾病，听起来似乎不可思议。原因很简单，她的父母都是高胆固醇的患者，加之一家人经常吃喝无度，最终致疾。像这样的例子还有很多，我们的身材、相貌、健康、疾病、寿命都和遗传有很大的关系。有研究证实，长寿老人一般都有长寿家族史。

2. 性格因素　人的性格各不相同，有的人乐观开朗、心胸豁达，有的人悲观愤世、心胸狭窄。不同的性格决定了不同的人生，长期悲观的人，很可能患上抑郁症等心理疾病。爱生气的人，可能因为长久生气也会造成一些疾病。相比郁郁寡欢，人们更喜欢乐观开朗的好性格，而长寿的人一般也都如此，乐观者较悲观者心态更显年轻，容貌也更不易衰老。

3. 疾病因素　疾病影响着人的寿命，也会加速衰老，使人未老先衰。人的一生中，不可避免地会患上某些疾病，患病的人通常看上去没有精神，身体内的平衡被打破，气血精神亏虚，对于本来身体就不好的人更是雪上加霜，很可能一种病还没好又患上了另一种病。但有的人患病没多久就痊愈了，甚至最后还成了长寿之人。因此，疾病是影响寿命和加速衰老的一个因素，但并不是决定性因素，关键在于自身的保养与锻炼。

4. 环境因素　环境与衰老也有着一定的关系，生活在污染、嘈杂、贫困、昏暗的环境下的人，比生活在干净整洁、优美富足环境下的人看上去更显衰老，而实际上也是如此。身体内部器官和组织受到环境的影响而加速衰老，甚至会生病。虽然人的身体会努力适应各种环境，然而

长期处于不良环境下，还是会给健康带来不良影响。

5. 饮食因素　长寿的人饮食上一般都会有所克制，荤素搭配，也不会挑食、偏食，因为全面均衡的营养是保证人体健康的前提。长寿的人不会摄入过多的脂肪、蛋白质、碳水化合物等。因为营养过剩，会造成肥胖、高血压、糖尿病、高脂血症等。另一方面，营养不良会阻碍某些必要的生理活动，延缓生长发育，加速器官的衰老。只有在饮食上给予全面均衡的营养，才可以健康长寿，延缓衰老。

6. 运动因素　运动可以加速人体新陈代谢，让各个器官充满活力。提倡适量合理的运动锻炼，不但可以改善柔弱的体质，增强人体抵抗力，还能延缓衰老，所谓“动则不衰”，正是如此。

7. 兴趣因素　人没有兴趣，会觉得生活毫无意义，黯淡无光。长寿者一般都有较多的兴趣爱好，如养花赏鸟、绘画书法、垂钓跳舞等丰富多彩的文体活动。参与这些活动，不仅能多去大自然中走走，与人多交流沟通，让身体健康的同时还能保持心理愉悦，也就延缓了衰老。

虽然衰老是必然要经历的，但只要摒弃不良的生活习惯，坚持良好的生活方式，保持乐观豁达的心态，丰富精神生活，科学合理饮食，参加力所能及的运动锻炼，培养兴趣爱好，就能减少或避免疾病的发生。延缓衰老、快乐到天年。

长寿秘密，活到天年不是梦

人的生命只有一次，非常可贵。而现在快节奏的生活却并不利于人们的寿命增长，甚至疾病也在呈现年轻态势，但是谁不渴望长寿呢？其实只要了解了长寿的秘密，就可以助你活到天年。

所谓天年，就是天赋的年寿，即一个人应该活到的岁数。究竟人的寿命有多长？这是一个非常复杂的问题。所谓寿命，是指从出生经过发育、成长、成熟、老化以至死亡前机体生存的时间，通常以年龄作为衡量寿命长短的尺度。寿命的长短是受多种因素影响的，如与先天禀赋的强弱，后天的养护、居住条件、社会制度、经济状况、医疗卫生条件、环境、气候、体力劳动、个人卫生等多种因素有关，从而使寿命不尽相同。

天年也就是自然寿命可以活的年龄，那么究竟多少岁算是天年呢？一般认为人的寿命应该超过 100 岁。古今中外可以活到天年的人不在少数，甚至有的人活到了 150 岁以上。

曾有研究表明，长寿者多爱运动、喜欢与人交流，因此自身免疫细胞机能比一般人要强，且可以维持抵抗外来感染的能力，这是长寿者的秘密之一。后来又有调查发现，长寿的人在饮食上多以牛奶、芝士等奶制品，搭配蔬菜、鱼、水果等为主要粮食。他们饮食上少盐，口味较清淡，而且每餐摄入的肉类也极少，所以很少有肥胖的人，也很少有人患动脉硬化症、高血压、冠心病等疾患，这是长寿者的秘密之二。

除此之外，长寿的人一般都有一些共同的特征：起居有常，节制饮食，吃饭七八分饱。经常运动，心胸开阔，不喜喝酒、抽烟。身材中等，一生体重变化小。有许多兴趣爱好，家庭环境整洁干净……

总之，长寿的人饮食以清淡为主，全面均衡营养。注重生活细节，家居环境整洁，起居有常。经常运动，不喝酒、抽烟。热爱生活，性格开朗、幽默，有良好的修养，注重心理健康。生活中会注意预防疾病，未病先防。长寿的秘密其实很简单，只要严格按照要求执行，人人都可以活到天年。

不怕生病，重审健康

现代人都惧怕生病，身体有了些问题就开始紧张，其实这大可不必，有时候生病也未必是坏事。就算是长寿的人一生中可能也会不可避免地生些小病，但是有的人善于总结生病的原因，有的人则只是纠结于疾病本身，而不去找原因，久而久之一个好的身体也会变得伤痕累累，时常跑到医院去了。其实不用害怕生病，生病正是让你重新审视健康的机会，趁着生病，好好找一找身体内潜藏的病因，以后多加注意，就可以避免再次疾病复发或加重。

生病其实就是身体启动自身防御机制抵抗疾病的一种表现，这是件好事。如血压升高是为了改善血液输送的速度，糖尿病是因为能量得不到合理的释放。重病以及绝症的发生都不是短期造成的，是日积月累的伤害表现出来的。人身体的大部分组织细胞都会在六个月内得到更新，一年之内大概有 98% 的组织细胞都会得到更新。所以，对于重病以及绝症，只要可以活过半年，都有治愈的可能。通过给予良好的治疗，充足的营养，切断病源，从根本上治疗疾病，不让疾病恶化下去。

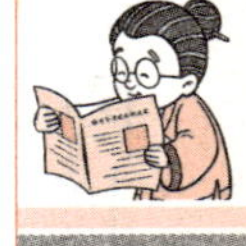

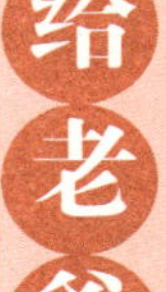

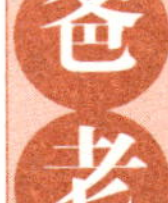

其实，生病正是身体排出毒素的过程。只要用良好的心态积极治疗疾病，就可以及早排除身体内的毒素，再度恢复健康，而且身体还会产生抗体，让其更加健康。生病就是毒素长期积累的最终表现，只要治愈了疾病，也就排出了这些积累的毒素。如此看来，生病也未必是什么坏事。

例如感冒是因为受到了病毒细菌的感染，也就提示身体免疫力下降了，此时应该注意休息，调整营养，多运动锻炼以提高自身抵抗力；胃病可能是因为长期饮食没有规律，或是饮食不洁，或是饮食上不注意营养搭配，这就提示要好好平衡饮食，注意劳逸结合；肥胖是因为平时吃得过多，尤其是摄入了过多的饱和脂肪，不注意锻炼造成的，这就提示应该少吃些脂肪类食物，多加锻炼，以达到正常体重；抑郁可能是因为长期压力过大，不爱与人交流，或是受到了严重刺激等，这就提示应该多出去走走，多参与一些社会活动，放松身心……

生病就是让我们反思饮食习惯、生活方式等问题的时候，让我们重新审视自身健康问题的时候，找到与疾病相关的因素，加以改正，并给予合理的营养，疾病就会很快远离。日常生活中，也一定要摒弃不良的生活方式和饮食习惯，保持身心愉悦，坚持锻炼，就会远离疾病、受益一生。

第二章 科学饮食，助您延年益寿

饮食习惯

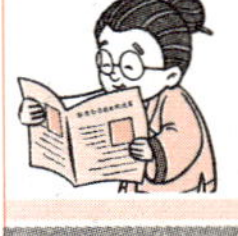

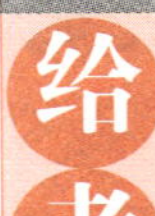

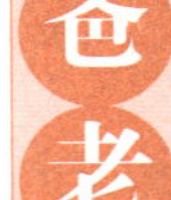

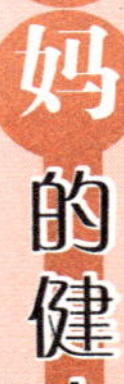

七大营养素的摄入比例

中年人的基础代谢逐渐降低，一般比年轻时降低 10% ~15%，加之体力活动的减少，所以热能的供给量相应地减少。如果中年人摄取热能过多，容易转变成脂肪贮存于体内，使身体过于肥胖，易于导致动脉硬化与糖尿病等，以致影响寿命。目前国际上采用的根据年龄增长而校正热能供给量的方法是以 20 ~39 岁，平均体重 65 千克（男）或 55 千克（女）的热能供给量为基础。40 ~49 岁减少 1%，50 ~59 岁减少 10%，60 ~69 岁减少 20%，70 岁及以上减少 30%，但要按照每个人的具体活动情况而定。热能的来源应以碳水化合物为主，因为脂肪不易消化，过多的脂肪也有害于健康。

联合国粮农组织和世界卫生组织推荐的老年人每日摄入热量为：50 ~60 岁为 2700 千卡，60 岁以上为 2400 千卡，70 岁以上为 2100 千卡。

1. 蛋白质　蛋白质能维持老年人机体的正常代谢，补偿人体组织蛋白的消耗，增强对疾病的抵抗力。由于老年人体内合成蛋白质减少，必须从食物中摄取优质蛋白质，以补充需求。

对于中年人的蛋白质需求量，医学界意见不一，有人认为可比中青年人少些，因为中年人不再生长和发育，体力消耗也少了。相反，也有人认为有进行性组织消耗的中年人，其蛋白质的供给应当增加。另有人研究发现，30~85岁女性的蛋白质需求量并不随年龄变化而增减。

由于老年人蛋白质消耗较多，所以补充蛋白质很重要。一般可按每日每千克体重1.0~1.5克计算供应，其中优质蛋白质应占蛋白质总量的50%以上。鱼、瘦肉、鸡蛋、豆类及豆制品的所含蛋白质，都是很好的优质蛋白质。

2. 脂肪 老年人对脂肪消化吸收较慢，过多的脂肪可在血液组织里堆积，引发动脉粥样硬化和冠心病等疾病。可如果食物中脂肪含量过少，也会影响到脂溶性维生素的吸收。

一般说来，平均以每日每千克体重1克或更少些为好。且应选用一些含不饱和脂肪酸的食用油，如玉米油、豆油、花生油、麻油、菜油等。含饱和脂肪酸多的硬果，如核桃、松子等以及椰子油、橄榄油不宜多食。

3. 碳水化合物 也称糖类，是多糖、蔗糖、麦芽糖、乳糖、葡萄糖等的总称，是供给热量的主要来源。平时食物中的碳水化合物主要来自五谷类的淀粉。含其食物占总热量的60%~70%，每天以300~350克主食为宜，粗细粮搭配食用，根据自身具体情况适当增减。

4. 维生素 人体对维生素的需求量很少，但不可或缺，对老年人来说更是如此，缺乏任何一种维生素都会引起维生素缺乏的疾病。虽然随着年龄增长，人体对各种维生素的需求量都有所减少，但是吸收不良或流失增加，很容易造成维生素缺乏。所以，老年人的维生素供给量要充足，尤其是维生素A、B族维生素、维生素C、维生素D、维生素E、抗坏血酸等，这些维生素可以增强老年人的抵抗力，促进食欲，延缓衰

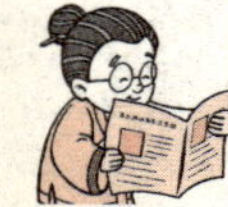

老，维持老年人的身体健康。这些维生素主要存在于新鲜的绿色或黄色蔬菜、各种水果、粗粮和植物油中。

5. 矿物质　人体含有的主要矿物质为钾、钙、钠、镁、磷、铁、碘、铜、锌、锰、硒、铬等，矿物质来源于食物的供给。矿物质对人体非常重要，如钙是构成骨骼的主要成分；镁和钠对维持机体渗透压和调节酸碱平衡有着重要的作用；铁参与氧的运输等。老年人对矿物质的需求和成人基本相同，但是更容易造成钙、铁、锌、钾等的缺乏，应该注意及时补充。

6. 膳食纤维　膳食纤维可以有效改善老年人的便秘问题，还能预防痔疮、大肠癌等。因为膳食纤维可以增加粪便的体积，刺激肠胃蠕动，促进粪便的排泄，减少毒素对肠胃的刺激，所以膳食纤维对老年人非常重要。老年人膳食纤维的摄入量以每日 10～24 克为佳，而谷类、蔬菜、水果、坚果、种子等食物中都含有膳食纤维，应适量多吃。尤其是常以精制主食、肉类、蛋类为主的老年人，更应补充膳食纤维。

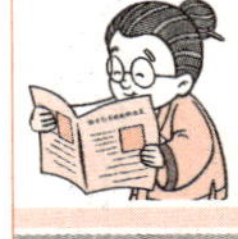

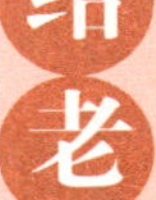

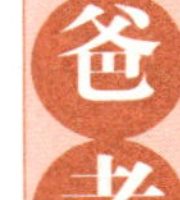

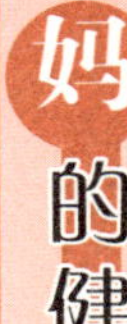

7. 水　水占老年人体重的 50% 左右，水可以帮助排泄体内的代谢废物，促进食物消化和营养吸收，维持消化液的正常分泌，调节体温，预防皮肤干燥等。但是饮用过多的水会加重肾脏的负担。老年人每日的饮水量应为 1500～2000 毫升，包括饮料、蔬果汁中提供的水。随着年龄的增长，老年人对口渴的感觉越来越迟钝，应该注意的是，即使不渴每天也要补充足够的水分。

七大营养素对老年人的身体健康都很重要，应注意营养搭配、合理均衡，身体才能健康。

三餐中的饮食秘密

1. 早餐吃好　一天中的营养补充是从早上开始的，因此早餐对人体的健康非常重要，对老年人尤其重要。人体经过一夜的睡眠之后，血

糖被大量消耗，体内的血糖水平处于一天中的最低状态，如果不吃早餐，血糖就会供应不足，造成体力不支，身体的其他脏器和大脑的活动也会受到影响。

然而，早餐也不宜吃得过早。经过了一夜的休息，胃内一直没有食物填充进来。如果早餐吃得过早，胃的消化吸收功能还没有完全恢复（至少要经过2~3个小时，胃的消化吸收功能才能完全恢复），就会影响食物的消化吸收，还可能会造成胃肠疾病。早餐一般在8时30分左右食用为宜。此外，早餐也不能吃得过硬，应该食用容易消化的食物。早餐也不能进食过多，胃的消化功能需要一定时间的恢复，吃得过多，会增加肠胃的负担，造成消化不良。

老年人早餐的量应该控制在一天所需总食量的1/3，热量也应该控制在一天总热量的1/3，而且要吃适量的主食。主食的量应该以150~200克为宜，一般以淀粉类为主，如馒头、包子、大饼等。主食中还要包括优质蛋白质，如牛奶、豆浆、鸡蛋等。早餐还应该包含蔬菜类，以提供维生素和矿物质，少量的水果也可以作为选择。早餐讲究干稀搭配、粗细结合，还要注意营养均衡。

2. 午餐吃饱　午餐是一日三餐中的主餐，经过了上午的消耗，身体需要能量和营养的补充，为了下午更好的活动。午餐一定要吃饱，才能保持人体充裕的精力。

午餐不仅要吃饱，还要保证质和量，老年人午餐摄入的热量应该控制在一天所需总热量的40%。以淀粉类为主食，主食以150~200克为宜，副食以240~360克为宜，副食可以吃得好一点，种类多一些，肉类、蛋类、禽类、豆制品、蔬菜类、海产品类等都可以适量摄入一些。如果能搭配一碗汤，那就更好了，不仅营养全面，而且吃起来会很适口，非常适宜老年人。

老年人还应该注意，午餐吃饱即可，不可暴饮暴食，也不可吃得过

多，以免身体受不了，从而引发相应的疾病，危害健康。应该注意营养搭配，不可多吃肉禽蛋类以满足口福，而招致疾病。

3. 晚餐吃少　老年人运动量相对较小，消化吸收功能也不如从前，晚餐过后一般就休息了，所以晚餐宜少。晚餐吃得少，就不会刺激胰岛素大量分泌，从而避免了胰岛素细胞早衰，预防糖尿病。晚餐吃得少，就不会对胃造成过重的负担，吃得太撑会影响睡眠。晚餐吃得少，也可以预防肥胖，从而减少因肥胖引起的其他疾病。

另外，老年人晚餐不宜吃得过晚。人的排钙高峰期为进餐后的 4 ~ 5 小时，如果晚餐吃得过晚，排钙高峰期就是在入睡之后，而尿液停留在身体内不能被及时排出，尿中的钙就会沉积，时间久了，会形成结石。

老年人晚餐的量应该控制在一天总食量的 30% 以下，而且应该选择脂肪含量低、易消化的食物。主食在 100 克左右即可，如馒头、米饭、面汤等。副食在 50 ~ 100 克即可，可以选择鱼类、禽类、蔬菜类等。晚餐不可太过油腻，还要注意营养均衡，以蔬菜为主，营养搭配，吃出健康。

细嚼慢咽抗衰老

细嚼慢咽可以说是祖先遗留下来的良好饮食习惯，因为古代的食物大多是生食，所以更要细嚼慢咽才能得以享用。现代人生活节奏快，平时多是吃些快餐，快餐一般都是经过精加工的，不需要太多咀嚼就可以下咽，正好符合现代社会的生活节奏，人们也乐于接受。

细嚼慢咽有利于消化，同时可以保护肠胃，老年人的饮食则更需要细嚼慢咽。

（1）细嚼慢咽的过程中，可以使身体分泌出来的消化酶满足食物的需求，有利于食物的消化。

（2）细嚼慢咽可以使人体分泌更多的唾液，唾液是碱性的，进入

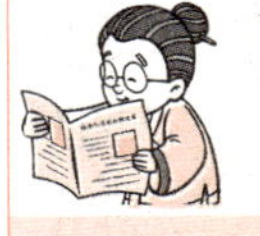

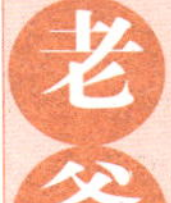

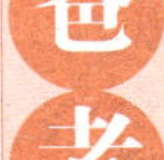

胃里，起到酸碱平衡的作用，减少胃酸对胃的损害。唾液中含有很多物质，咀嚼过程中分泌出来的大量唾液与食物混合、溶解、相互作用，有利于营养素的消化吸收，还能改变食物中有毒物质的化学结构，起到解毒的作用。唾液还可以预防龋齿。

（3）每口饭咀嚼30次以上，唾液中的氧化酶和过氧化酶，能够消除某些致癌物质的毒性，从而起到防癌的作用。

（4）细嚼慢咽能锻炼脸部肌肉，有助于刺激大脑，激活大脑功能。

（5）细嚼慢咽能使血液中的葡萄糖含量增加，吃过量食物前大脑会发出吃饱信号，有减肥的作用。

除此之外，老年人细嚼慢咽还可以抗衰老，这是饮食上抗衰老的一个好办法。人们已经知道，咀嚼过程中会分泌出唾液，可不知道咀嚼过程中还会分泌出一种腮腺激素，这种激素可以被机体重新吸收进入血液，可以抵抗机体组织老化，从而延缓衰老。咀嚼食物让口腔得以活动，可以锻炼大脑的思维能力，加速脑细胞传递信息，预防大脑衰老和老年痴呆。

细嚼慢咽的好处很多，但是老年人由于牙齿不好，而不能充分咀嚼食物，常常随便咀嚼两口就咽下了，这是非常不利于健康的，而且会加速衰老。那么老年人应该怎样才能做到细嚼慢咽呢？

首先，餐前可以喝一些水或者汤，这有利于增加饱腹感，再吃食物的时候就不会因为很饿而狼吞虎咽了。

其次，餐中要吃一些耐咀嚼的食物，不要怕嚼不动而选择精致食物。可以选择粗粮、牛肉、羊肉、鱼干、花生等不容易嚼碎的食物，经常锻炼牙齿，这有助于养成细嚼慢咽的好习惯。

老年人一定要细嚼慢咽，每口食物至少要经过20次的咀嚼，才能让唾液发挥其作用，最好咀嚼30次，这样有利于食物的消化吸收，保护肠胃健康。

七八分饱才是长寿之道

人体进入中老年时期，机体各个系统的代谢功能已经趋于平稳，有的则呈下降态势，人体所需的热量也相对平稳或者减少。此时，若进食达到“十分饱”的程度，就会增加胃肠的负担，造成体内能量过剩。而适当节制饮食，每餐只吃“七八分饱”，就能预防多种疾病，如心脏病、糖尿病、肾脏病等。还能防治一些常见的老年病症，如白内障、慢性支气管炎、心脑血管疾病等。此外，节制饮食还可以延缓或防止各种癌症的发生。

“吃饭不宜过饱，七八分饱就可以。”这也是一些长寿老人一直遵循的吃饭原则，不仅有利于肠胃维持正常的功能，还能延年益寿。吃饭七八分饱，非常适合老年人。对于经常吃到“十分饱”的老年人来说，可以采取少食多餐的饮食原则，每餐七八分饱，可以一天吃四餐，或是两餐中间夹杂水果来食用，这样就不容易感到饿了，久而久之，就会养成吃饭七八分饱的好习惯了。

现代营养学研究发现，如果进食过饱，大脑中有一种被称为“纤维芽细胞生长因子”的物质就会明显增多。这些“纤维芽细胞生长因子”能够使毛细血管内的皮细胞和脂肪增多，促使动脉粥样硬化发生。如果长期饱食，势必导致脑动脉硬化，出现大脑早衰、智力减退等现象。脑动脉硬化也正是老年痴呆症的诱发因子。

不过，“七八分饱”也是有原则的，如果每餐以高热量、高脂为主，同样会导致动脉粥样硬化、高脂血等的发生。很多老年人年轻的时候日子过得清苦，老了之后日子过得富足了，碰到饕餮盛宴往往管不住嘴，摄入的总能量超出了身体的需求，事后又开始后悔，虽然开始坚持七八分饱，但是吃的都是肉类、甜食等，也无法减少疾病的高发。

体重正常的中老年人所需热量约为：春季 1825 卡、夏季 1827 卡、秋季 1747 卡、冬季 1760 卡。按照中国人的传统饮食习惯，以碳水化合

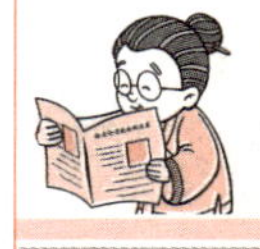

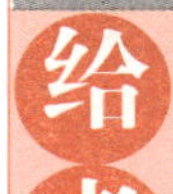

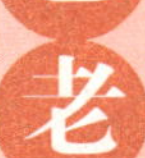

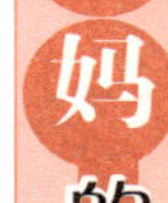

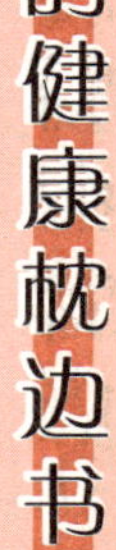

物提供的能量占总能量的60%～70%、脂肪占总能量的20%～25%、蛋白质占总能量的10%～15%为宜。若饮食中碳水化合物含量太高、脂肪含量太少，则饮食量便会增大。这样既不耐饿，还会增加B族维生素的消耗，影响到脂溶性维生素的正常吸收。若脂肪含量过高，碳水化合物太少，则易患冠心病、结肠癌、乳腺癌等病；若蛋白质过少，也会影响身体健康，过多则会增加肝肾的代谢和负担。

总之，吃七八分饱还应关注热量平衡，感到饥饿时先吃些蔬果，或喝汤，再吃些肉类食物，最后吃主食。如此不用吃太多就能感到七八分饱了，也不容易饿。而且可以有效减少动脉硬化、高血压、高脂血症、心脏病、糖尿病、老年痴呆症的多发，达到延年益寿。

食物冷热影响健康

食物的冷热，不仅包括食物温度的冷热，还包括食物性质的寒热。

先说说食物温度的冷热对老年人健康的影响：

很多人吃饭都喜欢说："快趁热吃吧，凉了不好。"我们也普遍喜欢吃热食，这也是因为体质原因。西方人一般以高热量的食物为主，东方人一般是以低热量的食物为主，而寒凉就容易侵入体内，所以要吃热的食物才会觉得舒服。但是趁热吃其实是不利于健康的，所谓"热食伤骨"，老年人不要吃太热的食物。

研究显示，饮食过热和食管癌等多种消化道疾病息息相关。食管壁是由黏膜组成的，非常娇嫩，只能耐受50～60℃的食物，超过这个温度，食道的黏膜就会被烫伤。过烫的食物像刚沏好的茶水，温度可达80～90℃，很容易烫伤食管壁。如果老人经常吃烫的食物，黏膜损伤尚未修复又受到烫伤，可形成浅表溃疡。反复烫伤、修复，就会引起黏膜质的变化，进一步发展成肿瘤。

虽然老年人都不喜吃冷食，但是到了炎炎夏季，也渴望吃一些冰的食物来降暑，可俗话说：“冷食伤肺”，冷的食物一样不适合老年人食用。

老年人随着年龄的增大，消化功能一天不如一天，如果吃的食物过冷，就会伤害胃气，让胃的消化吸收、免疫力和肌肉功能都下降。老年人本来就不能耐受寒凉的刺激，尤其是平时就怕冷畏寒以及体质虚弱的，千万注意不能吃过冷的食物。过冷的食物会影响胃的消化吸收功能，还可能引起相关的疾病。切不可因为一时贪凉而伤了胃气。

总之，食物不宜过热也不宜过冷，最好以“热不烫唇，冷不寒齿”为度。

再来说说食物性质的寒热对老年人健康的影响：

一般情况下，可从食物的颜色、味道、生长环境、地理位置、生长季节等几方面来区分食物的寒热。

从颜色来看，绿色植物与地面近距离接近，吸收地面湿气，故而性偏寒，如各种绿色蔬菜和绿豆。颜色偏红的植物，如辣椒、胡椒、枣、石榴等，虽与地面接近，但果实长期接受阳光照射，故而性偏热。

从味道上来看，味甜、辛的食品，由于接受阳光照射的时间较多，所以性热，如大蒜、柿子、石榴等。而那些味苦、味酸的食品，大多偏寒，如苦瓜、苦菜、芋头、梅子、木瓜等。

从生长环境来看，水生植物偏寒，如藕、海带、紫菜等。而一些长在陆地中的食物，如花生、山药、土豆、姜等，因为长期埋在土壤中，植物较耐干旱，所含水分较少，故而性热。

从生长的地理位置来看，背阴朝北的食物吸收的湿气重，几乎终年见不到阳光，所以性偏寒，如黑木耳、蘑菇等。而一些生长在高空中或者东南方向的食物，如向日葵、板栗等，由于接受光热比较充足，故而性偏热。

食物寒热还与其生长季节有关，在冬季生长的食物，因寒气较重，故而性偏寒，如大白菜、白萝卜、香菇等。而在夏季生长的食物，接收

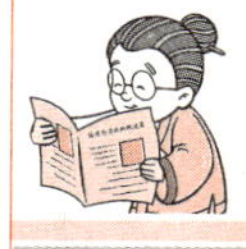
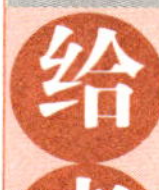
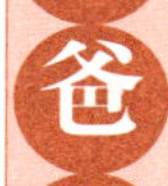
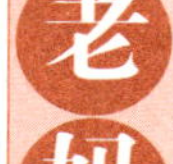
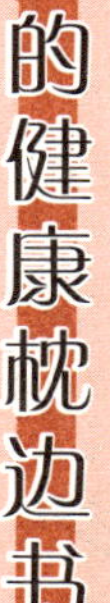

的雨水较多，故而性寒，如西瓜、黄瓜、梨、柚子等。

其实，无论是冬天还是夏天，老年人都不宜食用过冷性寒的食物，因为夏天虽然热，但是体内存在阴气，应吃些温热的食物让阴气排出来。冬天天气寒冷，更应该吃些温热的食物以温养阳气。老年人脾胃较差，冷的食物会刺激肠胃，引起腹痛、腹泻等问题。而过于热性的食物会引起上火等问题，也不宜食用。

老年人由于身体素质的原因，更不应选择性质过热或过寒的食物。如果想吃寒性食物，可以加入一些温性调料，防止对胃的伤害，如葱、姜、醋、酒等都是温性调料。

食物的冷热会影响健康，老年人应该根据自身具体情况选择适宜自己的冷热食物，这才是健康长寿之道。

饮食细节

粗细搭配，平衡主副食

随着年龄的增加，人体各种器官的生理功能都会有不同程度的减退，尤其是消化和代谢功能，直接影响人体的营养状况，如牙齿脱落、消化液分泌减少、胃肠道蠕动缓慢，使机体营养成分吸收利用下降。故老年人必须从膳食中获得足够的各种营养素，尤其是微量营养素。

粗粮、细粮的搭配是老年人饮食中一个重要的原则。人体健康要不断吸收有益的养料，同时要不断地消除有害的废料，吐故纳新，生生不息。而排除废料，使胃肠“清洁”起来，就不得不求助于“粗食品”，也就是“多渣食品”。

一方面，主食中粗粮和细粮搭配，粗粮如燕麦、玉米中所含的膳食纤维比大米、小麦多。另一方面，食物加工也不宜过精，谷类加工过精

不仅会使大量膳食纤维丢失，还会使谷粒胚乳中所含有的维生素和矿物质丢失。膳食纤维能够增加肠蠕动，起到预防中老年便秘的作用，同时，膳食纤维还能改善肠道菌群，使食物容易被消化吸收。胚乳中的维生素 E 在人体抗氧化功能中起着重要作用，由于中老年人抗氧化能力下降，患非传染性慢性病的概率增加，所以从膳食中摄入足量的抗氧化营养素十分必要。

简单介绍几种常食用的粗粮及其功效：

1. 荞麦　荞麦中含有“芦丁”，这种成分可降低人体血液中坏胆固醇的含量，并对血管有保护作用，可以防治高血压。

2. 燕麦　燕麦里含有亚油酸，有抑制胆固醇升高的作用。燕麦所含的多种酶类有较强的活力，能够帮助延缓细胞的衰老。

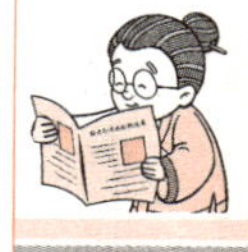

3. 玉米　玉米含有较多的亚油酸、多种维生素、纤维素和多种矿物质，特别是富含镁、硒，具有综合性的保健作用，有抗老防衰、延缓衰老的作用。鲜玉米中含有大量天然维生素 E，有促进细胞分裂，延缓细胞衰老，降低血清胆固醇，防止皮肤病变的功能，还能减轻动脉硬化和脑功能衰退等症状。

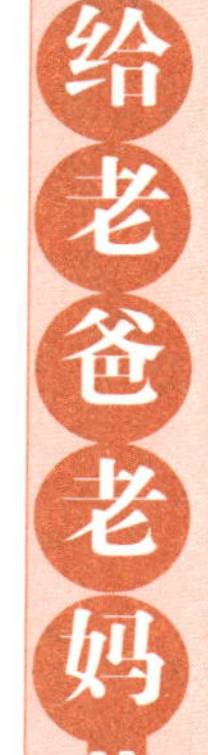

4. 红薯　红薯对保持皮肤细腻、延缓细胞衰老有一定作用。医学专家指出，红薯中的黏蛋白是一种多糖和蛋白质的混合物，属胶原和黏多糖类物质，可减轻疲劳，提高人体免疫力，促进胆固醇的排泄，维护动脉血管弹性，防止动脉硬化，从而降低高血压等心血管疾病的发生。吃鲜红薯还可降低血浆血脂浓度，对防止高脂血症和动脉硬化有益。

尽管粗粮对人体有利，但老年人长期、过多地吃粗粮对健康也是不利的。这是因为，老年人在加强营养时有其特殊性。粗粮中含有较多的食物纤维，有利于解除其便秘。但长期进食过多的高纤维食物，会使老年人的蛋白质补充受阻，脂肪摄入量大减，微量元素缺乏，以致心脏、骨骼等脏器功能，以及造血功能受到影响，发生贫血，降低机体免疫力。人体进入老年期，其机体代谢率降低，生理功能减退，消化系统的调节适应能力也在下降。这些生理变化使老年人的营养需求也会发生相应的变化，所以老年人吃粗粮还是要有所节制。

有的老年人非常讲究饮食，怕自己肥胖超重，一点荤食都不吃，或是过度节食，这就造成了偏食。这是一种非常不利健康的行为，会造成营养不良等问题。还有的老年人认为粗粮好，就只吃粗粮，这会造成营养不良、消瘦、身体免疫力下降等问题。还有的老年人认为自己年轻的时候没享过口福，步入老年终于可以吃到曾经没吃过的好东西了，就任意饮食，大块吃肉，大口喝酒，这更是有损健康的行为，会造成营养过剩，从而引起一系列的疾病。

随着年龄的增加，老年人的身体各器官的生理功能都在衰退，消化和代谢功能每况愈下，直接影响人体对营养素的吸收利用。所以，老年人应该注意全面均衡自己的饮食：粗细搭配、平衡主副食，荤素搭配、平衡营养素。老年人要什么都吃一些，因为自然界中没有哪一种食物可以提供人体所需的全部营养素，所以饮食上提倡多样化，每样食物都应该适量、均衡摄入一些。但没必要吃得过量，以免造成营养过剩。当身体表现出某些疾病的时候，正是身体提醒你缺乏某种营养素的时候，应该全面审视最近一段时间的饮食，检查是不是饮食不合理造成的。及时调整自己的饮食，养成良好的饮食习惯，提高自己的免疫力，预防某些疾病的发生，才能身体强壮，延年益寿。

五谷杂粮的健康吃法

五谷杂粮非常适宜老年人食用。有研究表明，老年人每天食用五谷杂粮 250 ~ 400 克，就可以有效预防慢性疾病的发生。但是每种杂粮都有着各自不同的健康吃法，按照其最佳吃法食用，才能最佳地发挥五谷杂粮各自的营养价值。

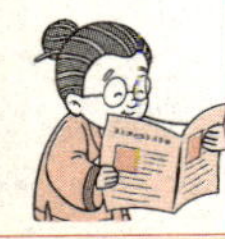

五谷杂粮包括大米、小米、高粱、小麦、玉米、豆类等。下面简要介绍几种五谷杂粮的健康吃法：

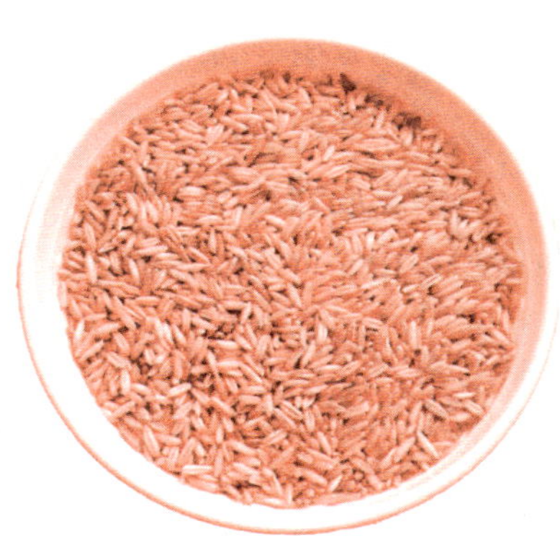

1. 燕麦　燕麦，又叫莜麦、雀麦、夏燕麦、野麦、裸燕麦，一年生或二年生草本植物。子实可食，是低糖、高营养、高能量的食物。燕麦的子实磨成面粉就是燕麦面，具有高蛋白、高脂肪的特点，营养价值比白面、小米面、高粱面、玉米面等都要高，所含的营养素不但高，而且质优，是极好的选择。人们常吃的燕麦片，就是燕麦经过精加工的产物，食用方便、口感佳，深受欢迎。

燕麦富含脂肪、蛋白质、维生素 E、烟酸，含有碳水化合物、维生素 B_1、维生素 B_2、膳食纤维、钙、磷、铁等，营养丰富。燕麦具有健脾益气、补虚止汗、养胃润肠的功效，还可以增强体力、改善血液循环、缓解压力、促进伤口愈合、延年益寿。燕麦营养极其丰富，一般人均可食用，尤其适宜中老年人食用。

燕麦最常见的吃法是泡在牛奶中食用，一般早餐中经常见到。还可以用燕麦做燕麦八宝饭，不仅能提升吃燕麦的食欲，还有助于延缓衰老。燕麦中含有多种酶，可以抑制老年斑的形成，延缓人体细胞的衰老。但要注意，燕麦一次不宜食用过多，过多会引起腹胀或胃痉挛，还会造成催产，孕妇最好不要食用。

2. 薏苡仁　薏苡仁，又叫薏米、苡仁、薏仁、六谷米、菩提珠、药玉米等，多年生植物。子实既可食用，又可药用。薏苡仁营养价值很高，被誉为“世界禾本科植物之王”。

薏苡仁含有蛋白质、碳水化合物、脂肪、维生素 B_3、薏苡仁酯、

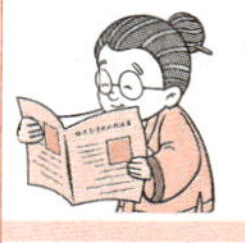

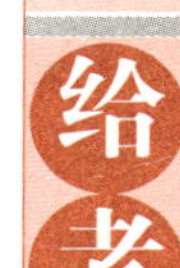

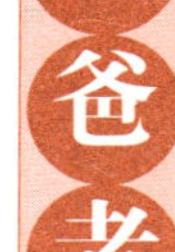

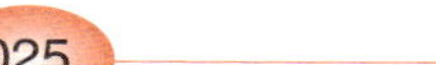

薏苡仁油、三萜化合物以及多种氨基酸。薏苡仁属于稀有的粮食品种，具有清热利尿、健脾补肺、利湿抑癌的功效，尤其是对肠、胃、肾、肺部位的癌症有明显的抑制作用，可以抑制癌细胞的生长繁殖。薏苡仁还可以改善皮肤粗糙，防治粉刺。

一般家庭都是用薏苡仁来煮粥食用，但是薏苡仁性微寒，恰恰不适宜煮粥食用。可以配合性温的食材一起煲汤食用，易于消化。或者煎水代茶饮，可以辅助治疗泌尿系统结石、急慢性肾炎、黄疸肝炎等。一般人均可食用薏苡仁，老年人尤其适宜，体弱和消化不良者食用薏苡仁也有良效。而便秘、尿多、孕早期的女性应该忌食，以免发生不良反应。

3. 荞麦 荞麦，又叫甜荞、乌麦、花荞、三角麦等，一年生草本植物。子实既可食用，又可药用。荞麦的子实磨成面粉就是荞麦面，呈灰黑色，看上去虽然色泽不佳，但是荞麦面含有70%的淀粉和7%～13%的蛋白质，且其蛋白质中的氨基酸组成较平衡，赖氨酸、苏氨酸的含量较丰富。荞麦面含有2%～3%的脂肪，其中对人体有益的油酸、亚油酸含量也很高。荞麦也可以加工成荞麦片供人们食用。

荞麦含有丰富的膳食纤维，可以促进肠道润滑。荞麦含有碳水化合物，主要是淀粉。荞麦还含有铁、锰、锌、镁等。荞麦颗粒较细小，易煮熟、易消化、易加工。荞麦有开胃宽肠，下气消积的功效。常食荞麦可以使人长力气，促进人体生长发育，预防血管硬化。

荞麦面有很多种吃法，但最适宜用来制作面条，还要注意不应该早上或者晚上食用荞麦食品，以免损害肠胃功能，造成消化不良等问题。一般人都可以食用荞麦，但应该注意，荞麦不宜多食，吃得过多会伤害消化功能。消化功能本来就不太好的人，或者有胃肠疾病的人，建议少食用荞麦。

4. 高粱 高粱，又叫蜀黍、桃黍、木稷、乌禾、茭子、名禾等，一年生草本植物。按照其性状和用途可分为食用高粱、糖用高粱、帚用

高粱等。高粱的食用部分是其谷粒，可供酿酒。糖用高粱，其秆可供制作糖浆或生食。帚用高粱，其穗可供制作笤帚或炊帚，其嫩叶晒干后可供用作饲料等。高粱的子粒加工后就是高粱米，也是人们最常吃的。

高粱的子粒中含有脂肪、蛋白质、碳水化合物、维生素 B_1、维生素 B_6、烟酸、泛酸、磷、铁、钙、膳食纤维、单宁等。高粱具有健脾和胃、固涩止泻、凉血解毒的功效，可以用来治疗食积不下、消化不良、湿热、呕吐、小便不利、难产等。

高粱一般加工成高粱米，人们常用来做米饭或者米粥。不妨把高粱米加工成高粱面粉，可以用来做点心，美味而且易消化吸收。或者制作汤羹的时候加一点高粱，也是很好的一种食用方法。高粱还常被用来制作酒。高粱用途广泛，一般人均可食用，但应该注意，大便干燥者不宜食用高粱，因其含有单宁，会影响食物的消化吸收，加重便秘现象。另外，高粱米食用的时候一定要煮熟，不宜常食用剩下的高粱米饭或高粱米粥。

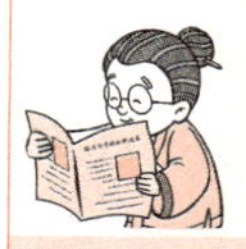

老年人经常食用粗粮有益肠胃健康，但也要注意食用禁忌，以免造成疾病或加重疾病现象。

重口味饮食害处多

食盐是人体内不可或缺的物质，是生活中重要的调味品。食盐可以调节体内的酸碱平衡，是人体必需的营养素。

水在人体内必须与电解质或蛋白质结合形成溶液才能保存在人体内，而不能单独存在于人体内，食盐就是一种主要的电解质，对水的保存起着重要的作用。人体要不断吸收盐分，以维持组织细胞的正常渗透，保持运动所需的水分，还要维持体内的酸碱平衡。食盐还有维持神经的感应性、肌肉的收缩性和腺体分泌的作用。食盐对人体的作用非常重要，不可或缺，人们每天的饮食中也都会有食盐。很多食物没有食盐的调味简直无法下咽。

虽然食盐的好处不少，却不可过多食用。卫生部门早在前几年就告知人们每天应限制食盐的摄入量了，而有些人，尤其是老年人，已经长期习惯了重口味，少放盐就会觉得食之乏味。殊不知，这样继续下去会严重影响健康。曾经有研究显示：每天摄入 18 ~ 19 克食盐的人群，患高血压、脑卒中的概率非常高，每天摄入 14 ~ 15 克食盐的人群，患高血压、心血管病的概率非常高，而每天摄入少于 10 克食盐的人群，患以上疾病的概率都较低。专家认为，患这些病与食盐摄入过量有很大关系。

食盐的化学成分是氯化钠，人体中的钠离子主要分布于细胞外液中，过多摄入食盐，钠离子浓度就会升高，细胞内的水分就会被吸出，血液循环总量就会增加，从而加重心脏的负担，造成心脏病。钠离子主要通过肾脏排泄，食盐摄入过多，不能顺畅排泄出，会引起水肿，加重肾脏的负担，造成肾炎、肾功能衰竭等。食盐摄入过多，还会使血管内的钠和水分增加，增大血管壁周围阻力。食盐摄入过多是造成心脑血管疾病多发的主要原因之一，如冠心病、高血压、中风、心脏病等，还会造成各种肾性疾病，也会加重支气管炎患者的病情。老年人和婴幼儿一定要严格控制食盐的摄入量，每天从食物中摄入的总食盐量应该控制在 6 克以下，因为每人每天所需的钠仅为 0.23 克，折合成食盐也就是 6 克，最多也不能超过 10 克。这里所指的食盐，包括食盐和其他调味品、作料、半成品中的食盐总量。如果按照一家三口算的话，一个月的食盐消耗量应该控制在 300 ~ 350 克，酱油消耗量应该控制在 1 ~ 1.5 瓶。

老年人的心脑血管和肾脏都已经开始老化，饮食上一定要严格控制食盐，千万别重口味伤了健康。除了食盐本身，很多食品中都含有食盐，比如腌菜、腌肉、香肠、咸蛋、酱豆腐等，一定要少吃，最好不吃。平时多吃些蔬菜、水果、豆制品、鱼类、禽类等，保持饮食的清

淡，不要重口味。限制食盐的摄入，为健康加一道保障。减少叫外卖和去饭店的次数，一般饭店和外卖的食物都会放较多的调料来提味，也包括食盐，如果长期吃这些食物，就会养成口重的习惯，久而久之便会影响健康。尽量自己在家做菜，可以多用食醋、胡椒、芥末、芝麻、香油等调味品来调味，减少食盐的摄入量。还可以其中一道菜正常放盐，其他菜少放些盐，逐渐养成口淡的习惯，也能减少疾病的高发。

饮水的注意事项

水是人类生命的源泉，是构成人体组织的成分，人体内 2/3 都是水，没有了水，人活不过一周。水有为人体输送营养、调节体温、促进消化、润滑组织和关节的功能。

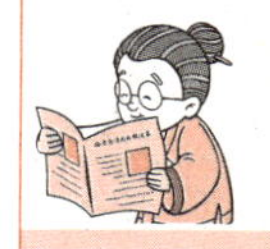

人体每天都会通过呼吸、出汗、尿液、粪便排出大量的水，尤其是在天气炎热的夏季人体出汗量增加，排出的水也就更多，这就需要即时补充水分，以保证人体各项生命活动的正常运行。

人们每天的生活和工作环境中充满着各种有毒有害的物质，这些物质能通过嘴巴、鼻子和皮肤侵入人体内，经过代谢后产生新的有毒物质，再经由肾脏排出去，而水可以稀释血液，从而降低有毒物质的浓度，减轻肾脏的负担。摄入充足的水分有利于保护肾脏功能。血液中的可溶性矿物质和含氮化合物，蛋白质代谢过程中产生的废物，想要排出体外，都离不开水。

水对身体至关重要，通常感觉口渴了就是身体在告诉你需要补充水分了，但是也有一些症状会提示你缺水了：经常便秘、小便发黄、感觉疲惫、皮肤或嘴唇干燥、头发干枯、免疫力下降、关节疼痛、注意力不能集中、怕热。这些可能都在告诉你需要补水了，不一定非得感觉口渴才是需要补水。

老年人对口渴反应迟钝，由于缺乏运动，也不爱喝水。但是即使感觉不怎么口渴，每天也要坚持饮用适量的水，可以保持血液通畅，改善内脏各器官的血液循环，有助于胃、肝、肾的代谢，加速体内废物的排出。还能提高机体免疫能力，减少并预防某些疾病的发生。可以有效延缓衰老，预防引发便秘等。

日常生活中，人们都会喝水，然而不好的喝水习惯可能会导致身体的某些疾病，要选择正确的喝水方式，养成喝水的良好习惯，以保证身体健康。

（1）不要在非常口渴时才大口大口地喝水，这会使你一次性摄入大量的水分，增加心脏和肾脏的负担，同时影响消化吸收功能，可引发胃胀等。

（2）不要在口渴时才想起来随便喝几口水止渴就行了，这对于机体缺水情况不会起到什么作用。正确的方法应该是缓缓喝下一杯大约200毫升的水，这样不仅有利于缓解口渴，同时不会增加肾脏的负担，有利于水分的吸收利用。

（3）清晨喝一杯水，有利于排毒。人体在夜间休息时，身体也处于休息状态，代谢过程变慢，但是仍然在代谢，经过尿液等排出体外，造成机体短暂性缺水，血液浓度增大，血流减慢，体内代谢物堆积。此时喝一杯水，能很好地被胃肠道吸收利用，可以有效降低血液浓度，加速血液循环，促进血管扩张，防止心脑血管病的发生。同时，清晨喝一杯水可以防止便秘的发生。

（4）饭前一小时适量补充水分。饭前一小时适量饮用一些水，可促进食物的吸收和消化。

（5）太烫太凉的水都不适宜喝。太烫的水，会烫到口腔、食道和胃黏膜，增加罹患食道癌的风险。太凉的水可能会引发胃肠道痉挛。太烫或太凉的水可以在嘴里含一会儿，等到温度适宜时再咽下，这样会减小对胃肠道的伤害。总之，不建议饮用太烫或太凉的水。

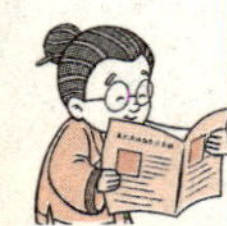

（6）不喝生水和未煮沸的水。生水中可能含有细菌、氯等残留物，饮用后可能导致胃肠炎或传染疾病，老年人尤其要注意不喝生水。自来水都是经过消毒处理过的，可以分离出十多种有害物质，包括卤代烃、氯仿等可以致癌的物质。加热到90℃时卤代烃和氯仿的含量超标2倍以上，会增加患膀胱癌和直肠癌的概率。但是煮沸后，这些有害物质会随着水蒸气蒸发，大大减少有害物质的含量，煮沸3分钟的水，一般认为是较安全的。

（7）不喝陈水。保存过久的水会随着保存时间的延长致使有害物质的滋生，保存一天的水，就会产生0.004克亚硝酸盐，保存三天的水，就会产生0.01克亚硝酸盐，亚硝酸盐会在一定条件下转化为致癌物亚硝胺。如果在水保温瓶中保存过久，就会融入重金属有毒元素。因此不要喝陈水，否则会对健康或多或少产生些影响。

（8）不喝过硬或过软的水。水的硬度是指溶解在水里的矿物质质量，水中钙、镁等含量越高，水质越硬。过硬的水会影响消化吸收功能，会引起消化不良或腹泻。长期饮用过硬的水，还会引发结石等。过软的水，如蒸馏水、纯净水等，这样的水中含有的矿物质太少，会增加心血管疾病的发病率和死亡率。

（9）不喝反复煮沸的水。反复煮沸的水中含有钙、镁等不挥发的重金属物质，喝了可能会造成胃肠道功能紊乱、腹胀腹泻等问题。反复煮沸的水还会把水中的硝酸盐还原成致癌物质亚硝酸盐，对健康不利。

老年人体内的水分比年轻时期少约1/3，如果天热，排汗增多，更容易缺水。老年人即使不感到口渴，每天也应该喝1000毫升以上的水。就像饮食中的少食多餐一样，饮水也可以少量多次的方法，不爱喝白开水的老年人，也可以适量饮用淡茶水。老年人每天的排尿量应该保持在1000毫升，才能保证血液得以稀释，维持人体充足的血容量，降低血液黏稠度，顺利排泄废物及有毒物质，以减轻心脏和肾脏的负担。

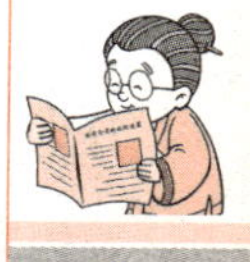
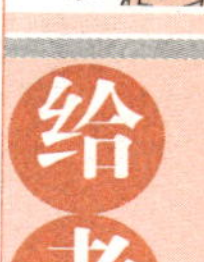
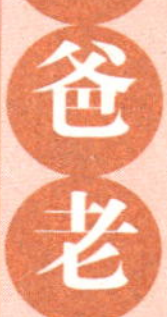
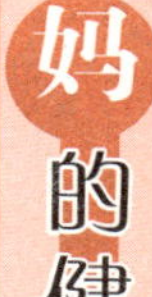

老年人日常生活中一定要多喝水，不要等到口渴了才喝水，及时补充水分，确保体内水分充足。还要注意，老年人泌尿和肾脏代谢系统下降，半夜尿多，容易造成血液运输速度减慢，发生缺血中风。老年人半夜去完厕所后可以适量饮用一些白开水，还应该在早上起来之时饮用一些水，因为夜里睡觉排尿和呼吸使体内相对缺水，早上饮水可以缓解血脂浓度上升、代谢物积存等问题。

喝奶的注意事项

牛奶是一种营养丰富、食用价值很高的补钙佳品，既经济又实惠。被誉为“白色的血液”。奶类含有丰富的优质蛋白质，其必需氨基酸比例合适，适宜于人体利用。牛奶含有人体必需的维生素，也是膳食中钙的主要来源和最好的来源。牛奶对于老年人的身体健康具有很好的保健作用，可以减少人体吸收食物中有毒的金属铝和镉等，具有轻度的解毒作用。牛奶中具有生物活性物质，能清除体内有害物质，增强免疫力，具有抗衰老作用。所以，老年人应当提倡每天喝牛奶。

牛奶中含有 0.7% ~0.75% 的矿物质，其中有钾、钙、磷、硫、镁、锌、酮、碘、锰等 12 种必要的矿物质，尤其钙、磷、铁和碘含量最高。与其他食物相比，老年人更易吸收和利用牛奶中的钙和磷。

牛奶中约含 3.5% 的蛋白质，且以酪蛋白为主，其次为乳蛋白和乳球蛋白。它们均含有人体必需的全部氨基酸，其相对含量与鸡蛋蛋白近似，消化率较高为 96.1%。牛奶脂肪含量为 3.4% ~3.8%，呈微细的脂肪颗粒（直径 2 ~5 微米）分散于牛奶中，故易消化吸收。牛奶中乳糖含量为 4.6% ~4.7%，它有调节胃酸、促进肠蠕动和消化腺分泌、助长肠道中乳酸菌繁殖、抑制腐败菌生长的作用。牛奶中维生素的含量与牛的饲料有关，夏天奶牛吃青草多，牛奶维生素 A 含量也较高。夏季日照长，维生素 D 的含量较高。每 100 毫升牛奶含维生素 B_2 160 微

克，维生素 B_1 45 微克。此外，牛奶中含有矿物质 0.7% ~0.75%，特别富含钙、磷、钾。1 升牛奶可提供 1 克钙，且牛奶中钙与磷的比值为 1.2∶1。牛奶中还含有铜、锌、锰、碘、钼等微量元素。

通常，人们习惯于早晨喝牛奶，认为这样才能发挥牛奶的营养作用，获得最大的效益。其实这是不科学的，从营养学的角度来看，早晨不是喝牛奶的最佳时间。

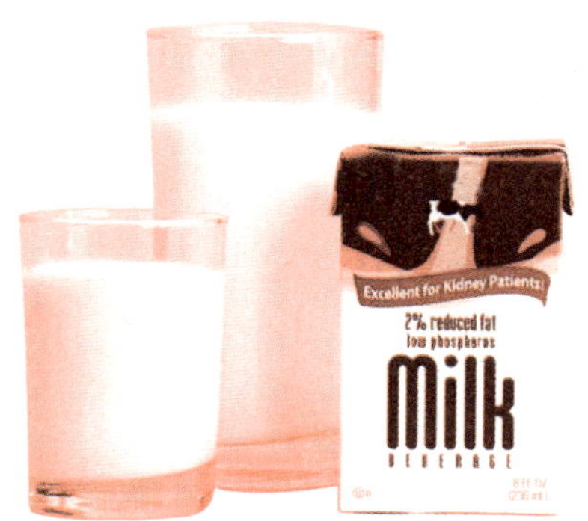

据实验表明，人每天除饭后 3 ~4 小时血浆含量略高外，大部分时间浓度都较低。但是深睡 1 小时后，会出现一个浓度高峰期：生长激素含量最高，此时，身体合成代谢旺盛，骨骼、肌肉、内脏生长迅速，所以喝牛奶的最佳时间是晚上临睡前。如果把早晨的牛奶放到晚上临睡前喝，就能充分利用牛奶的营养价值。

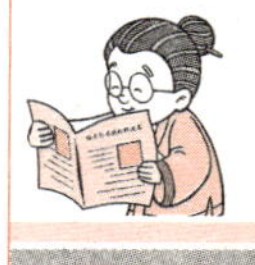

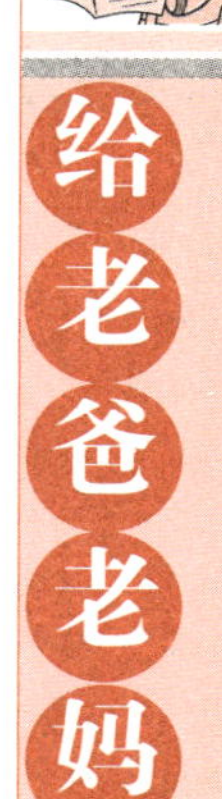

老年人可以从牛奶中获得优质蛋白质、钙、维生素 A、乳清酸及其他多种营养素，可以减少骨矿物质的流失，有利于预防骨质疏松症，增强体质，提高生活质量。通常情况下，老年人每天应喝一至两杯奶，如每日喝两杯奶就可以满足 50% 以上钙的需要。

中国人大多数都缺钙，缺多少呢？一个人每天需要 800 毫克钙，而人们的日常膳食里仅有 500 毫克，其差额 300 毫克需要每天补充一袋牛奶，250 毫升牛奶正好是含 300 毫克钙。牛奶应该从什么时候开始喝呢？从一岁开始。喝到什么时候呢？终生喝奶。欧美很多人高大健康，与他们牛奶喝得多很有关系。我国年人均牛奶消费量只是世界平均水平的 1/15，也就是说，人家喝 15 杯奶，我们才喝 1 杯奶。其他发达国家的人们喝得就更多了，他们简直是把牛奶当成水，人均年消费量达到 200 多升。

牛奶中含有4.6%～4.7%的乳糖，能促进人体肠道内有益的乳酸菌生长，维持肠道的正常消化功能。还有利于老年人对钙的吸收，可防止机体因缺钙而产生的骨质疏松等病症，消化后变成葡萄糖还能补充能量。

牛奶品质很好，可有些人一喝牛奶就不舒服，就会肚子胀、肚子痛，有的时候还会腹泻，专家把这种现象叫作乳糖不耐受症。

喝牛奶时需要注意：①不可空腹饮用。喝牛奶前最好先吃点东西或边吃食物边饮用，以降低乳糖的浓度，有利于营养成分的吸收。②避免与茶水同饮。乳糖中含有丰富的钙离子，茶叶中的鞣酸会阻碍钙离子的吸收。③不能使用铜器加热。铜能加速对维生素C的破坏，并对牛奶中发生的化学反应具有催化作用，因而会加速营养的损失。正规企业销售的鲜奶已经过科学灭菌，不必加热即可饮用。若冬天需加热后饮用，则以40～50℃为宜。④喝牛奶时，不要与含草酸的食物（如菠菜）同食，以免影响人体对钙的吸收。另外，不少中老年人习惯用牛奶服药，这样做是错误的，因为牛奶中矿物离子会与药物发生化学反应，不仅容易降低药物疗效，还会危及身体健康。所以，建议大家在服药前后1小时内不要喝牛奶。

牛奶也不宜久煮，因为其含有蛋白质，蛋白质加热会变性。80℃时蛋白质微粒会由溶液变成凝胶状，100℃时乳糖开始分解为乳酸，牛奶会变酸，营养价值下降。

除此之外，还有一些不宜与牛奶同食的食物：

1. 橘子 橘子中含有果酸，会与牛奶中的蛋白质发生反应而凝固，从而影响牛奶的消化吸收。除了橘子，含有果酸的水果都不宜与牛奶同食。

2. 糖 牛奶中含有赖氨酸，加热时会与糖发生反应，生成有毒的果糖基赖氨酸，危害人体健康。如果喜欢喝甜牛奶，可以在牛奶凉了以后再加糖。

最佳的喝奶时间。喝奶的时间一般都是早晨和晚上，早餐时喝牛

奶，给一天的活力提供充分的营养保证。晚上喝牛奶，不但有助于睡眠，而且有助于人体对其营养成分的吸收。

有的老年人没有长期喝牛奶的习惯，体内乳糖酶活力较低，部分老年人可能会出现乳糖不耐受的现象。即喝过牛奶之后出现腹痛、腹胀、腹泻等症状。出现这些情况的老年人可改为饮用酸奶及乳酪等。

酸牛奶是用鲜牛奶经过乳酸杆菌发酵制成的，具有颜色乳白、酸甜适口、清香宜人等特点。酸牛奶含有大量维生素 C，营养价值要比鲜牛奶高，不仅保留了鲜牛奶中蛋白质、脂肪和糖等营养成分，而且还能刺激胃酸的分泌，促进人体新陈代谢，使营养物质易于被人体吸收。酸牛奶在防病治病中亦有特殊功效，它能有效地治疗消化不良、腹胀和因饮食不当所引起的腹泻。常饮用酸牛奶能使肠内酸度升高，抑制病原体繁殖，防止蛋白质发酵，减少肠内产气和促进体内糖、脂肪和蛋白质的代谢，具有降低血胆固醇，防止动脉粥样硬化的作用。

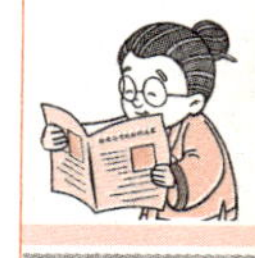

豆奶含有 2% ~3% 的蛋白质，接近于鲜牛奶，其氨基酸组成也较合乎人体需要，特别是赖氨酸比例较高，有利于弥补老年人饮食中粮谷类食品的不足。

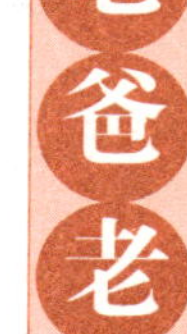

豆奶中脂肪含量不高，其组成多为不饱和脂肪酸，可降低胆固醇在人体内的吸收。

豆奶的铁含量较鲜牛奶高 20 倍以上，其维生素 B_1、维生素 E 的含量与牛奶不相上下。

老年人或病人每天早餐一个面包或一个鸡蛋，再加上一瓶牛奶，就可使营养全面丰富。

还有很多老人，面对市面上很多种类的牛奶，不知道该如何选择。其实，全脂牛奶的脂肪含量为 30%，半脱脂牛奶的脂肪含量为 15% 左右，全脱脂牛奶的脂肪含量低于 0.5%。牛奶中的香气主要是靠脂肪挥发出来的，脂肪也是人体中不可或缺的营养素，牛奶脂肪中还含有抗癌物质。然而由于老年人运动量小，身体各方面机能都有所下降，所需的脂肪含量也有限，可以选择半脱脂牛奶及其制品。

豆浆虽好，饮用有讲究

豆浆中含有丰富的植物蛋白、碳水化合物、脂肪、B 族维生素、钙、磷、铁、钾、钠、叶酸等。

豆浆含有优质的植物蛋白，是牛奶的 12 倍，是瘦肉和鸡蛋的 2 ~ 3 倍，而且其含有 8 种人体必需的氨基酸，消化吸收率在 85% 以上。豆浆中铁的含量为牛奶的 2. 5 倍，贫血的人可以常喝豆浆。豆浆不含胆固醇，却含有不饱和脂肪酸，卵磷脂含量比较高，可以有效控制血液中胆固醇的水平，防止动脉硬化、高血脂、高血压和脂肪肝的发生，对人体非常有益。

豆浆中含有皂苷，可以抑制体内脂肪发生过氧化现象，可以降低胆固醇含量，预防动脉硬化、延缓衰老、预防老年性痴呆症等。豆浆中还含有一种植物雌性激素——黄豆苷原，是奶类食品中普遍缺乏的。中年女性每天喝 500 毫升豆浆，可以调节内分泌系统，降低乳腺癌、子宫癌的发病率，减缓或缩短更年期综合征引起的不适症状。还可以降低血脂、预防动脉硬化、改善心理情绪、延缓衰老等。豆浆中还含有黄酮类物质，有抗癌作用。

豆浆可谓是营养丰富，很多老年人都有喝豆浆的习惯，但是豆浆的饮用是有讲究的，饮用不当，好处没有，反而会影响人体健康，造成某些疾病等。

1. 豆浆不应空腹饮用 很多老年人都习惯空腹饮用豆浆，认为这样有利于消化吸收。然而，豆浆中含有丰富的蛋白质，空腹饮用会被作为热量消耗，只有在摄入淀粉类食物时才能发挥其构造新细胞、修复受损组织的功能。空腹饮用豆浆就不能完全发挥蛋白质的作用，造成了蛋

白质的浪费，还会造成营养失衡，加重消化系统和泌尿系统的负担。喜欢早上饮用豆浆的人，应该搭配面包、馒头、烧饼等含淀粉多的食物一起食用，这样就不会造成蛋白质的浪费了。或者在吃完早饭之后的1～2小时后饮用，让豆浆在胃里与胃液发生充分的酶解作用，有利于消化吸收，促进营养平衡。饮用豆浆之后还应该吃一些水果，水果中含有丰富的维生素，可以促进人体对铁的吸收。

2. 未煮熟的豆浆不要饮用 很多老年人习惯买生豆浆回家自己加热饮用，加热后看到有泡沫了，就以为煮熟了便饮用。其实这样并没有煮熟豆浆，这只是豆浆中的有机物受热膨胀后形成的气泡上冒，并没有真正煮熟。未煮熟的豆浆中含有皂苷、胰蛋白酶抑制剂等有害物质，会造成恶心、呕吐、头痛、腹泻、呼吸困难等症状，难以消化。未煮熟的豆浆会导致蛋白质代谢障碍，对胃肠道产生刺激。豆浆一定要煮熟后再饮用，100℃以上加热煮沸就可以饮用了。

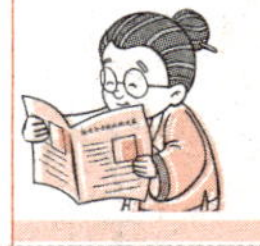

3. 豆浆中不要磕鸡蛋 老年人一般喜欢在豆浆中磕入鸡蛋，既省事，又认为很有营养。但是鸡蛋中的黏液性蛋白，也就是鸡蛋清，遇到豆浆中的胰蛋白酶时，会结合产生一种不能被人体吸收的物质，造成消化不良，大大破坏了豆浆和鸡蛋的营养。

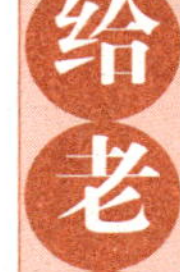

4. 豆浆中不要加红糖 老年人一般喜欢红糖多过白糖，往往在豆浆中加入一些红糖，不仅闻起来味道清甜，饮用起来更是增加了风味。然而红糖中含有有机酸，与豆浆中的蛋白质结合会产生变性沉淀物，大大降低了豆浆的营养价值。

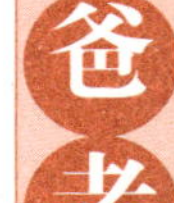

5. 豆浆不要放在保温瓶中 老年人一般比较节俭，常把剩下的豆浆盛放在保温瓶中，既保鲜又保温，其实这是错误的做法。豆浆在保温瓶中会充当细菌的养料，大量的细菌会迅速繁殖，这就会加速豆浆变质。另外，豆浆会有助于保温瓶内的水垢去除，如果要用保温瓶盛放豆浆，也不应超过3小时。

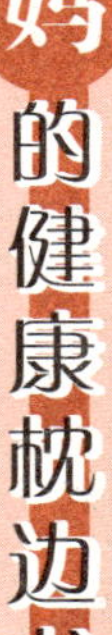

6. 豆浆不要和药物同时服用 有些药物会破坏豆浆中的营养成分，还可能与豆浆中的皂苷、异黄酮等成分结合，形成有毒物质。服药1小时之内不要饮用豆浆，以免发生中毒。

7. 豆浆不能饮用过量 豆浆饮用过量会引起蛋白质消化不良，造成腹胀、腹泻等症状。豆浆虽好，不宜过量饮用。

另外，并不是所有人都适合饮用豆浆。

（1）因为豆浆是寒性的，急慢性胃炎、嗳气、腹胀、腹泻、夜间尿频、遗精的人不宜饮用豆浆，以免刺激胃酸分泌过多。豆浆中还含有一定量的低聚糖，会加重以上病情。

（2）豆浆中含有丰富的蛋白质，胃炎和肾功能衰竭的患者不要饮用，因为其代谢产物会加重肾脏负担，此两类患者宜选择低蛋白饮食。

（3）豆浆中含有较高的嘌呤，痛风患者不宜饮用。因为痛风就是嘌呤代谢障碍引起的疾病。

（4）豆浆中含有草酸盐，草酸盐会与肾脏内的钙结合，会形成结石，所以肾结石患者不宜饮用。

蔬菜和水果保平安的秘密

蔬菜和水果是人们餐桌上常见的食物，在饮食中占了很大的比重。蔬菜和水果拥有多彩的颜色、可口的味道、不同的口感，最重要的是含有人体所需的多种营养成分，维生素、矿物质和膳食纤维等，越是新鲜的蔬菜和水果含有的营养成分越多。而且蔬菜和水果较易消化，是非常适合老年人食用的食物。蔬菜和水果含有的营养成分还能预防很多疾病，对人体的健康起着非常重要的作用。

新鲜蔬菜和水果含有丰富的维生素，B族维生素、维生素C、维生素E等，是膳食中维生素的主要来源。含B族维生素的食物包括各种绿叶蔬菜、深黄色蔬菜，如菠菜、胡萝卜、黄花菜等。橘子、香蕉、葡

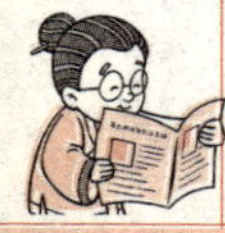

萄、梨、核桃、猕猴桃等水果也含有丰富的B族维生素。很多蔬菜和水果都富含维生素C，包括多种蔬菜，如青椒、苦瓜、白菜、菠菜、苋菜、花椰菜、香菜等，大多数水果，如酸枣、猕猴桃、山楂、桂圆、柑橘、芒果、葡萄等。富含维生素E的蔬菜有黄色、绿色蔬菜，尤其是绿叶蔬菜中含有丰富的维生素E，梨、樱桃、草莓等水果也富含维生素E。

一般新鲜蔬菜和水果中都不是只含有单一的维生素，而是含有多种维生素。膳食中多吃一些新鲜蔬菜和水果，可以补充人体所需的各种维生素，不要只食用部分蔬菜和水果，应该变换不同种类来吃，补充的维生素种类也会相应变得更加丰富。

新鲜蔬菜和水果中含有丰富的矿物质，如钾、镁、钙、磷、铁、铜、碘等，多属人体所需的矿物质，参与人体重要的生理反应。而且蔬菜和水果在人体内代谢的产物呈碱性，有益健康，有助于保持人体正常的酸碱平衡，使人体血液pH值保持在正常范围。蔬菜以绿叶蔬菜中的矿物质含量为高，水果中含的矿物质都较多。新鲜蔬菜和水果中一般也不是只含有一种矿物质，要注意搭配食用，补充多种人体所需矿物质。

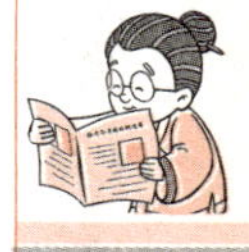

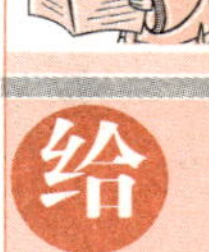

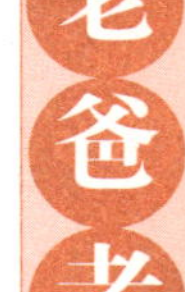

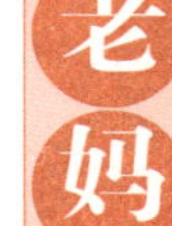

新鲜蔬菜和水果中还含有丰富的膳食纤维，虽然不能被人体吸收，但可以保护消化系统的健康，促进肠道蠕动，可以稀释并加速有毒物质的排出，减少胆固醇的吸收，加速胆固醇的排泄，还可以帮助预防动脉粥样硬化，增强消化功能。多吃些含有膳食纤维的蔬菜和水果是非常有益健康的。

老年人生理功能较弱，一般老年人都患有一些疾病，应该科学地根据自身素质、体质以及所患的疾病，选择适宜自己的蔬菜和水果。虚寒体质的老年人宜选择温平性质的蔬菜和水果；实热体质的老年人宜选择寒凉性质的蔬菜和水果。经常胃酸的老年人，不宜食用含有机酸多的蔬菜和水果；患有心脏病和水肿的患者，不宜食用含水量多的蔬菜和水果……老年人各个器官都开始衰老，各项生理功能都有所减弱，一次不宜食用大量蔬菜和水果。

老年人可能比较担心水果嚼不动的问题，可以把水果榨成汁来饮用，或是做成汤，但应该注意烹饪时间不宜过长，以免造成营养素的流失。

蔬菜和水果固然是好的，但是食用蔬菜和水果应该有所注意，蔬菜只需遵循上述注意事项即可，水果宜选择饭前 1 小时或饭后 30 分钟。水果中含有许多水溶性营养素，饭前 1 小时食用有利于营养素的吸收。水果低热量，饭前食用有助于控制总能量的摄入。水果中含有有机酸，与食物中的矿物质结合，会影响消化吸收功能。水果中还含有果胶，果胶会吸收水分，增加胃肠内食物湿润程度，加重胃的负担。饭后 30 分钟吃水果有利于消化吸收。有胃病的患者，不宜选择早上空腹吃水果，会加重病情。也不宜在入睡前食用含纤维多的水果，会影响消化吸收。

新鲜蔬菜和水果中含有多种人体所需的营养成分，但是要注意，最好减少对蔬菜和水果加工烹饪的时间，生吃蔬菜和水果能最大程度保留其所含的营养成分，不至于造成损害或流失。要尽可能多地吃新鲜蔬菜和水果，补充不同种类的维生素、矿物质及膳食纤维。

粥怎样做才养生

我国自古以来就把粥誉为“世间第一补品”，粥也是我国传统的饮食，据记载，我国食粥的习惯至少也有两千多年的历史了。俗话说：“老人喝粥，多福多寿。”宋朝诗人陆游曾以诗咏叹粥的功效：“世人个个学长年，不悟长年在目前。我得宛丘平易法，只将食粥致神仙。”陆游的意思是说粥的养生功效，胜过一切长生不老仙丹，粥就是世间最好的补品。粥能畅胃气，生津液，每天早上喝一大碗粥，由于空腹胃虚，最容易得到谷物的补益。一般老年人都有喝粥的习惯，把粥作为养生的补品食用。粥容易消化吸收，还能补脾健胃，如果加入具有滋补功效的

食材，就可以更好达到防病养生，延年益寿的功效了。

煮粥，似乎很简单，但也是有讲究的，煮得不好，养生做不到，反而会伤害健康。

1. 煮粥应该选用什么米　一般认为，老人食用新米煮的粥之后可能会引发旧病。对于胃气虚弱的老年人来说，新米煮粥不易消化，但是新米滋润、香气宜人。可以将新米稍微炒一下，有开胃的功效，有利消化，可以适量吃一些。现在市面上有一种被称为“老年之供”的特制米，必须先用水浸泡，而后使之结冰，自然风干，这种米特别适合脾胃虚弱的老年人食用，吃起来会很松软。新米香甜暖胃，老年人煮粥还是宜选用新米，但也可根据自身具体情况进行选择。

2. 煮粥应该用什么火　新米宜用大火煮，煮开了锅，就可以食用了。陈米和炒米宜用小火煮，煮熟后焖一会，等到湿气收敛了，也就熟透了。

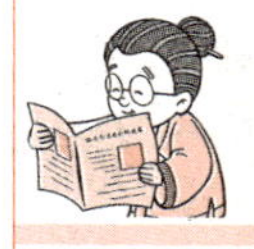

3. 煮粥时应该搭配什么食材　粥的种类有很多，有米粥、麦粥、面粥、豆粥、菜粥、花粥、果粥、肉粥、药粥等。烹调时一般把粥分为普通粥和花色粥两大类：普通粥是指只用米或面煮成的粥，花色粥是在普通粥中加入各种食材煮成的粥，甜、咸口味都有，种类繁多。药粥即在粥中加入不同的药材煮成的粥，有相应的药用功效和滋补功效。所谓“药食同源”“药食同用”，根据养生的理论基础，以各种养生食材为主，加入适当的中药，经过烹调加工成的药粥，属于药膳的一部分。一般来说，米配莲子、芡实、薏苡仁比较好，这样的粥具有健脾、补肾、祛湿的功效。老人也可根据自己的病情搭配恰当的食材药材，如夏天暑湿，可以加入绿豆、荷叶等，干咳可以加入百合、枇杷、梨等，便秘可以加入红薯、白芝麻等。药粥可以根据病情适量食用，但不可常食，还应该不与正在吃的药发生反应。

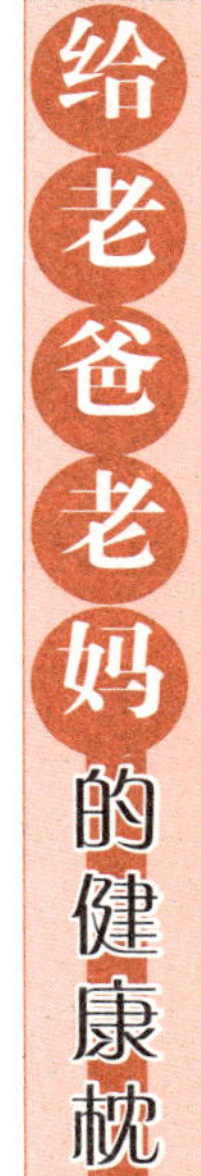

4. 煮粥时加入多少水合适　要想煮的粥既美味，又有养生功效，应该一次性加入合适的水，不要太多也不要太少，一般来说，米和水的

比例以1∶8～1∶12为宜，喜欢喝稀粥就多加些水，喜欢喝稠粥的就少放些水。还要注意，煮粥时忌讳水放多了再减，水放少了再添。

5. 粥煮多久合适，是不是越烂越好 老年人喝粥，不宜喝煮得很烂的粥，也不宜喝很稀的粥。原因有二：①煮烂的粥虽然更易下咽，嘴巴和牙齿都觉得舒服，却会增加胃的负担。因为人老了之后，胃酸分泌的能力和黏蛋白分泌的能力都会降低，烂粥、稀粥会让胃的消化能力变得更低，从而不易锻炼胃的消化能力，增加胃的负担；②稀粥、烂粥会让口腔得不到应有的锻炼，久而久之，使口腔的能力逐渐退化，就会降低牙齿的咀嚼和唾液的生成能力。适当咀嚼对人体是有好处的。咀嚼会降低人的血糖和血脂指标，还能刺激唾液的分泌。唾液具有润滑口腔黏膜、溶解食物、便于吞咽的作用，唾液还能帮助消化和杀菌，可以清洁保护口腔等。老年人煮粥时可以加入五谷杂粮，让粥变得更耐咀嚼。

粥在传统养生学中占有重要的位置，制作简便、易于消化吸收、种类繁多，做好了就是养生最佳的补品。老年人宜常喝粥养生、延年、益寿。

饮茶中的学问

在我国，茶文化可谓历史悠久，相传第一个饮茶的人是神农氏，陆羽《茶经》云：“茶之为饮，发乎神农氏，闻于鲁周公。”虽然只是传说，但也可见我国饮茶发源时间之早。

日常生活中，中国人讲究以茶待客，以茶怡情，“寒夜客来茶当酒”。从“柴米油盐酱醋茶”到“琴棋书画诗曲茶”可以看出，无论是物质生活还是精神生活，中国人自古就离不开茶。《琵琶行》中有“商人重利轻别离，前月浮梁买茶去”，鲁迅的小说《药》也是以茶馆为背景。

茶是中国的国饮，不仅中国人喜爱饮茶，外国人也喜爱饮茶。茶中的多酚类有抗衰老作用。对老年人来说，喝茶至少有五个方面的好处：一是有助于控制和防止老年人多发的糖尿病（这主要是茶叶中所含多糖

类起作用）。二是有助于缓解老年人常见的支气管哮喘。三是有助于加强老年人毛细血管弹性，防止心血管疾病。四是有助于老年人清心明目，防止视物昏花。五是预防癌症。

《本草纲目》云：“茶叶，苦、甘，微寒，无毒。”茶叶苦寒，能降火，所以夏天最好的饮料不是冰镇的汽水、可乐，而是茶。茶能解渴、提神。饭后饮茶，可以解油腻、减肥。饮茶可以陶冶情操，饮茶可以交友，这些都是饮茶的益处。宋代文豪苏东坡酷爱饮茶，他深有体会地说：“人固不可一日无茶。”现代研究证明，茶还有杀菌消炎、防龋固齿、增加血管壁弹性、利尿、抗癌变、抗衰老、防辐射等多种功效。所以说，茶是大自然给予人类的最好饮料。

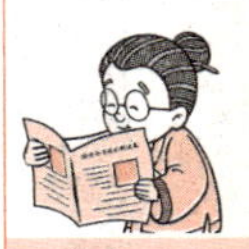

茶叶中含多种化合物，其中富含茶多酚类物质。茶多酚又称为茶单宁，它能增强毛细血管的弹性，具有抗菌消炎、抗辐射损伤的作用。还含有脂多糖类，它是脂类物质与多糖相结合的大分子复合物，是茶叶细胞壁的重要组成成分；茶叶中脂多糖在抗辐射伤害的同时也可改善造血功能。此外，茶叶中还含有可溶性蛋白质、氨基酸、碳水化合物和多种维生素，茶叶中蛋白质含量高达 15% ~30%，茶氨基酸有利于人体的生长的发育，可调节脂肪代谢。茶叶中还含有丰富的维生素 B_1、维生素 B_2、维生素 B_3、维生素 B_5、维生素 B_{11}以及维生素 E、维生素 K 等。特别是绿茶中的维生素 C、B 族维生素和维生素 P，对身体很有益处，是体内新陈代谢中不可缺少的成分。茶叶中所含有的茉莉花素、罗兰酮等芳香物质，溶于茶汤中并不断挥发出来，使人感到神清气爽。此外，茶叶中还含有对健康有益的矿物质，特别是一些在其他食品中含量少的元素（微量元素），如铜、氟、铁、铝、锰、锌、锶、钙、镁等，能清除氧自由基，抑制脂质过氧化，并且可以补充人体对矿物质的需求，对人体健康起着重要的作用。因此，经常饮茶确实有一定延年益寿的功效。

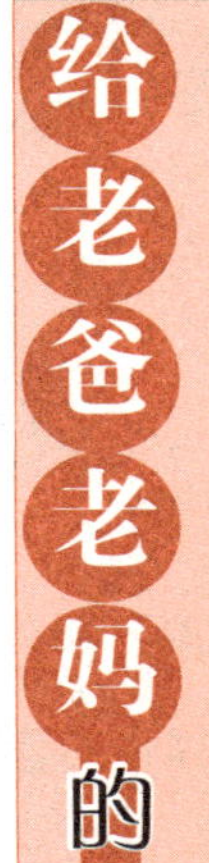

饮茶的好处如此多，自然非常适宜老年人，但是，饮用不当，也会有损健康。老年人饮茶，应遵循“清淡为宜、适量为佳、即泡即饮、饭后少饮、睡前不饮”的原则。选茶时应该按照身体素质选择，没必要刻意追求名品，未经高温烘烤的茶较适宜老年人选用，也可根据自身病情配制适宜的药茶。

1. 饮茶宜清淡 过浓的茶会产生过强的刺激，加重心脏负担。且当大量饮用浓茶后就会稀释胃液，降低胃液的浓度，使胃液不能正常消化食物，从而产生消化不良、腹胀、腹痛等症状。浓茶中的咖啡因可致使人体心跳加快，从而使血压升高。同时，浓茶液大量进入血管，能产生胸闷、心悸等不适症状，加重心力衰竭程度。此外，老年人的心脏承受能力不比当年，长期喝浓茶会使心脏增加额外负担，导致心动过速和心律失常，甚至诱发和加重多种心脏疾患。所以，沏茶时水量、水温应适当，茶少水多滋味淡薄，茶多水少则苦涩不爽。茶叶种类繁多，茶类不同，用量各异。如冲泡一般红、绿茶，每杯放 3 克左右的干茶，加入沸水 150～200 毫升。如饮用普洱茶，每杯放 5～10 克。用茶量最多的是乌龙茶，每次投入量为茶壶的 1/2～2/3。沏茶的水温以 80～90℃ 的热水为好。水温太高容易破坏维生素 C 等有效成分，水温太低则茶叶中的有效成分泡不出来。泡茶的时间以 3～5 分钟为宜。

2. 饮茶宜适量 一般来说，茶叶的兴奋作用影响到人体各组织器官后，会带动肌肉和血管相应地紧张和收缩，从而导致血压迅速升高。老年人本身就容易患血管硬化和高血压等疾病，因此喝茶过多就加大了中风等危急症状的出现概率。另外，老年人的胃消化能力本身已经降低，而喝茶时所摄入的大量鞣酸会使食物蛋白形成不能消化的沉淀，并影响维生素和微量元素的吸收，容易造成营养不良，还会加重老年习惯性便秘的临床症状。因此，老年人不宜过量饮茶。

3. 即泡即饮 茶叶中含有 100 多种化合物。在正常情况下，这些

化合物对人体无害，茶水泡后 4 ~6 分钟饮用较为合适。而沏好的茶放置几小时后，特别是放在暖水瓶式保温杯内的茶，不仅味道会变差，失去原有的香味，而且茶水呈褐色，并变得浑浊，此时，茶叶的维生素 C 和 B 族维生素都遭到破坏。

据研究，新沏的茶水对神经和心血管系统可产生兴奋作用。而茶水泡得时间过长且浓，茶叶中的咖啡因积聚过多，则会对人体产生刺激作用，人们喝了这种茶就会感到不舒服。至于茶水冷后再泡的茶，由于鞣酸大量增加，会对人体产生不良影响，而新泡的茶水鞣酸较少（因为鞣酸较难溶于水）。所以，长时间或水冷后再泡的茶，不宜饮用。

隔夜茶也不宜饮用，隔夜茶放置过久，易被各种细菌微生物感染，茶水中很多成分也会发生复杂的反应，容易导致胃肠疾病。

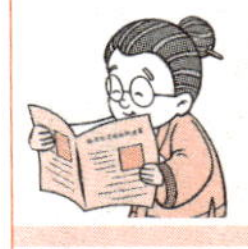

4. 饭后少饮茶　饭后饮茶，可导致铁元素流失。有人喜欢饭后立即饮茶，这也是不良习惯。研究发现：茶叶中含有大量单宁酸，如果饭后马上饮茶，食物中的蛋白质、铁质与单宁酸很容易发生凝固。特别是老年人，因肠胃功能下降，对这些凝固物难以消化吸收，势必会减少对蛋白质、铁质的吸收。资料表明，饭后饮茶，人体对食物中铁的吸收量至少会降低 50%。时间久了，不仅降低了人体对食物中营养的吸收，影响器官的多种生理功能，还容易引发缺铁性贫血。

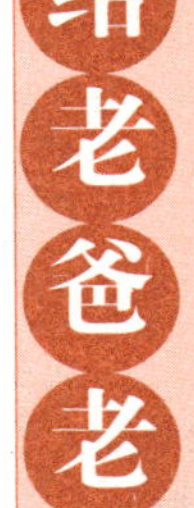

5. 睡前不宜饮茶　茶叶中含有咖啡因、茶碱、可可碱等，具有较强的兴奋大脑的作用，如果睡前饮茶过多，势必难以入睡，并增加排尿次数。这不仅影响睡眠，日久还会造成失眠，特别是患有神经衰弱、消化性溃疡、冠心病、高血压病的老年人更应注意。

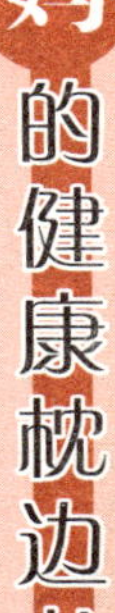

6. 空腹不宜饮茶　茶叶中含有咖啡因，空腹时肚子里没有其他物质，肠道就会吸收过多的咖啡因，会发生暂时的肾上腺皮脂功能亢进，出现心慌、尿频等症状。长时间空腹饮茶，就会影响人体对维生素 B_1 的吸收，造成维生素 B_1 缺乏。空腹饮茶还会冲淡胃酸，抑制胃液分泌、妨碍吸收，会引起头痛、心悸、胃痛、心烦等症状，俗称“茶醉”，则可以喝糖水得到缓解。

7. 忌用茶水送服药物 茶叶中含有鞣酸、茶碱、咖啡因，会与某些药物发生化学反应，服用催眠、镇静类药物，如鲁迷那、安定、眠尔通等，或含铁补血药物、酶制剂药、含蛋白质的药物等时，不宜用茶水送服，以免影响药效。服用痢特灵、优降宁等药物时也不宜与茶水同时服用，因为这些药物进入大脑会抑制儿茶酚胺的降解作用，促进脑内环磷腺苷代谢，两者相互作用，会造成严重的失眠或高血压。有些中草药，如麻黄、钩藤、黄连也不宜用茶水送服。最好所有药都不用茶水送服，而且服药前后 2 小时内最好不要饮茶。

8. 不宜用茶解酒 酒中的酒精成分，对心血管的刺激性很大，而浓茶同样具有兴奋心脏的作用。两者相合，更增加了对心脏的刺激，这对于心脏功能欠佳的人更为不利。

醉酒后饮浓茶，对肾脏也是不利的。因为酒精绝大部分在肝脏中转化为乙醛之后再变成乙酸，乙酸又分解成二氧化碳和水，经肾脏排出体外。浓茶茶碱可以迅速地发挥利尿作用，这就会促进尚未分解的乙醛过早进入肾脏。由于乙醛对肾脏有较大的刺激性，会对肾功能造成损害。因此，不宜用浓茶解酒。

除此之外，老年人还要注意：

（1）劣质变质的茶不要饮用；

（2）老年人要根据自身情况去选择适宜的茶。如体质较好的老年人宜选择绿茶，体质较差的老年人宜选择红茶，肝脏病人忌饮茶，缺铁性贫血病人忌饮茶，尿结石病人忌饮茶，神经衰弱病人最好不饮茶，胃溃疡病人不宜饮绿茶。

除了茶的保健作用，茶还有利于中老年人养生，尤其是养性。中国对养性与养生的重视远甚于对身体健康的重视。养性为本，养生为辅，

修养性情好，才是真正的养生目的，品茶正是修身养性的最好方法之一。通过品茶，人们的精神得以放松，心境达到虚静空明，心情感到怡悦，所以可以健康长寿。在每一个人的心灵深处都有着与生俱来的回归自然、亲近自然的渴望，而品茶正是人与大自然进行精神交流和情感沟通的最佳方式。可以说，茶道是人类的最佳养生之道。

咖啡的功与过

咖啡是现代年轻人非常喜爱的一种饮品，尤其受到白领和学生的喜爱，大多数人认为咖啡可以提神醒脑。现在越来越多的老年人也开始饮用咖啡，不仅为了赶时髦，也为了振奋精神。

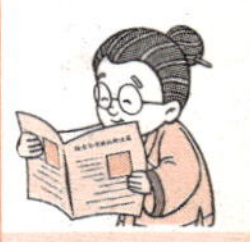

但是，对于咖啡的研究存在着不同的声音：有些人认为咖啡有益人体健康，可以提神醒脑、振奋精神、增进食欲、促进消化、消除疲劳等，还能抗癌，降低过早死亡的风险。还有的人认为咖啡会伤胃，加速骨质疏松，会对血压、胆固醇、心率等产生负面影响，甚至会引发心脏病，严重危害着人体健康，尤其是对于老年人。然而，面对不同的观点，我们应该相信哪一种呢？

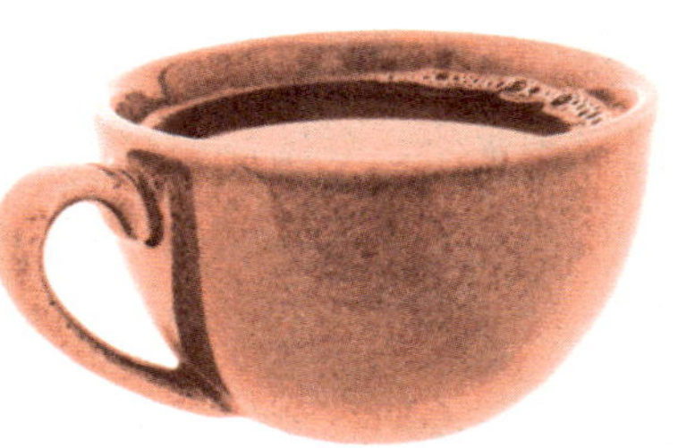

日本有研究认为："咖啡能增加脾脏的运动，有助消化，可以降火气，更可利尿，使胸脾舒畅。还能够中和胃酸，加入茯苓同食，效果更好。"美国有研究认为："每天喝一杯或者几杯咖啡的人，会降低因为慢性疾病引起死亡的风险。咖啡因可以缓解因低血糖引起的眩晕症状。"喝过咖啡的人都知道，咖啡的确可以振奋精神，提神醒脑。以上这些算是咖啡的功。

咖啡中含有咖啡因、可可碱、茶碱等物质，会对健康产生影响：咖啡因阻断了大脑里的腺苷，腺苷阻止多巴胺和肾上腺素的分泌。摄入了

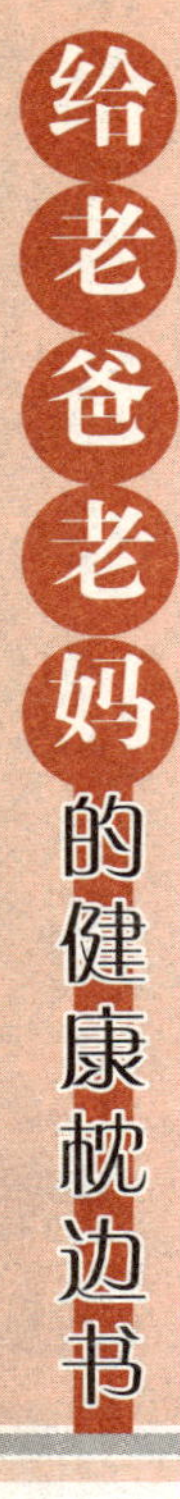

咖啡因，多巴胺和肾上腺素分泌增加，人就会觉得更清醒，更有活力。摄入的咖啡因越多，身体和大脑对自身的兴奋物质多巴胺和肾上腺素的反应就越不敏感。于是机体就需要外界刺激物的刺激来分泌更多的多巴胺和肾上腺素。陷入了一种恶性循环，肾上腺会精疲力竭，无法再继续制造神经兴奋和沟通所需要的中药化学物质。久而久之，你就会越来越感到疲倦，性格也会变得冷漠。停止喝咖啡之后，会出现头晕、乏力、易怒、神经过敏等现象，必须要摄入咖啡因才会得以恢复。咖啡因可以让人兴奋，晚上喝咖啡，容易造成失眠。可可碱在咖啡中含量极低，却与咖啡因有相同的效果，而茶碱会对睡眠产生影响。

近年来，有研究发现，老年人习惯喝咖啡，是加速骨质疏松的重要原因。咖啡会加速钙的排泄，抑制钙的吸收，造成老年人缺钙越来越严重，加速骨质疏松的发生，增加骨折的发病率。咖啡喝得越多，骨质疏松症的发病率越高。

老年人若要喝咖啡应该注意以下几点：

（1）不宜饮用浓咖啡。浓咖啡会使老年人心跳加快，引起早搏、心律不齐、过度兴奋、失眠等。也不应该在晚上喝咖啡。

（2）喝咖啡的同时注意补钙。喝两杯咖啡就会损失将近15毫克钙。可以喝牛奶、食用虾皮、芝麻酱、海带、豆类等食物来补钙。

（3）饮酒后不宜喝咖啡。咖啡会加重酒精对人体的伤害。

（4）患有动脉硬化、心脏病、高血压的老年人不宜饮用咖啡。咖啡会增加心肌梗死的概率。喝咖啡后会造成血液中的游离脂肪酸增加，血糖、乳酸、丙酮酸也会升高。

（5）患有溃疡病的老年人不宜饮用咖啡。咖啡会刺激胃酸分泌，胃酸分泌会引起溃疡加重。

咖啡的功可以说是大于过，而且我们现在接触到的一般都是速溶咖啡，这并不能算是完全意义上的咖啡，也失去了咖啡原有的营养和保健

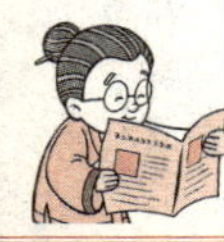

成分。老年人一般不提倡饮用咖啡。如果想要提神醒脑的话，淡茶也可以起到同样的功效。

酒的坏处大于好处

逢年过节，亲朋相聚，人们举杯畅饮，以酒助兴，有的老年人也会喝上几杯，这无可非议。而且，老年人少量饮用酒精浓度在20%以下的果酒、葡萄酒、米酒、啤酒等，对身体健康是有益的。正如《本草备要》所说："少饮则和血运气，壮神御寒，遣兴消愁，避邪逐秽，暖水脏，行药势。"

美国的一项研究发现，每天喝一两杯酒有助于预防阿尔茨海默病症。有资料表明，适量饮酒还可以提高血液中高密度脂蛋白的含量，减少脂类在血管壁上的沉积，对防治动脉粥样硬化有一定作用。在酒品的选择上，酒精质量分数在20%以下的果酒、葡萄酒、黄酒、米酒、啤酒等，都是老年人不错的选择。比如，葡萄酒可以作为某些疾病的辅助治疗剂，尤其对老年人或身体虚弱、患有失眠症、精神不振的人是良好的滋补剂。但每次饮用葡萄酒的量不宜超过100毫升，一旦过量就会产生副作用。

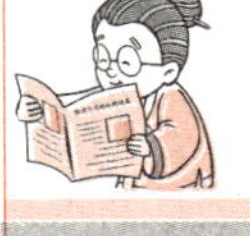

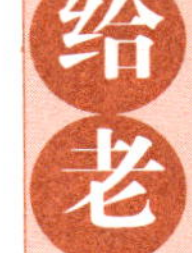

那老年人每天喝多少酒算是过量呢？美国医学界的最新研究结果表明，平均每天喝酒超过一杯，或一天之内喝酒超过3杯，对于65岁以上的老年人来说就是饮酒过量。在这里，一杯的定义是指一罐355毫升的啤酒，或一杯250毫升的红酒，或一杯40克左右的白酒。据医学界统计，长期大量饮酒者的平均寿命比不喝酒或少饮酒的人减少5～10年。因此，老年人要有节制地适量饮酒，用几个字概括就是"适量、慢饮、不空腹"。

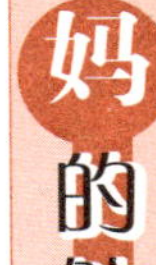

饮酒的时间也是有讲究的，一般来说，清晨和上午不宜饮酒，尤其是早晨最不宜饮酒。因为在上午这段时间，胃分泌的分解酒精的酶——

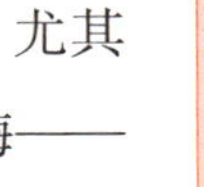

乙醇脱氢酶浓度最低，在饮用同等量的酒精时，会更多地被人体吸收，导致血液中的酒精浓度较高，对人的肝脏、脑等器官造成较大伤害。现代研究表明，14 时以后饮酒对人体比较安全，此时不仅人的感觉敏锐，而且由于人在午餐时摄取了大量的食物，使血液中所含的糖分增加，对酒精的耐受力也较强，所以此时饮酒对人体的危害较小。

老年人饮酒还要注意以下几点：

（1）各种酒不要混合饮用。因为不同的酒中，除了酒精，还含有不同的成分，可能会发生某些反应，引起人体不适，有损健康。

（2）老年人适宜饮用温酒。因为酒在加热过程中，酒精会挥发一部分，有利于减少酒精对人体的伤害。但也不宜过度加热，反而会有损健康。

（3）身体不适、心情不好时不要饮酒。此时饮酒会伤害身体健康。

（4）患有高血压、冠心病等重大疾病的老年人不宜饮酒。酒精会加重病情，甚至引发死亡。

（5）不要乱服用药酒。有的老年人喜欢饮用药酒，认为可以强身健体、延年益寿。但饮用药酒应该对症，药酒就和药一样，不可乱用。常饮药酒者应该在医生的指导下饮用。药酒也不能过量饮用，否则就会伤身。而且药酒最好在白天饮用，因为药物的排泄有一定的规律，通常药酒在体内清除和代谢的速度在早晨至中午最慢，存在肝脏中的促进药物转化的生物催化剂活性较高，此时血液中酒与药浓度都很高，有利于发挥治疗作用。

戒烟越早越好

香烟中含有尼古丁、焦油、苯并芘等有害物质，已经被证实的致癌物质有四十多种，而且吸烟对人体的危害是一个缓慢的过程，尼古丁是让人吸烟成瘾的罪魁祸首。吸烟会引起头晕恶心、咽痛、心跳加快、心律不齐、气管炎等疾病。长期吸烟对肺的损害非常大，最终会引发肺癌。吸烟还可诱发多种癌症，尽管如此有害，吸烟现象还是很普遍。

短时间内大量吸烟会造成血管痉挛、血流缓慢、心跳加速，甚至会出现心律不齐、心绞痛、心肌梗死。还会造成对神经系统的短暂性伤害，如兴奋、失眠多梦、记忆力减退、神经衰弱。还会造成视力下降、听力减退。长期吸烟还会诱发舌癌、食道癌、支气管癌、喉癌等。吸烟对人体的害处显而易见。

老年人由于身体逐渐衰老，身体各个器官功能都开始逐渐下降，很多老年人更是常年服药，而此时吸烟的话，会使某些药物的半衰期变短，减弱药性，不利于疾病的恢复，同时会对身体造成更进一步的损害。

对于烟草我国古代有这样的记载：“烟草是一种辛温而干燥的有害之物，能消耗人体精液，烟被吸进后，进入肺、胃，有御寒、解雾、辟秽、消腻的功能，但一旦进入心窍，便会使人产生昏昏如醉之感，还会使舌苔黄黑，影响饮食的口味。”

烟草虽然有御寒、解雾、辟秽、消腻的功能，但它的害处远远大于其好处。在清代，我国就认识到了烟草的危害，提出不要在早餐之前吸烟。因为经过了一个晚上的睡眠过程，房间内空气不流通，本来就污浊的空气，再混合着烟雾，吸入肺里，对健康的伤害可想而知。

老年人必须要戒烟，为了自己的健康，也为了家人的健康。戒烟越早越好，最好是在步入老年之前就戒烟。戒烟的好处主要有以下几点：

（1）降低心脑血管、肺、气管等疾病的发病率。

（2）没有烟雾的空气更有利于人的呼吸，不会给呼吸系统造成额外的负担。

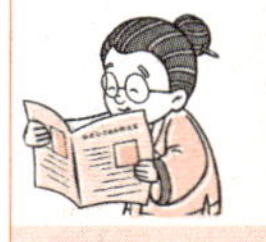

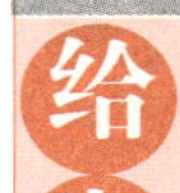

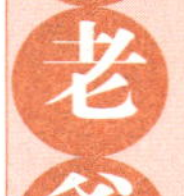

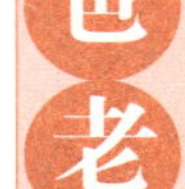

（3）有助于维持大脑健康，保持记忆力和反应能力，防止提前出现记忆力下降等症状。

（4）节约无用的开支，用原来买烟的钱给自己买些有价值的营养品等。

不仅是对于老年人，对于任何吸烟成瘾的人来说，戒烟都不是件容易的事，但是一定要坚持，而且越早戒烟越好。戒烟的人应该避免去吸烟多的场所，以防禁不住诱惑。戒烟的人可以做一些有意义的活动来排遣烟瘾的发作，如多去户外运动锻炼；烟瘾犯了的时候吃点东西等。家人也要督促戒烟者，戒烟虽难，坚持就一定可以胜利。

营养进补

吃太好＝疾病＋减寿

高血压、高脂血症、糖尿病、尿毒症……是老年群体中很常见的病，而在古代这些病都是很少见的。古人还有“力拔山兮气盖世”的气魄，现代人却多是文文弱弱的，即使看上去很壮也都是虚的，根本没有那么大力气，这是怎么回事呢？

其实，关于这个问题，很大一部分原因恰恰就在于生活水平的提高。首先体现在吃的方面，以前的人们多半吃的是粗粮，红薯、高粱、玉米，并没有经过什么精细的加工，能糊口就行了。而现在呢？人们的食物多半是经过深加工的精致食品，细米白面、鸡鸭鱼肉、松软的糕点……这些食物吃起来当然要比粗粮可口得多，但这也正是导致很多人年老之后虚胖无力、体质下降的重要因素。

现代研究认为，好食物并不代表好营养，一些高档食品、外表好看的食物并没有人们想象的那样营养丰富。所以只要吃得科学，粗茶淡饭

同样能为我们的健康提供足够的营养。最简单、最天然的食物往往是最富营养的食物。没经过精加工的五谷杂粮、蔬菜和水果才是真正有营养的食物，它们含有最原始、最全面的营养素，所以我们在饮食中要注重营养而非“好”食物。

吃太精细的食物，其很多微量元素、维生素和膳食纤维已经丢失。如果人体缺少这些必需的物质，就会生病，如很常见的便秘，很多情况下就是因为摄入的膳食纤维太少，因此毒素和病菌就容易在肠道中大量滋生，并且被人体吸收。人体内毒素增多会加重肝脏和肾脏的负担，时间久了，肝肾功能就会因此受到影响。缺少维生素和微量元素也一样会带来许多疾病，还会影响人体器官的正常功能。所以饮食不能过于精细。

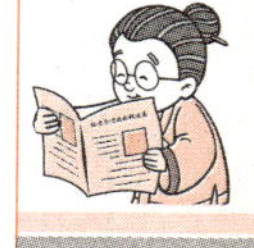

老年人膳食中肉、脂肪过多，会引起营养平衡失调和新陈代谢紊乱，易患高胆固醇血症和高脂血症，不利于心脑血管疾病的防治。

老年人长期食用精白的米面，摄入的膳食纤维少了，就会减弱肠蠕动、易便秘。

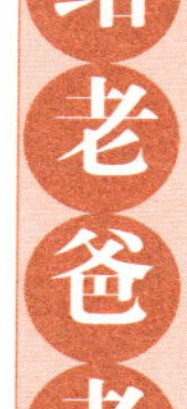

其实，老年人的饮食还是要讲究科学合理、营养均衡，没必要吃得太多，吃得太好，否则往往会造成疾病。老年人的饮食应该注意以下几点：

1. 数量少一点　老年人每日唾液的分泌量是年轻人的1/3，胃液的分泌量也下降为年轻时的1/5，因而稍微吃多，就会肚子胀、不消化。再加上老年人活动量减少，新陈代谢缓慢，所需热量营养素也应相应递减。所以，老年人每餐的进食量应比年轻时减少10%左右，同时要保证少食多餐。

2. 质量好一点　老年人需要多种营养元素的补充，尤其是蛋白质和钙元素，在饮食中，更要注意。这就需要多吃些鸡肉、鱼肉、猪肉以及豆类制品等，但是有些含高脂肪的肉类和食品不可过多食用。

3. 清淡一点 近年来的调查研究结果表明，多吃食盐对人体健康不利，平素盐吃得多的人，有较大可能发生高血压病和胃癌等。因此一般主张少吃些食盐，菜要偏淡一些为好。究竟以多少为合适呢？最好是每天不超过8克。还要根据季节、气候、身体情况和活动程度作适当调节。宋代《本草衍义》记载："水肿者，宜全禁之。"有高血压病、肾脏病和浮肿的中年人，食盐量更要严加限制。因为过量的钠易使肾皮质激素分泌增加，引起钠潴留，使血管阻力增加，促进高血压的形成。同时也会加重肾脏负担，发生细胞外液增多，引起水肿等症状。

4. 荤素均衡一点 在菜肴的配伍上，应注意荤素结合，荤食（鱼、肉、禽、蛋等）能提供人体所需的热量，但过量则会损害人体健康。高血压、糖尿病、冠心病、胆石症、肥胖等，都与高脂肪的饮食习惯有关；素食中不仅含有丰富的维生素和矿物质，而且能够疏通肠胃，促进消化。多食含有纤维素的食物，如豆类、玉米及蔬菜中的包心菜、芹菜、大白菜等，可以预防肠炎和肠癌的发生。

荤素搭配，最好是蔬菜的总量超过荤菜的1倍或1倍以上。现代营养学家认为，新鲜的蔬菜、干果、浆果等食物的生物活性极高，是延年益寿的良好食物。

5. 品种杂一点 品种杂也就是说要食物多样化，而食物多样化就意味着营养素多样化。同时吃进多种食物，才能得到生理所需要的齐全的营养素。老年人的饮食千万不可过于单一，要荤素兼顾，粗细搭配，品种越杂越好。每天主副食品（不包括调味料）不应少于10种。患有冠心病、高血压病的老年人，不宜吃过多脂肪含量高的食物，如肥肉、蛋黄等，但应在其他饮食中补充营养，如蛋羹、豆类、脱脂牛奶、豆浆、鱼等可补充蛋白质，这样就能使营养均衡。

6. 油脂少一点 老年人摄取油脂要以植物油为主，避免肥肉、动物油脂（猪油、牛油），而且要少用油炸的方式烹调食物。另外，甜点

糕饼类的油脂含量也很高，尽量少吃这一类的高脂肪零食。最好多元不饱和脂肪（如玉米油、葵花子油）和单元不饱和脂肪（如橄榄油、花生油）轮换着吃，这样能比较均衡摄取各种脂肪酸。

目前，联合国粮农组织颁布了纤维食品指导大纲，这个大纲里给出了健康人常规饮食中应该含有 30 ~ 50 克纤维的建议标准。研究发现，饮食中以 6 分粗粮、4 分细粮的搭配最合适。

老年人的饮食不要吃得太好，应遵循上述几点注意事项。也不要挑食、偏食，才会减少生病的机会，同时延年益寿，健康安度晚年。

长寿食物助力寿命延长

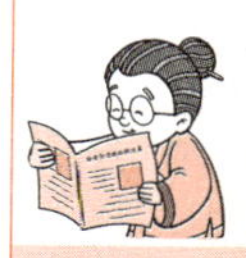

人们每天所吃的食物有很多种，其中也有不少被誉为长寿食物，常吃这些长寿食物，保护健康的同时还能助力寿命延长，老年人尤其应该多吃一些。这里简单介绍几种常见的长寿食物：

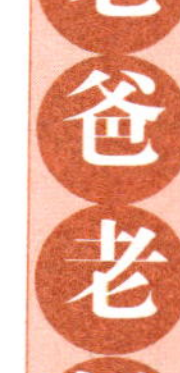

1. 菌类食物　菌类营养丰富、味道鲜美，它和粮食、肉类等合理搭配构成人类极好的食谱。新鲜蘑菇含蛋白质 3% ~4%，比大多数蔬菜高得多，干蘑菇则高达 40%，大大超过肉、鱼、禽、蛋中的蛋白质含量。菌类是多种维生素的宝库，含有丰富的维生素 B_1、维生素 B_2、维生素 B_{12}和维生素 C 等。菌类中还含有降血脂、降血糖及对细菌、病毒有抑制作用的特殊物质，有的还有抗癌效应。免疫功能低下的人，吃菌类食物也有助于防止癌症的发生。

2. 红薯　红薯，又有白薯、甘薯、番薯、山芋、地瓜等名称。它不但在我国广泛种植和食用，而且还是世界上被公认的价廉味美、粮菜兼用、老少咸宜的健康长寿食品。

（1）它含有丰富的营养物质。据化学分析，每千克红薯中含碳水化合物 256 克、蛋白质 15 克、钙 156 毫克、磷 174 毫克以及多种维生素，尤以胡萝卜素含量极为丰富，是粮食和蔬菜中的佼佼者。

（2）它含有一种具有特殊功能的黏蛋白。这种黏蛋白不但能维持人体心血管壁的弹性，阻止动脉硬化发生，使皮下脂肪减少，防止肝肾中结缔组织萎缩，预防胶原病发生，而且对呼吸道、消化道、关节腔和黏膜腔也有很好的润滑作用。

（3）它含有较多的淀粉和纤维素，食用后能在肠内大量吸收水分，不仅能够预防便秘，减少肠癌的发生，还有助于防止血液中胆固醇的形成，预防冠心病的发生。

（4）它是一种生理碱性食品，能与肉、蛋、米、面所产生的酸性物质中和，调节人体的酸碱平衡，对维持人体健康具有积极意义。

3. 黑色食品

（1）黑豆：可助消化，消除体内多余水分，解毒作用强，因此可治疗腹痛、痢疾、饮食过量，对老年人的心脏病、胃溃疡、伤风感冒、耳鸣、耳背、目眩有显著疗效，对美容肌肤效果更佳。

（2）黑米：对胃及消化系统功能弱的老年人而言，是很好的营养补给食品。由于黑米还具有养精提神的作用，所以能够使老年人精神焕发，还可以防止白发早生，保养头发。

（3）黑芝麻：是防衰老和健脑的最佳食品，它能够调理胃肠功能，对便秘、腰痛、四肢乏力也都具有显著疗效。

（4）黑松子：有润肺、止咳化痰、润肠通便之功效，可强化老年人内脏整体功能。

（5）黑加仑：能使体内温热，对消除疲劳，防治感冒、发热、支气管炎有很好的疗效。

4. 番茄　番茄含有丰富的蛋白质、脂肪、碳水化合物、烟酸、胡萝卜素、B 族维生素、维生素 C 等，其中维生素 C 的含量相当于苹果的 3～4 倍，简直就是一个维生素的仓库。同时，番茄还含有钙、磷、铁等矿物质，以及抑制细菌生长的番茄素。

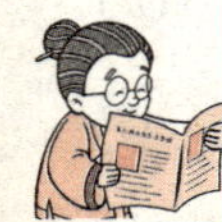

每人每天食用50～100克番茄就可满足人体对多种维生素和矿物质的需求。它所含有的维生素P可以预防毛细血管出血症，含有的铁质是补血的良好食料，所含的番茄素不仅有抑制细菌的作用，而且对前列腺有保护作用。同时，番茄还含有一种抗癌、抗衰老的物质——谷胱甘肽，能使体内某些细胞延缓衰老，并使癌症患病率下降。番茄可以治雀斑，将番茄切开，将汁搽在雀斑处，能使雀斑逐渐减少。高血压患者常吃番茄还有助于降血压。

5. 白菜　白菜素有“百菜之王”的美称，它营养丰富，每100克白菜中含脂肪0.2克、蛋白质1.1克、钙120毫克、磷37毫克、铁0.5毫克。此外，它还含有丰富的维生素，它所含有的钙以及维生素C甚至比苹果还要高。

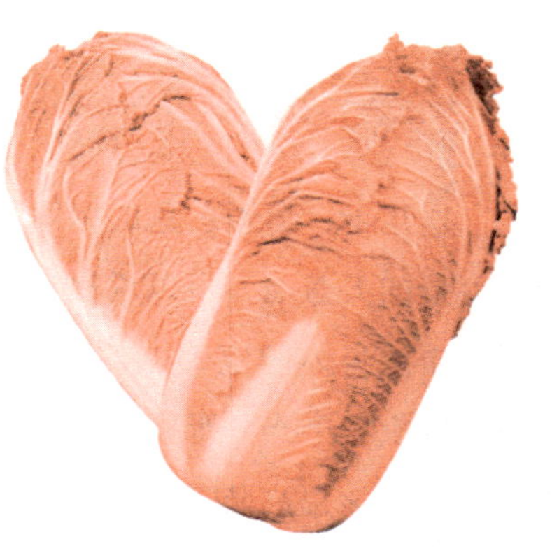

自古以来白菜就是我国人民喜爱的蔬菜之一，它味道鲜美，具有“荤也带，素更有”的特色。《千金要方》记载：白菜“通利肠胃，除胸中烦，解消渴”，还能消食解酒、清热止咳。它还可以抑制人体对亚硝酸胺的吸收与合成，有防癌抗癌的效果。据日本学者研究认为，白菜抗氧化能力与芦笋、花椰菜不相上下，在防癌食品排行榜中名列第二，对预防乳腺癌有积极作用。

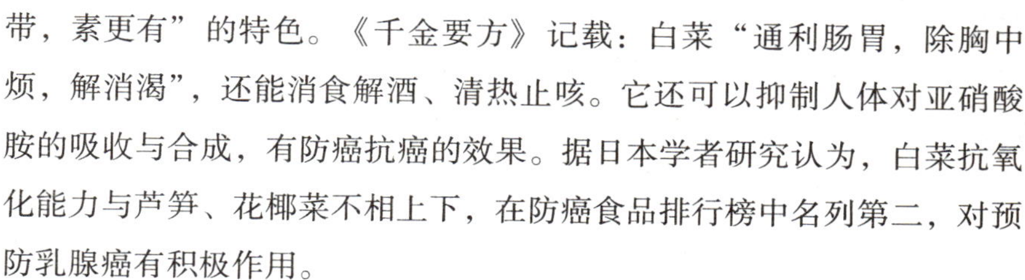

6. 洋葱　洋葱既可单独烹调为菜，又可作为调味底料，是深受人们喜爱的一种大众蔬菜。不仅如此，洋葱还具有保健价值，是适合老年人食用的保健佳品。

洋葱具有防癌的功效，这是因为它富含硒元素和槲皮素。硒是一种抗氧化剂，能刺激人体免疫反应，从而抑制癌细胞的分裂和生长，同时还可降低致癌物的毒性。而槲皮素则能抑制癌细胞活性，阻止癌细胞生

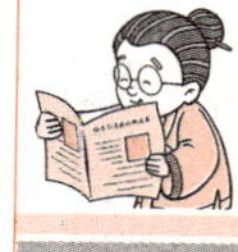
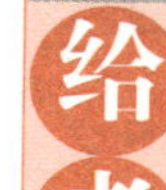
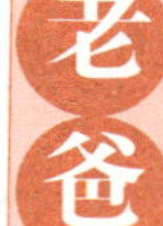
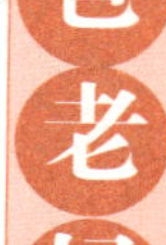

长。此外，洋葱还有较强的降脂功效。经药理研究证实，洋葱中含有一种洋葱精油，可降低高血脂病人的胆固醇，提高高血脂病人体内纤溶酶的活性，对改善动脉粥样硬化很有益处。

美国的科学家还发现，洋葱中含有前列腺素A，能降低人体外周血管阻力，降低血压，并使血压稳定，对血管有软化作用，具有舒张血管的功能。洋葱还含有较多的谷胱氨酸，这是一种抗衰老物质，能延缓细胞的衰老。这些食物都有益于老年人，久食使人延年益寿。

保健品不能乱吃

这几年，形形色色的保健品层出不穷，标示着五花八门的功能，广告更是铺天盖地，可以说只有你想不到的，没有你找不到的。老年人本来就希望身体健康，被各种各样的概念糊弄得晕晕乎乎的，一次次花钱，一次次上当。那些所谓的功效没见到，反而引发了其他疾病。老年人自身应该提高防范意识，掌握一些基本的保健知识，不要盲目相信广告，不要再被商家蒙骗了。

老年人选择保健品无非就是为了保护健康，但是首先应该明确一点，保健品是食品，并没有治病的目的。我们吃保健品也不是为了治病，只是为了补充一些身体欠缺的营养，可以起到提高免疫力、增强抵抗力的效果。

我国古代医学上认为"虚者补之"，在人体器官受到损伤或发生病变之时，适量进补是有好处的。然而当今社会，随着人们生活水平的提高，防病意识的增强，越来越多的老年人把进补当成日常生活中的一种保健方法，不分时间、不分身体需要与否、不分体质，盲目进补，认为只要我吃进去的是保健品，就可以真正起到补益的作用。其实这是对保健品的一种误解。应该视自身的具体情况和补品的性能特点，有针对性地选择保健品，否则就有可能因为盲目进补而误伤身体。老年人本来抵

抗力就下降了，消化吸收能力也在逐年减弱，不当进补更容易伤身。到头来就是钱花了不少，身体健康却没有得到保障。

选择保健品的时候，应该注意以下几个问题：

1. 如何选择保健品　选择保健品之前，要先对自己的身体有一个明确的了解，看看自己属于什么体质，身体是否正缺少某些营养物质，是不是身体某个部位受到了损伤或是发生了病变。不是每个人都需要吃保健品，乱吃可能会破坏身体内的平衡而导致疾病的发生。

2. 记住一条，保健品不是药　任何标榜保健品可以治某些疾病的，都是骗人的。保健品不是药。它可以帮助调节或增强人体的某些机能，有些慢性疾病可以选用保健品辅助治疗。但应该对症下药，在医生的指导下适量选择。

3. 保健品不可以拿来当饭吃，并非多多益善　时下，“多吃保健品，有病治病，无病强身”的说法非常流行，甚至有人把保健品拿来当饭吃。这是极其错误的做法，不要以为吃了维生素片就可以不用吃蔬菜水果，吃了钙片就可以不用喝牛奶了。我们人体所需的各种营养成分，主要来自于每天的饮食，没有哪种保健品能代替食物提供给我们全面的营养。而且保健品也没有必要吃很多，并不是多多益善，有的保健品过量食用，会增加肠胃的负担，还可能造成腹胀、腹泻、呕吐等，严重者可能引起中毒。

4. 保健品也不是越贵越好　现在的保健品越来越贵，并不是因为所用的原料越来越贵了，而是广告做得越来越多，营养价值却越来越小。中医理论认为，药物只要运用得当，大黄可以当补药。服药失准，人参也可成毒草。每种保健品都有一定的适用范围，适合自己的才是最好的，盲目追求高价并没有用。

消费者选择保健品时，不要轻信广告包装和商家的宣传，要理性消费。身体本来就健康的老年人更要注意，因为吃了保健品后身体依然很

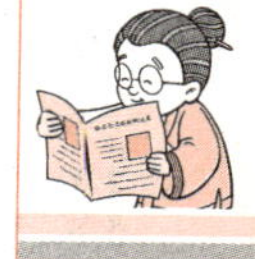
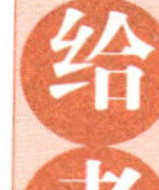
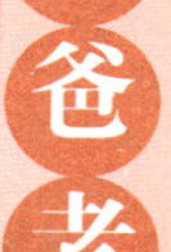
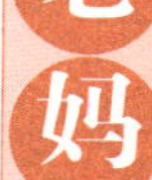

好，这可能是心理作用，并不一定是保健品发挥的作用。一般来说，只要饮食做到均衡合理，就不会出现营养问题，也就没必要吃保健品了。非要吃保健品的老年人，也应该根据自身具体情况合理选择保健品。

一种有益老年健康的糖

提到糖，老年人一般都认为会给身体带来不好的影响，会造成某些疾病，所以不愿意吃糖。但并不是所有的糖都会对身体产生影响，有一种糖会有益老年人的健康，这就是蜂蜜。

蜂蜜中有两种极易被人体吸收的糖，即葡萄糖和果糖，而且它们的比例非常合适。随着年龄的增长，人体对葡萄糖的利用率会显著降低，而对果糖的利用率则变化不大。这表明果糖和含果糖类的产品是老年人最理想的糖类食品，它不仅能为机体提供热量和营养物质，还能为机体提供一种最适合的糖。美国芝加哥大学的茨和克诺博士等曾对一系列营养食品做过试验，结果发现：除葡萄糖外，蜂蜜是人体吸收最快的物质，并且血液中不会有过多的糖分存在，而且血糖是以极为缓慢的速度恢复到最初水平。

新鲜成熟的蜂蜜含有70%以上的葡萄糖和果糖、少量的蔗糖酶类、蛋白质、氨基酸以及维生素、矿物质、抗生素类等物质。中老年人及病后恢复者常服用蜂蜜，可帮助消化。同时，蜂蜜中含有人体所需的十几种氨基酸，多种活性酶和一些丰富的常量、微量元素，而且不含脂肪，这对于中老年人以及高血压、心脏病患者来说，是最佳的天然食品之一。蜂蜜富含钙和磷，是中老年缺钙人群最佳的补品之一，同时服用蜂蜜能够迅速消除疲劳，增强耐力，延缓衰老，延年益寿。蜂蜜还具有强烈的杀菌抗菌功效，经常食用蜂蜜，不仅对牙齿无妨碍，还能起到口腔杀菌消毒的作用。

蜂蜜中含有抗菌成分，可以治疗口腔溃疡，并加速伤口愈合。将蜂蜜敷在皮肤伤口时，细菌无法生长，能治疗中度的皮肤伤害，特别是烫伤。神经衰弱患者，只要在每天睡眠前，口服 1 汤匙（约 25 毫升）蜂蜜（加入 1 杯温开水内），可以促进睡眠。蜂蜜中含有大量单糖，对肝脏有保护作用，食用蜂蜜后，对食欲不佳、肝病、胃肠功能障碍等症状，都会有显著改善。

老年人经常食用蜂蜜还可以预防高血压。因为蜂蜜中富含钾，钾被人体吸收后可以通过钾钠交换，促进排出钠，也就间接预防了高血压。

蜂蜜虽然是有益老年健康的食物，但是食用时依然有讲究。

（1）从健康的角度考虑，新鲜成熟的蜂蜜可直接服用，也可将其配制成水溶液，因为水溶液比纯蜂蜜更易被吸收。但绝对不可以用开水冲或高温蒸煮蜂蜜，不合理的加热，会使蜂蜜中的营养物质被严重破坏，使蜂蜜中的酶失活，颜色变深，香味挥发，滋味改变，食之有不愉快的酸味。因此，蜂蜜最好使用温开水或凉开水稀释后服用。特别是在炎热的夏季，用冷开水冲蜂蜜饮用，能消暑解热，是很好的清凉保健饮料。还可以在进餐时把蜂蜜涂抹在面包、馒头上，也可把蜂蜜加在温热的豆浆、牛奶中，调和后一并饮用。

正常情况下，蜂蜜是以“生”服为主，即新鲜蜂蜜不必加热就服用，这样可以保全蜂蜜的营养成分不致损坏，有利于充分利用。如果蜂蜜出现发酵现象必须加热灭菌时，应采用隔水加热法，即放在锅中蒸，温度达 60 ~ 65℃时保持 15 ~ 30 分钟，蜂蜜的酵母菌即被杀死。60℃的蜜温不会导致维生素和酶等活性物质失活，能有效地保持蜂蜜的营养成分。

（2）未经炼制或长期放置的蜂蜜不能吃。未经炼制的蜂蜜含有与蜂毒成分相同的物质，进入人体后可引起免疫反应。若食用长期放置出现絮状物的枣花蜜也会出现严重的中毒反应。

掺假的蜂蜜不能吃。假蜂蜜存放时间一久，就会变色并出现沉淀，

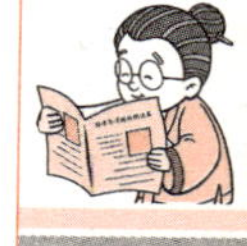
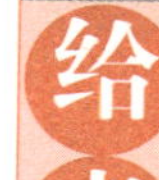

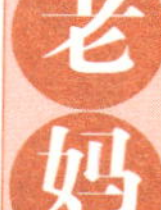

食用后会危害健康。

（3）古时“朝盐晚蜜”的说法，指晚上睡前喝一杯蜂蜜水，可以安神益智、改善睡眠。因此，对于一般老年人来说，晚上喝蜂蜜是最好的选择。对于胃酸过多或者患有肥大性胃炎的人来说，最好在饭前 90 分钟服用，它能够抑制胃酸的分泌，减少胃黏膜的刺激；而对于胃酸缺乏或者萎缩性胃炎的患者来说，应该在服用蜂蜜水后立即进食。

（4）服用蜂蜜不宜过量。一般成年人每天服用 60～100 克为宜，最多不要超过 200 克。老年人根据体质强弱酌情减少。

（5）蜂蜜不要与豆腐或韭菜同食。蜂蜜中含有的酶类会与豆腐中的植物蛋白、矿物质、有机酸等发生化学反应，不利于人体健康。而且豆腐是清热散血的食物，与蜂蜜同食会引起腹泻。韭菜中富含维生素 C，容易被蜂蜜中的矿物质氧化，造成流失。而且蜂蜜润肠通便，韭菜富含纤维素，同时食用也会引起腹泻。

藻类食品有益健康

藻类食品包括海带、紫菜、裙带菜等，一般富含优质蛋白、维生素、矿物质、氨基酸、不饱和脂肪酸等，含有一些陆生蔬菜所没有的营养素。经常食用藻类食品有利于保持体液呈弱碱性，同时可以预防高血压、糖尿病、癌症等，也可以辅助治疗这些疾病，有利于维持人体健康，非常适合老年人食用。

（1）海藻中含有的活性多肽功能和胰岛素类似，有利于糖尿病患者的预防治疗和保健。

（2）海藻中的优质蛋白和不饱和脂肪酸对糖尿病、心脏病、高血压患者非常有益，也可以起到预防的作用。

（3）藻类中含有的多糖物质，能够提高人体免疫力，同时抗肿瘤。

（4）藻类中的嘌呤，能抑制胆固醇的形成和吸收，促进胆固醇的

分解和排泄，因此有降低血脂的功效。

（5）海藻中的褐藻酸钠盐，可以预防白血病和骨癌。

（6）海藻可以过滤掉镉、铅、锶、镭等重金属致癌物，从而达到预防癌症的效果。

（7）海藻可以预防血小板聚集，减少血液凝块的形成，从而防止血栓的形成，有助于防治动脉粥样硬化。

（8）肥胖或超重的人经常食用海藻食品，有利于减肥，因为海藻热量低，并且富含膳食纤维，有利于增加饱腹感，从而减少进食的量。

不同的藻类有不同的功效，如海带、裙带菜、羊栖菜可以防治甲状腺肿大，海带中的甘露醇可以促进脱水利尿，用于治疗肾功能衰竭、药物中毒和老年性水肿。紫菜中的牛磺酸可以保护视力，保护大脑功能，预防老年痴呆症。鹧鸪菜和海人草可用作驱除蛔虫。裙带菜可以用来提炼褐藻酸，能保护大脑，促进智力，延缓皮肤衰老。

从海藻中可以提取出很多有用的物质，供给生活医疗等领域，如海藻胶酸盐可以用来制造牙模具，还可以作为止血药物的原料。碘是甲状腺功能低下的治疗药物。琼胶可以治疗便秘，还可以制造药膏的药基、细菌培养基的凝固剂、包衣粉的药衣。

海藻的营养价值很高，但是不能与甘草同食，甲状腺功能异常者应该避免食用，以免造成甲状腺功能继续恶化。另外，患有肾病的患者和患有痛风的患者也不宜食用，以免引起病情的恶化。老年人可以经常食用海藻产品，但要注意不能一次性吃太多。

坚果食品宜常吃

坚果类食品，有着硬的外壳，里面有着令人垂涎的果实。我国古代就有对坚果的记载，赞其为“长生果”，认为坚果有延年益寿的功效。老年人由于咀嚼能力日渐下降，随之而来的就是唾液分泌减少，如果常

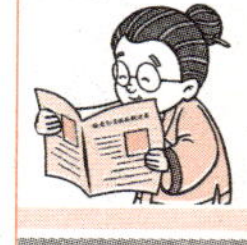

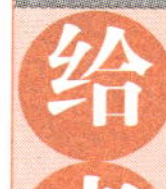

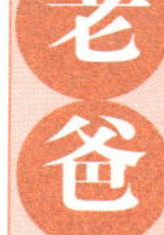

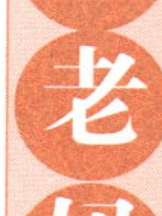

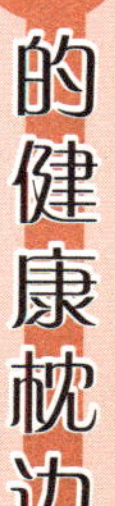

吃坚果则可以锻炼牙齿的咀嚼能力，有利于唾液的分泌，就是所谓的“齿宜常叩”“津宜常咽”，可以延缓牙齿的衰老。

坚果类食品含有丰富的营养，坚果一般含有非常丰富的蛋白质、油脂、不饱和脂肪酸、维生素 A、维生素 B_1、维生素 B_2、维生素 E 以及很多矿物质，能起到坚固牙齿、补益养生的功效。

下面简单介绍几种常食的坚果及其功效：

1. 葵花子 葵花子富含植物油脂，子仁含油率高达 15% ~55%，而且含有蛋白质、脂肪酸、糖、维生素 A、维生素 B_1、维生素 B_2、维生素 E、烟酸、磷等。葵花子所含的蛋白质非常优质，而且含有精氨酸等必需氨基酸，可与动物蛋白相媲美；葵花子中的脂肪酸，有一半是亚油酸，有助于调节生理功能，降低血清胆固醇，可以用来预防高血压、冠心病、动脉硬化等。每天吃一把葵花子就足够补充人体一天所需的维生素 E 了，因为葵花子含有极其丰富的维生素 E；葵花子还有增强记忆力、治疗失眠、防止神经衰弱、治疗癌症等作用。

2. 西瓜子 西瓜子含有丰富的蛋白质、脂肪、维生素 B_2，还含有皂甙，可以清肺润肠、止血止渴、和中健胃。

3. 南瓜子 南瓜子含有维生素 B_1、维生素 B_6、胡萝卜素、维生素 C、维生素 E、维生素 P、锌、镁、铁、铜。南瓜子有补脾益气、润肺去燥的功效。

4. 花生 花生富含 30% 以上的蛋白质，而且易被人体消化吸收，非常适宜老年人食用。花生还含有白藜芦醇化合物，可以有效降低心脏病和癌症的发病率。花生具有健脾养胃、润肺化痰的功效。

5. 榛子 榛子果仁中含有蛋白质、脂肪、碳水化合物、维生素 B_1、维生素 B_2、胡萝卜素、维生素 E 等，营养丰富。榛子的蛋白质中含有

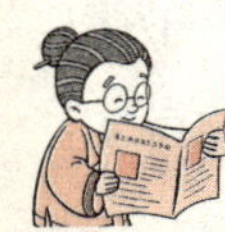

人体必需的8种氨基酸，可谓非常齐全。榛子果仁中还含有钙、磷、铁，且含量非常丰富。榛子具有补气健脾、止泻明目等功效。

6. 松子　松子含有蛋白质、脂肪、碳水化合物，脂肪主要是亚油酸，这是一种不饱和脂肪酸。松子还含有花生四烯酸、亚麻酸等有益健康的必需脂肪酸，钙、磷、铁含量也很丰富。松子被誉为“长寿果”，具有补血益气、轻身延年的功效。

7. 板栗　板栗含有蛋白质、脂肪、淀粉、维生素A、维生素B_1、维生素B_2、维生素C、磷、钾、镁、铁、锌、硼等。板栗的油脂含量少，但含有丰富的淀粉。鲜板栗中含有的维生素C比番茄和苹果还要高。板栗被誉为“干果之王”，在国外更被称为“人参果”，具有养胃健脾、补肾止血、强筋活血等功效，板栗具有强大的滋补功效，可与人参、黄芩、当归等药材的滋补功效相媲美。

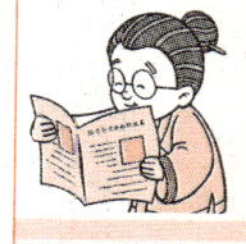

8. 核桃　核桃仁含有蛋白质、脂肪、碳水化合物、胡萝卜素、维生素B_2、钙、磷、铁等，营养丰富。核桃含有不饱和脂肪酸，可以减少肠道对胆固醇的吸收，可以预防动脉硬化、高血压、冠心病等。核桃具有温肺定喘、润肠通便、补肾固精的功效，可以防止细胞老化、有效改善记忆力、延缓衰老、润泽肌肤、养颜乌发等。

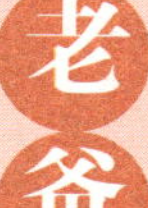
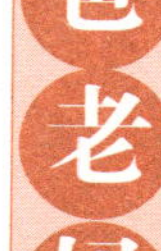

坚果食品中含有丰富的碳水化合物，是为老年人提供热能的理想食品。能为人体提供高热量的植物性食品不多，而且坚果提供的热量比一般的动物性食品还要高，所以，老年人宜常吃坚果类食品，尤其是体质差的老年人。

碱性食物有助延年益寿

现在有科学研究认为，人体衰老实际上就是人体酸化的过程。人体中水约占2/3，其中有约50%是细胞外液。镁主要存在于细胞内液中，钙存在于细胞外液中。但若体内酸性过多，就会导致镁向外渗透到细胞外液中，在高血压、风湿病、肿瘤患者等慢性病患者的血清中，以及肝硬化患者的腹水中，都会发现大量的镁，这其实是不正常的。因为这些患者的体液呈酸性，细胞不能维持正常工作，导致了镁元素的向外渗透。人体血液的 pH 值应该在 7.35～7.45，视为正常范围，呈弱碱性，然而人类的饮食中摄入的酸性食物越来越多，也没有注意多补充一些碱性食物，以中和酸性食物，达到酸碱平衡。此外，食物在代谢过程中也会产生酸，造成人体进一步酸化，从而衰老。

如果你注意观察长寿地区人们的饮食，就会发现，其大多并不来自于吃得最好、营养最丰富的地区，他们很多并没有吃特别名贵的食物或药材，可能只是吃着当地最普通的食物，但是检测他们的 pH 值会发现是呈弱碱性的，与人体正常的 pH 值范围基本相同。他们的血压偏低，血管更柔软，脉搏跳动频率正常。

食物的酸碱性判断，与人们的味觉无关，与食物溶于水中的化学性也无关，它是依据食物进入人体后所产生的最终代谢物的酸碱性而判断的，呈酸性就是酸性食物，呈碱性就是碱性食物。酸性食物通常富含脂肪、蛋白质和碳水化合物，含硫、磷、氯元素较多，在人体内代谢后会产生硫酸、盐酸、磷酸和乳酸等物质；而碱性食物通常含有钾、钙、钠、镁元素较多，在人体内代谢后变成碱性物质。动物性食物的代谢产物通常呈酸性，常吃肉类食物的人，也就是常以酸性食物为主的饮食可能造成动脉硬化，这就让血液通过受阻，无法顺利把营养成分和氧气供给身体各个器官，新陈代谢就会变慢，甚至发生新陈代谢障碍。危害人们的心脏病、脑卒中、癌症都是由于动脉硬化引起的。为了自己的健康，应该减少这些酸性食物的摄入。人们饮食中常吃的蛋黄、白糖、乳酪、金枪鱼等是强酸性食物；火腿、猪肉、鳗鱼、牛肉、羊肉、小麦、面包等是中酸性食物；大米、花生、章鱼、巧克力、大葱、啤酒等是弱酸性食物。

要想维持人体正常的生理功能应该多选择一些碱性食物，也就是多选择一些蔬菜和水果。那么可以经常吃的碱性食物有哪些呢？常见的呈弱碱性食物有：大豆、绿豆、豌豆、豆腐、黄瓜、芹菜、茄子、萝卜、蘑菇、洋葱、莲藕、牛奶……常见的呈碱性食物有：白菜、菠菜、包心菜、生菜、竹笋、海带、土豆、西瓜、葡萄、草莓、香蕉、柑橘、柿子……应该注意，并不是酸味的食物就是酸性食物，如山楂、番茄等，就是碱性食物，常用的调味品醋也是呈碱性的。

人体健康的重要因素之一就是体内的酸碱平衡，体内的环境基本是呈中性的，略偏碱性，新陈代谢后会产生酸性物质，但会被血液中的缓冲物质中和。通常情况下，正常人摄入的食物，对体内的 pH 值不足以产生多大的影响，不必要太过担心，但是长期食用过多的酸性食物，就可能会对人体正常的 pH 值产生影响，造成酸碱平衡失调，即使不会生病也会造成紊乱。常吃碱性食物有利于中和体内的酸性物质，尤其是老年人，维持血液呈弱碱性，保持肠胃清洁，减少粪便中毒素的吸收，身体才能健康。如果很少吃碱性食物，血液就会呈酸性，即使经过锻炼运动，新陈代谢也不能处于最佳状态，会引起早衰现象。因此为了健康长寿，请多吃碱性食物。

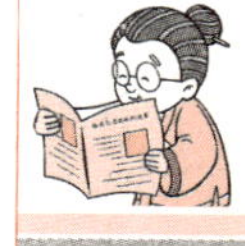

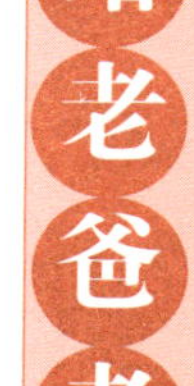

带馅面食宜常吃

带馅面食是我国的传统食品，包子、饺子、馄饨、馅饼等都属于带馅面食，备受人们的喜爱。带馅面食既可以作为主食供人们食用，也可以作为副食来食用；既可以做成荤的，也可以做成素的。带馅面食中含有人体需要的多种营养成分，而且营养成分之间可以起到互补的作用，非常符合均衡合理的膳食要求。

带馅面食，面粉做皮儿，含有多种维生素和矿物质，有利于促进肠胃蠕动，防止便秘的发生。馅料如果做成荤的，可以用猪肉、羊肉、牛肉、虾等做主料，有利于补充优质蛋白质。也可以用韭菜、白菜、萝卜、芹菜等搭配一起做成馅料，再加入个人喜欢的葱、姜、蒜、酱油等调料来调味，最后用蒸、煮、煎等方法将带馅面食做熟来食用。其实，馅料的选择还有很多，可以加入扇贝、蟹黄、黑木耳、蘑菇、海带、冬瓜、豆角、茄子等，满足味蕾的同时，还能补充多种人体需要的营养成分。

带馅面食的馅料只要吃过之后没有出现不适，都可以食用，荤素搭配最好。红、黄、绿、黑色食材都可以食用，看着就有食欲，而且营养丰富、味道鲜美、容易消化，尤其适合老年人食用。因为老年人代谢速度减慢，胃口又不好，带馅面食可以有助于消化吸收，又能补充多种营养成分，鲜香可口，是老年人不错的选择。

带馅面食除了馅料上可以多动脑筋之外，面粉选择上也可以多花点心思。如可以掺入一些玉米面、荞麦面等。也可以把蔬菜打成汁加入到面粉中，就会让面皮看起来更诱人，营养也更丰富。含有的营养成分多了，可以更好地满足老人们的需求。如加入了荞麦面之后，B 族维生素和烟酸的含量就会较高，其中的芦丁成分，也是其他谷物中很少有的。烟酸和芦丁可以降低血脂、软化血管、预防脑出血，适合患有高血脂、高血压、冠心病的老年人食用。荞麦面还具有辅助降低血糖的作用，患有糖尿病的老年人可以多吃一些。

带馅面食不仅味道鲜美、营养丰富、易于消化，还可以辅助预防和治疗某些老年人常患的疾病。荤素搭配食用，还能改善偏食的坏习惯，一般不爱吃荤食的人也可以接受馅料中少量的荤食。这样，素食者就可以补充到动物优质蛋白，而喜爱荤食者又不会因为吃了过多的荤食而导致摄入的热量过多，引发肥胖以及相关疾病的问题。

第三章

生活细节，一点一滴保健康

服饰

穿着要适体

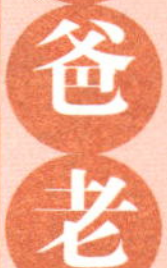

《老老恒言》说：穿衣和吃饭是养生中最重要的两件事情，然而有人认为只有贵重的东西才对身体有益，其实这不过是庸人自扰。穿衣只求符合自己的习惯，穿着舒服就可以了，否则即使穿着鲜艳、华丽的衣服，却与自己的穿衣习惯不合，一举一动也会感到不方便。所以衣不必华，只需适体。

老年人的穿着要适体，不可以穿狭窄瘦小的衣服，尤其是不能穿领口紧、裤腰紧、袜口紧的衣服，否则对健康是毫无益处的。

1. 领口紧　有些老年人爱穿高领衣服或领口较紧的羊毛衫、毛衣等，还有些人把领带扎得紧紧的，这不仅影响心脏向脑颈部运送血液，而且容易发生颈动脉窦综合征。随着年龄的增长，老年人心脏跳动的力量逐渐减弱，血管硬化失去弹性，心脏向脑部供血本来就很费力，如果再加上领口的束缚，心脏的负担就更加重了。另外，过紧的领口压迫了颈部的颈动脉窦的压力感受器，通过神经反射，引起血压下降和心跳减慢，使脑部发生供血不足，出现头痛、头晕、恶心、眼冒金花等现象，尤其是患有高血压、动脉硬化、冠心病、糖尿病的人，很容易发生晕倒和休克。

2. 裤腰紧　裤腰紧不仅束缚着腰部的骨骼和肌肉，影响这些部位的血液流通与营养供应，而且会使腰痛加重。另外，过紧的腰口把腹腔束得紧紧的，使肠道不能通过蠕动来消化食物，腰部和肠胃不好的老年人更不能长期穿腰口紧的裤子。

3. 袜口紧　袜口太紧，容易导致静脉血瘀滞在脚踝附近，致使心脏负担加重，长久甚至可引发高血压。脚部长期血液循环不良还会使脚板发凉，日久会诱发鸡眼、脚垫，导致行走不便。

除此之外，老年人的衣服还要防寒保暖。

衣着有保暖防寒的作用。老年人对外界环境的适应能力较差，许多老年人既怕冷，又畏热。因此，冬装求保暖，夏衣能消暑，就显得尤其重要。这是老年人在穿着上首先要考虑的问题，特别是要注意身体重要部位的保暖，上半身要注意背部和上臂的保暖，下半身要注意腹部、腰部和大腿的保暖。上身加一件棉背心，对防止受凉有很大帮助。

老年人服装的面料以柔软的棉布为佳。如果是内衣、内裤一般应选择纯棉布料，透气性强，穿着舒适柔软。因为含化纤成分的衣物穿在身上易产生静电，而这些静电在人体周围可产生大量阳离子，它可使人体皮肤的水分减少，皮屑增多。而质量低劣的衣物中含有过多甲醛，还会引起皮肤瘙痒。

衣服的薄厚一定要适应天时，随季节的变化而改变。夏天炎热，衣服应该以透气、宽松为主。冬天寒冷，衣服应该以柔软、保温为主。春秋两季温度变化较大，老年人应该根据天气变化适时增减衣物。

老年人居家的衣服，原则上是要便于穿脱。每个季节的衣服，厚的、薄的、棉的、皮的，都应备齐了，根据天气的变化随时更换。

帽子选择以及佩戴技巧

帽子是老年人必备的用品之一，兼具实用性和装饰性两大特点。夏季遮阳避暑，冬季防寒保暖，春秋两季以备不时之需。夏季帽子可选的较少，老年人应选择可以遮蔽阳光，不晒到头部的帽子就可以了，防止天太热中暑。冬天可选的帽子种类很多，毛线帽、劳动帽、皮帽等，老年人应该根据自己的职业、年龄、气候条件、身体素质等因素综合考虑，选择适宜自己戴的帽子。对于喜爱皮帽的老年人还应注意一些事项。

《通典》曰：上古衣毛而冒皮，则帽名之始也。阳气至头而极，宁少冷，毋过热。狐貂以制帽，寒甚方宜。若冬月常戴，恐遏抑阳气，未免眩晕为患。入春为阳气宣达之时，尤不可以皮帽暖之。《内经》谓春夏养阳，过暖则遏抑太甚，如遏抑而致汗，又嫌发泄矣，皆非养阳之道……帽带或可省，老年惟取简便而已。

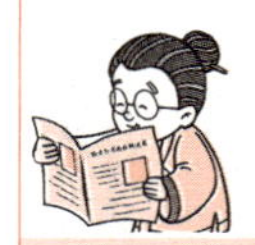

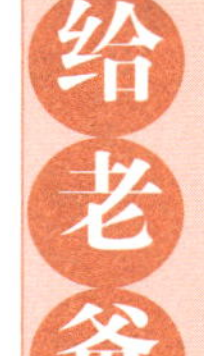

上古的人们穿着皮毛制作的衣服，头上裹着兽皮，这应该是帽子的最早起源。而后，皮帽得以发展，人们更是喜爱戴皮帽，尤其是男性，以彰显自己的阳刚之美。然而，皮帽只适合高寒地区的人们佩戴，否则就会遏制头部阳气的宣泄，造成头晕。头部是诸阳之汇的地方，人体的阳经都会汇集在这里，阳气十分充足，可以抵御寒冷。头部宁可冷点，也不可过热，过热就会生病。一般来说，只有生活在高原或边远寒冷地区的老年人才需要佩戴皮帽，其他地区的老年人佩戴一般的毛线帽或针织帽就足够了。

老年人选择佩戴帽子是有技巧的：

（1）帽子不能选择戴起来太紧的，最好亲自试戴，选择合适的帽子。如果子女为老年人选择帽子，可以先用尺子测量老年人的头围一周，帽子比这个尺寸大 1～1.5 厘米即可。

（2）帽子的材质应该以柔软、舒适、透气的为好，内里可选择纯棉或者天然织物制成的帽子。

(3) 帽子的厚薄要适宜，以保暖且不出汗为宜。太厚的帽子会让体内的火气不易散发出去，引起血压升高、口干舌燥、咽喉肿痛等。

(4) 头发油脂分泌过多的老年人，要经常清洗头发和帽子，以免过多的油脂堵塞头皮毛孔，这也是为了干净卫生。

(5) 春秋两季可以选择空顶帽。因为没有顶，有利于通达阳气，虽然不太美观，却很实用。

除此之外，风门穴和肺俞穴易于受风，受风后易引发鼻塞、打喷嚏、咳嗽、流鼻涕、发热等问题。风门穴位于第 2 胸椎棘突下，旁开 1.5 寸；肺俞穴位于第 3 胸椎棘突下，旁开 1.5 寸。可以在居家或外出感到有风之时，披上围巾或披肩以遮住这两个穴位，防止其受风。尤其是工作在空调环境下的人，更要注意保护这两个穴位。

眼镜佩戴宜忌

老花眼是一种常见的生理现象，老年人随着年龄的增长，眼球玻璃体逐渐出现纤维硬化、弹性减退，近距离视物不清，这就是老花眼。很多老年人都佩戴老花镜，但是由于老年人左右双眼的老化程度不一样，应该经过专业的验光以确定佩戴眼镜的度数，不要随便买来老花镜佩戴，以免加重眼睛负担，加速眼睛衰老。另外，也不要佩戴劣质老花镜，否则容易引起头晕、恶心等。

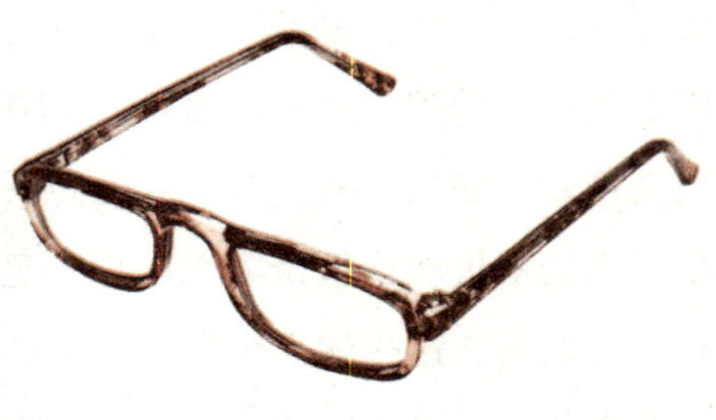

眼睛初花是 75～100 度，以后大概每年会增加 50 度，直到 70 岁为止。老年人若能看见，越晚佩戴老花镜越好，低度的时候就要佩戴低度的，不要刻意佩戴高度的老花镜。选择老花镜之前一定要去专业验光的

地方验光，不要因为屈光因素影响所配老花镜的度数，度数不准确，会更影响、损害视力。老年人还要经常对双眼进行全面的检查，包括视力、近视力、散光、屈光状态，还应该排除青光眼、眼底病变等情况，选择适合自己的老花镜。

老年人佩戴老花镜还应该注意其材质，一般人认为，水晶的比较好，但并非完全如此。有的老年人佩戴水晶材质的老花镜，甚至会出现视物成双的现象。水晶主要是由天然石英材料和人造石英材料制成的，其具有质地较坚硬、膨胀系数低、对温度变化不敏感的特点。天然石英材料稀少，价格高昂，而一般的眼镜片都是由人造石英材料制成的。可以透过较高的紫外线和红外线，具有双折射性，也就因此造成了视物成双的现象。

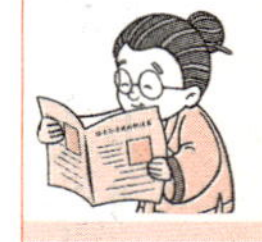

另外，老年人最好选择可以过滤紫外线，具有保护功能的老花镜，以预防老年性眼病的发生。老年人还要注意用眼卫生，不要换着戴眼镜，也不要两人共用一副眼镜。

随着护眼意识日渐增强，许多老年人也学起了年轻人佩戴太阳镜。对于患有角膜炎、结膜炎、白内障、视网膜脱落等眼病的老年人，佩戴太阳镜是保护视力的一种方法，还可以防止病情恶化。

老年人应该怎样选择太阳镜呢？现在市面卖的很多都是劣质太阳镜，不能有效滤除紫外线，有的还会造成视物模糊或变色。因为劣质太阳镜只能挡住阳光，并不能滤除紫外线，长期佩戴劣质太阳镜反而会造成白内障。因此选择太阳镜一定要去正规的商场购买适合自己的，千万不要随意购买。

还有一些太阳镜具有变色功能，因为在镜片中加入了变色物质卤化银，卤化银会随光线的变化而变色。这种眼镜会使光线变弱，瞳孔也不能滤除紫外线。而且，由于光线变弱，瞳孔长时间处于扩大状态，导致紫外线进入眼睛的量大大增加，时间长了会导致晶状体硬化和钙化，同样会导致白

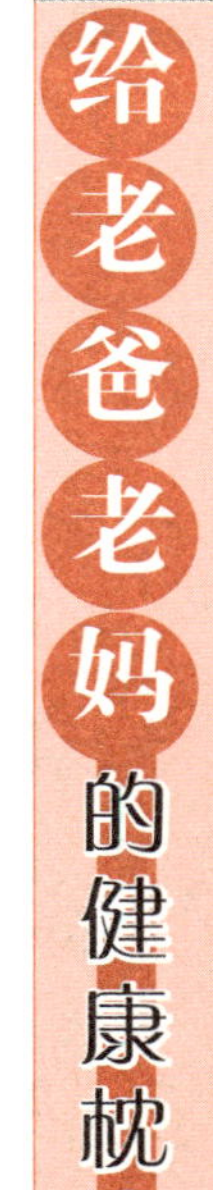

内障，还会诱发青光眼，加重近视程度，所以变色太阳镜也不宜选择。

以下几类老年人并不适合佩戴太阳镜：

（1）青光眼患者。青光眼患者眼内压较高，房水循环障碍，视盘萎缩凹陷，视野缺损。佩戴太阳镜会因为光照减少，使瞳孔放大，眼内压更高，加剧房水循环障碍，增加患者痛苦，甚至会造成失明。

（2）色盲患者。色盲患者对某种或某几种颜色分辨不出来或分辨不清楚，佩戴太阳镜会使色盲现象更为严重，加重辨色困难。

（3）视神经网膜炎患者。佩戴太阳镜会加重病情，增加患者痛苦。

（4）夜盲症患者。夜盲症是由于长期维生素 A 摄入不足，体内参与暗视觉反应的视黄醛得不到充足的补充，佩戴太阳镜会制造阴暗环境，更不利于夜盲症患者的康复。

袜子要保暖

人体的三条阳经，从头到脚，脚部是阳气最弱的部位。脚部又有三条阴经，即足太阴脾经、足少阴肾经、足厥阴肝经，从脚开始到腹，脚部也是阳气最弱的部位，所以脚部最容易受寒，所谓的“凉从脚底起”也源于此，一定要特别保护脚部，不要让脚部受寒，四季都是如此。

由于脚部离心脏远，血液供应少，表面脂肪薄弱，所以保暖性差。冬天一定要穿厚袜子，以保护足部温暖。就算是夏天，也要穿袜子，如果脚上沾到雨水，回家一定要用温热水烫洗脚部，防止受凉。

袜子应该选择纯棉或羊毛质地的，不要选择化纤材质的，纯棉或羊毛质地的袜子吸汗性强，保暖性强。老年人要选择松口袜子，过紧的袜口会影响脚部血液循环。对于刚买来的袜子，袜口一般较紧，可以用蒸汽熨斗加热袜口，这样袜口就会变宽松了。

对于有疾患的老年人，可以在袜子中加入能治病的药材制成药袜，不同的药材可以治疗不同的疾病。如小腿经常抽筋，可以加入木瓜研成

的粉末。经常失眠，可以加入夜交藤、茯神。高血压患者可以加入银杏叶、野菊花等。药袜也可以用来预防疾病，如预防冻疮，可以加入花椒。预防感冒，可以加入生姜片。

鞋子的选择宜忌

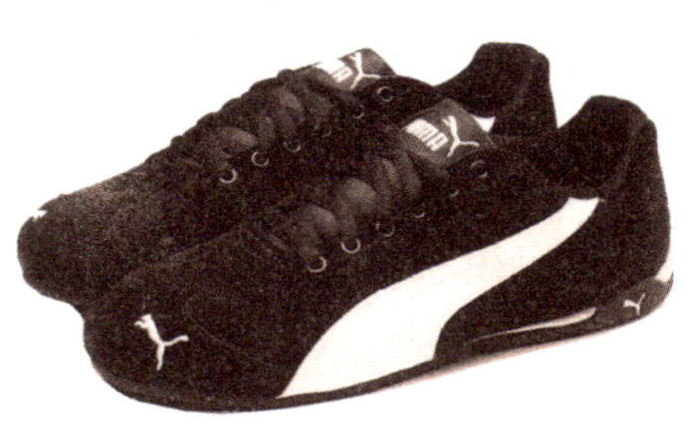

穿鞋是为了保护双脚。我们已经知道脚部是人体阳气最弱、阴气最盛的部位，一定要保护好双脚。人的脚步结构很精细，双脚由五十二块肌肉、六十多个关节、二百多条韧带组成，支撑着人体几乎所有的重量，是人体负重最大的部位。单只脚就有六条经络通过，三十三个穴位，六十多个反射区，与全身各脏腑器官都相关。不论从哪个角度讲，脚的重要性都是极其重大的。所以保护好双脚至关重要。

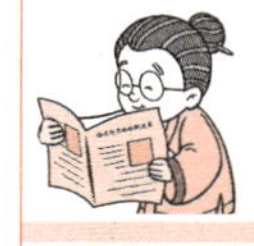

要想保护好双脚，就要选对一双好鞋。走路舒服了，脚部轻松了，身体也就健康了。鞋子质量的好坏，关键在于鞋底。人们都知道，老年人喜欢穿平底鞋，平底鞋舒适轻便，然而平底鞋并不适合老年人穿着。随着年龄的增长，老年人的足底肌肉和韧带都会衰老，发生退行性变化，双脚肌肉力量会减弱，足弓弹性也会下降，负重能力也会降低，肥胖者还容易形成平足。这也是老年人站立行走之时感到腰膝酸痛、足踝疼痛的主要原因。如果经常穿平底鞋，会加速足弓弹性丧失，还会造成足底抗震荡能力下降，脊椎椎间盘等弹性软垫功能减退等，引起头晕头痛等不适症状。平底鞋也不利于身体保持平衡，稳定性差，更易引起摔倒，所以老年人不宜穿过平的鞋。老年人选择鞋子时应该以后跟 1.5 ~ 2 厘米为宜，不高不矮，正适合。

老年人选择鞋子时，鞋底厚薄也一定要注意。不能选择太薄的平底鞋，鞋底太薄，就容易透湿气，晴天还好说，尤其是阴天雨天，一定不能穿。鞋底也不能太厚，否则会让鞋子很笨重，行走不便，也不美观。

鞋底要平整，不平整的鞋底会影响到脚趾的发展，时间久了就会造成脚趾畸形，不容易矫正等问题。鞋底最好选择毡子鞋底，夏天都可以穿着，不会感到太热，因为毡子可以挡住热气，不让热气升到脚底来。过去家里纳鞋底用布做底也很好，穿着舒适还不会发出很大的声响，是一种不错的选择。但是现在一般人已经不会纳鞋底了，市场上买到的宣称是自己制作的手工鞋，底也比较硬，并不适合老年人穿。

鞋子松紧度要合适，一般建议鞋子外出时宜紧，居家宜松。外出时，要选择走起路来方便快捷的鞋子，所以宜紧。居家时，选择舒适轻便的鞋子，所以宜松。居家时的鞋子最好是纯棉质地的，鞋底鞋面都要是纯棉的，不仅柔软舒适，且很暖和，居家穿着还很安全，不容易意外滑倒。很多老年人不喜欢穿系带鞋，觉得麻烦，其实系带鞋可以根据具体情况调节松紧，反倒是种不错的选择。

老年人的双脚一年四季都要保暖，选鞋子上也要注意。冬天自然不用说了，都会选择内里是毛，外面或皮或布的棉鞋。还应该注意选择透气性良好的鞋子，宽大一些为宜。穿脱要方便，过长的靴子并不适合老年人，虽然保暖但很笨拙，老年人会不便穿脱，透气性也不是那么好。夏天应选择质地轻薄、可以挡住暑湿、透气性好的鞋子为佳。

老年人在选择鞋子上，还应该注意以下几点：

（1）不要不试穿就买鞋。老年人应该到商店亲自试穿买鞋，因为随着年龄增大，双脚也会跟着有些许的变化，双脚肌肉力量会减弱，足弓弹性会下降，负重能力也会降低，试穿时应以大小合适，感觉舒适，脚前部宽松一些为宜，以免走路长了脚趾受到挤压。

（2）买鞋的时间要注意。最好下午买鞋，下午脚会有轻度的肿胀，

血液循环不良的老年人表现更为明显，上午买鞋会造成下午穿着夹脚、不舒适等现象。

（3）鞋底要防滑。老年人动作缓慢，很容易摔倒，要选择防滑的鞋底。

（4）鞋面应该有良好的透气性能。随着走路时间的延长，脚部也会出汗，透气性不好的鞋，不吸汗还可能造成脚癣等。

拐杖的选择技巧

拐杖可是老年人的好帮手。老年人年老体弱、行动迟缓、平衡能力差、容易摔倒。摔倒易骨折，且不易医治。拐杖可以辅助解决上述问题和麻烦，多数老年人也都愿意出门带一根拐杖。

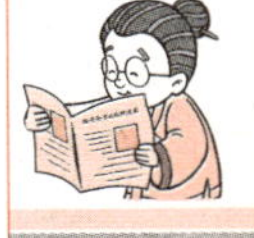

人一旦进入老年期，最先表现出来的问题就是下楼梯时腿发软，不得不依靠扶手的力量缓缓爬下楼梯。然后会发展为腿脚僵硬，不再那么灵活，下雨、下雪天不敢出门，害怕爬楼梯。再后来是关节退化、骨质增生、骨质疏松。老年人的拐杖就相当于第三条腿，有了这第三条腿，就会稳当很多，

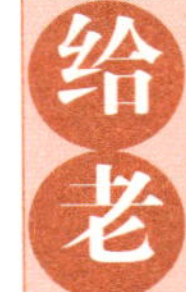

人们在以前都是自制拐杖，但现代人都是买现成的拐杖来使用，那么该如何挑选拐杖呢？

（1）拐杖的材料应该具有结实耐用、不易变形的特性，木质或是合金制品都可以选择，最好不选择金属拐杖。

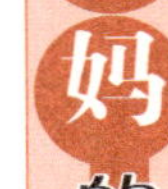

（2）选择拿起来轻巧的拐杖，不要太重，200～350 克为宜，保证携带方便。

（3）选择手感不太光滑的拐杖，让老年人握在手里安全舒适。

（4）拐杖的长度要因人而异，一般是以老年人站直、拐杖与腿平行之时，胳膊最好与拐杖呈 30°角为宜。过长或过短都会对老年人造成负担。

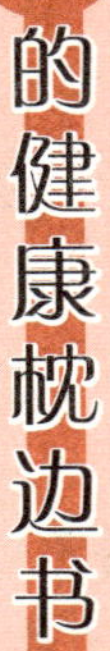

（5）拐杖上端扶手横弯曲度应该超过手心范围，以免给手腕部带来负担。扶手的长度不要长过手掌的宽度。患有关节炎和脑卒中的老年患者，应该在医生的指导下，使用专用扶手。

（6）拐杖底端2～4厘米处应该有橡胶套，橡胶套和地面摩擦起来摩擦力较大，可以保证拐杖着地时轻稳、不易打滑，增强了安全性能。拐杖使用时间长，要经常检查拐杖的橡胶套，以便在橡胶套脱落之时换上新的橡胶套，以防意外的发生。

（7）可以选择三爪或四爪的拐杖，这种拐杖一般还可调节高度。带有三四个橡胶套的拐杖，着地更稳当，更安全。

总之，老年人应该根据自身的具体情况，选择合适的拐杖，出门时多带一条“腿”是有必要的，有利于减少不必要的摔倒。

居室

居室环境影响健康

人到了老年阶段，身体的健康状况会逐步走下坡路，50岁至60岁这个阶段，会明显地出现一些衰老迹象，如弯腰驼背、行动较过去缓慢、反应变得迟钝、脂肪组织增加10%～20%、体重增加等。同时还会出现一些其他变化，如心血管变化、人体外表变化、泌尿系统变化、神经感觉系统变化等。而这些变化易引起老年人健忘、爱发脾气、缺乏适应能力、视觉模糊（白内障）、色彩辨别力降低、对空间感知能力下降等多方面的不适感。因此，老年人的卧室布置与年轻人有很大的不同。

老年人的卧室最好选东房，因为东方主万物之气升发，阳气较盛，适宜老年人居住。

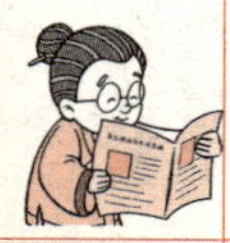

老年人应独房独卧，这样比较安静，有利于老年人静心养神。

房间的陈设不要过于繁杂，除了床之外，只要再放一张桌子、一把椅子就可以了。过多的摆设，反而成为老年人的负担。

老年人在卧房中与外面的联系一定要畅通，老人有什么事，随叫应随时有人应。过去有条件的，往往有专人伺候，现在有些家庭是请家政服务员，有的老人则是与子女一同居住。

不少老年人在选用灯具和光源时往往忽视合理的采光需要，把灯光设计成五颜六色，以为这样显得豪华、美观。殊不知，五颜六色的灯光不仅对视力危害甚大，对老年人的健康伤害更大。五颜六色的灯光会干扰大脑中枢高级神经的活动，甚至影响老人的情绪，引起兴奋和失眠等。

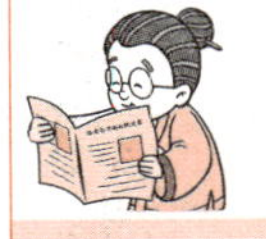

对老年人而言，室温以 18 ~24℃ 为宜。夏季为了降低室温，可利用自然通风和电扇来调节。冬季时人体内热量少，除了注意穿着外，室内温度应尽可能保持在 20℃ 以上。

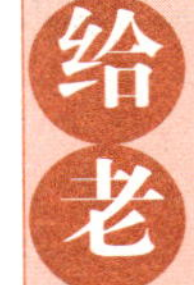

居室内也要注意保持相对湿度，以在 50% ~60% 为最好。北方天气干燥，为了增加空气湿度，可经常在炉上烧一壶开水，或经常在地上洒一些水，在室内晾晒湿衣服，这都是增加湿度的方法。

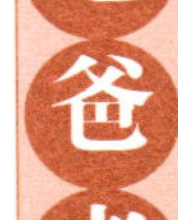

老年人的卧室还一定要防潮，古人一般将老人的居室设置在楼上，这样既可以有效防潮，还能让老年人锻炼筋骨。一般楼房都会防潮，如果住平房，可以在离地面二尺的位置铺上木板，让木板下面前后通气，这就做到了防潮。居室内的潮气对人体的伤害非常大。老年人长期处于潮湿环境中，会造成头重、关节疼痛加剧、湿疹、大便溏泄等症状。

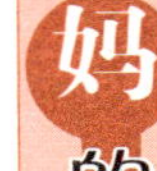

居室环境影响着老年人的健康，老年人要选择宜居环境，避免不良居室环境，以免影响健康，造成疾病。以下几种居室环境应避免：

（1）嘈杂的环境。如果生活在闹市街区或大型超市商场周边的老年人，应该选些新型装修材料滤掉噪音污染，以免让老年人产生烦躁情绪，这可能会诱发心脑血管疾病。

（2）太过安静的环境。久居太过安静的环境里，尤其是白天，会让老年人越来越产生孤独感、不安全感，甚至是恐惧感。

（3）太空旷的环境。太空旷的环境也会让老年人产生孤独感，老年人也需要陪伴，不要将老年人置于太过空旷的环境下。

（4）色彩缤纷的环境。老年人随着年龄的增长，对色彩的辨别能力越来越弱，甚至影响到了日常生活。

家具选择要注意

对于老年人来说，最重要的家具就是床，一张好床对于老年人的安居至关重要。人有三分之一的时间是在床上度过的，对于老年人，则需要更多的时间在床上度过。

1. 床要宽大 宽大的床让老年人夏季不会感到热气难耐，也不容易在睡觉的时候翻身掉下床造成摔伤。床头可以搭配一个床头柜，放一盏床头灯，以及老年人常用的一些小杂物，如药品、水杯、卫生纸等。

2. 床不要太高 床应该设置低一些，方便老年人起卧。但也不宜设置过低，床底下可以放一个木质的垫子，可以有效阻隔地风和潮气。垫子照床的尺寸制作，高 17 ~ 18 厘米为宜，前面可以稍比床宽，上床时可以踏足用。

3. 床应该硬些 人们普遍认为，床还是“席梦思”好，柔软舒适保暖，会睡得更好，因此都会选择又厚又软的床垫。但是老年人随着年龄增长，脊柱退化、髓核脱水，脱水后导致椎间盘失去正常的弹性和张力，易患腰肌劳损、腰椎间盘突出等病，表现为腰痛、下肢麻木等，所以老年人并不适合睡太软的床，否则容易造成起身困难，中间下陷。老年人还是睡硬一点的木板床好，床垫以柔软、平整、薄厚适中为宜，太厚会引起虚热内生，太薄容易受寒气侵袭，都不好。床垫的厚薄还应该

根据季节不同、冷暖差异等因素适当调节。

4. 床应该暖一点　暖指的是上面有顶，下面有垫子，后面以及两边有板挡着，三面密封，将床帐挂在床外面，在床帐外面应该再挂一层床幔。夏天应该把挡板去掉，以免热气散不出去，造成闷热难耐的现象。

5. 床一定要防止潮气侵袭

（1）床如果是靠墙放的，要用杉木板隔开，因为杉木板可以有效收敛墙上的潮气。

（2）床头靠墙放的，也应该用木板隔开，以免潮气蒸发到头部，进入身体之中。

（3）夏天阴雨天气较多，可以在床底下放一些干栎炭，以便有效收敛潮气。但要注意天气晴好时，就不要再放了，干栎炭会引起上火症状。生活在楼房中，要比平房的潮气少得多，但也要做好防潮工作，不让潮气侵入体内。

6. 床不要靠近家电　家电使用时会产生电磁波、辐射，会对健康产生一定的影响。空调也不宜靠近床头，空调使用时产生的气流会影响睡眠质量。

7. 床不宜太靠近窗户　越靠近窗户的地方温度差异越大，一旦开窗睡觉，很容易伤风而感冒，到时候就会出现一系列的难受症状。

对于其他家具的选择上，材质以硬木家具为主，檀香木、黄花梨、紫檀都是不错的选择，这些硬木家具带给人们艺术享受的同时，也具有一定的环保性能，还有独特的药理作用，对身体是有益无害的。檀木本身具有淡淡的香气，优雅且沁人心脾，衣服放置其中，久之会生香。黄花梨被称为“降压木”，有降血压、血脂以及舒筋活血的功效。

老年人选择家具以简单实用为主，没必要摆放过多，家具不要带有尖锐的棱角，不要选择难以开启的家具。家具最好靠墙对称摆放，不要

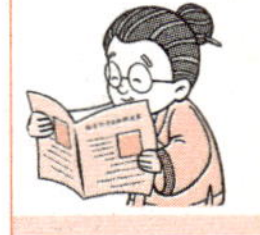

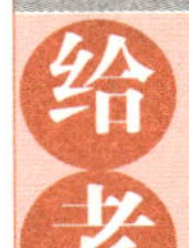

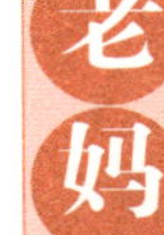

经常更换位置，显得安全稳固。不要在家里摆放过多过乱的物品，以免老年人不小心摔倒弄伤自己。高过头顶的顶柜或低于膝盖带有抽屉的家具都不宜选择，以免需要老年人爬高或躬身。

家具的摆放也有讲究，经常休息、坐卧的家具不要放在正对门窗的位置，以防老年人受凉。床的摆放宜和南北极的方向一致，因为睡眠之时身体方向和地球的南北极方向一致有利于健康。

椅子的选择

古语有云：安置坐榻，如不着墙壁，风从后来，即为贼风。制屏三扇，中高旁下，阔不过丈，围于榻后，名山字屏。放翁诗“虚斋山字屏”是也，可书座右铭或格言粘于上。

这段话的意思是说，坐榻如果不靠着墙壁放置，风很容易从后面吹来，这就是所谓的贼风。

古人告诉后人，不要让老年人背后受贼风，中医上认为“背为阳”，背部是督脉和膀胱经循行的部位，督脉是“阳脉之海”，总管人体一身的阳气。如果让风寒之邪从背部侵入到人体，就损伤了阳气，老年人，本来阳气就虚弱，如果再不注意好好保护，就会生病了。

建议老年人的座椅要靠着墙摆放，就可以有效减少贼风侵入背部。或者在座椅后面放置屏风，也能起到相同的作用。老年人平时要多准备几个背心，春秋天的毛背心，夏天的薄背心，冬天的棉背心，四季都穿上背心，就不会轻易受寒凉风邪了。老年人不宜久坐，30 分钟左右就应该站起来活动活动。

很多老年人喜欢坐在椅子上休息，但是椅子也有很多种，如何选择对于老年人来说也很重要。

古人一般多用坐榻，这是一种宽而长的小坐具，坐榻轻便易移动最好。坐榻后有靠背，两旁有倚靠的扶手，后也叫椅子，有的地方叫环

椅。椅面上要垫厚一点，冬天用小条褥作背靠，下面连着椅垫铺好，也有用皮质材料的。坐上去很舒适，春夏秋冬可以根据温度调节椅垫和背靠的厚度，所以这种椅子四季皆宜。

有一种椅子可以把后背放斜，然后放上枕头，左右的扶手可以增加长度，这种椅子被称为醉翁椅。坐这种椅子时可以伸直两腿，分别放在左右两侧，头枕枕头，背靠着椅背，就像睡觉一般享受，完全不像是在坐椅子。

老年人选择的椅子应该后面有靠背，两边有扶手，不仅舒适而且很安全。冬天应该在椅子上铺坐垫，背后应该放一个靠背，防止受风寒。现在家里多用沙发，沙发一般较软，坐久了就会腰腿酸痛，所以老年人不宜常坐过软的沙发。有的家庭给老年人准备了可调节的活动椅或摇摇椅，但稍不注意就会导致摔倒，不建议老年人使用。

除了以上问题，还应该综合考虑以下几个因素：

（1）椅子的高度要合适。椅子的高度应该比足跟到膝盖的高度低1厘米左右，老年人坐上去，双脚正好放在地上，膝关节维持差不多90°，踝关节保持自然下垂状态，老年人坐着会很舒服。椅子太高，身体的压力集中到大腿部分，大腿内侧血管受压迫，很容易出现小腿肿胀现象，还容易造成腰酸背痛等现象。椅子太低，老年人站起来时动作就会较大，容易因重心不稳而摔倒。椅子低需要长期弯曲膝关节，如果老年人本来就有膝关节骨性关节炎，坐太低的椅子就会加重病情。

（2）椅子的重量不宜太轻。重量太轻的椅子稳定性差，起身或坐下时容易摔倒。

（3）不能经常坐硬板椅子。人的骨盆坐骨下有一小块突起，叫作坐骨结节，顶端长着滑囊（滑囊是由内皮细胞铺盖，内部含有少许滑液的封闭性囊。其少数与关节相通，位于关节附近的骨突与肌腱或肌肉及皮肤之间。在摩擦力或压力较大的地方都存在着滑囊。其主要作用是促

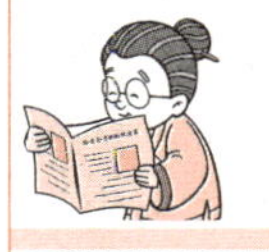
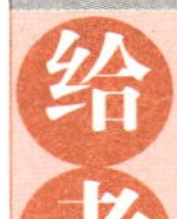
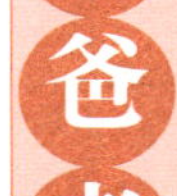
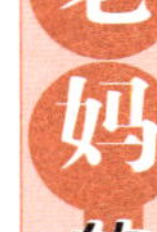

进滑动，并减少人体软组织与骨组织间的摩擦和压迫，保护软骨组织）。但是随着年龄的增大，老年人的臀部肌肉慢慢萎缩，坐骨结节上的滑囊也随之发生退行性变化，黏液分泌减少，缓冲能力下降。如果经常坐硬板椅子，容易诱发坐骨结节滑囊炎，本来就有骨关节炎的老年人更容易发生这种疾病。老年人可以选择软硬适度的藤椅。

总的来说，老年人选择椅子应该以舒适防风为主，虽然坐着很舒服，也不宜久坐，应该时常站起来活动活动，有助于放松精神、舒缓筋骨。

枕头如何选择

枕头在睡眠中起着重要的作用，那么枕头应该如何选择呢？

1. 枕头多高合适　通常情况下，枕头的适宜高度，以 10 ~ 15 厘米较为合适，但具体尺寸还要因每个人的生理特征，尤其是颈部生理弧度而定。肩宽体胖者枕头可略高一些，而瘦小的人则可稍低些。

睡眠习惯对于确定枕头的高度也有影响，习惯仰睡的人，其枕头高度应以压缩后与自己的拳头高度（握拳虎口向上的高度为拳高标准）相等为宜；而习惯侧睡的人，其枕头高度应以压缩后与自己的一侧肩宽高度一致为宜。当然，无论仰睡、侧睡都能保持颈部正常生理弧度的枕头是最理想的。

枕头高度以不超过肩到侧颈的距离为宜，否则，枕头过低，头部血流充盈，血管壁压力大，睡醒后头脑发胀，眼皮浮肿，会加速颈椎的退变。枕头过高，头前屈，颈肌疲劳，脑供血不足，自然影响睡眠质量。特别是那些有睡眠呼吸暂停的老年人，枕头过高或过低都会加重夜间呼吸暂停，选择合适的枕头尤为重要。

2. 枕头长短怎么选　老年人最好选择长一些的枕头，这样睡觉时翻身，头才不会总停留在一个位置上。头为阳，怕热，即使冬天躺在枕上也不会感觉冷。如果枕头太短，人翻过来翻过去，头总是在枕头的一

个位置上，热气得不到散发，人就会烦躁不安，继而影响睡眠。

3. 枕头软硬怎么选　枕头应该选择稍微柔软些，但又不失一定硬度的类型，一方面可以减少枕头和头皮之间的压强，另一方面又保持了不均匀的压强，使血液可从压力较小的地方通过。枕头只要稍有弹性即可，弹性过大会造成颈部肌肉疲劳和损伤。

枕头应有适度弹性，以将老年人的头放在枕头上压缩至6~8厘米为宜，这样可以衬托颈曲，让头略向前弯曲，放松颈部肌肉，呼吸、血液都通畅，从而确保睡好觉。具体选择如木棉枕、稻草枕、蒲绒枕、泡沫枕等都可以。

4. 枕头应该填充什么　枕头的填充物多种多样，各有利弊，但对老年人来说，目前最推崇的莫过于填充荞麦皮了。荞麦皮从医学角度来说，清凉、透气、散热快、聪耳明目。从实用角度来说，荞麦皮可塑性强，在睡眠中便于随时调节所需高度。从卫生角度来说，便于清洗、晾晒。从经济角度来说，货源充足、价格便宜。

然而，老年人也可以根据自身健康状况和实际情况，选择适宜的药枕。

（1）茶叶枕：饮用剩余的茶叶可直接晒干，掺入少许茉莉花茶叶即可。茶叶枕可以清热解毒、降压明目、消烦利尿。但是茶叶枕时间久了易变成碎末，应注意经常更换。

（2）菊花枕：干菊花装入枕芯制成枕头即可。菊花枕可以治疗头晕头痛、眼赤昏花、血压偏高等。但菊花枕容易生虫，要注意勤晒勤换。茶叶枕和菊花枕都被认为是很好的药枕。

（3）绿豆皮枕：取晒干的绿豆皮装入枕芯制成枕头即可。绿豆皮枕可以解暑祛火、清热、利于睡眠。但绿豆皮枕稍微重一些，较容易发霉，注意经常检查晾晒。

制作和使用药枕的还要注意几项：①药枕的枕套要求使用透气性良

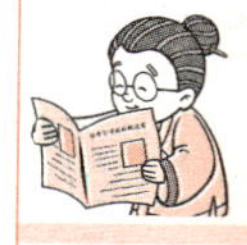
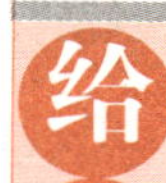
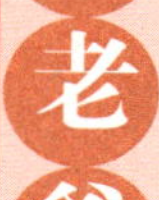
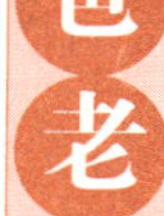
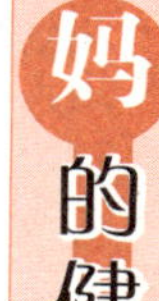

好的棉布或纱布。这样的枕套有利于药物发挥其功效。如果一开始适应不了药枕的气味，可以在药枕上多盖几层枕巾。②药枕中药物的植物油易挥发，会导致药效降低，一般药枕用一季就应更换新的。③药枕一般易发霉，所以要经常晾晒，夏天尤其应该注意。④药枕要起到疗效，应该坚持使用，没有一种药枕能很快见效的。⑤药枕中不要放入自己过敏的药材，以免发生危险。

枕头选择好了，清洗也很重要。有的人只定期清洗枕套，觉得枕套就可以保护枕头不脏了。这是一种错误的做法，睡觉过程中有的会流口水、出汗等，这些会渗透到枕头中，造成细菌滋生，引发过敏和疾病，建议每3～6个月应清洗一次枕头。

被褥如何选择

一床好的被褥可以助老年人入睡、睡好，并防止睡眠过程中对身体的损伤。好的被褥是舒适透气的，会让老年人在睡眠中得到放松，睡眠过后会觉得一身轻松。被褥选择得当与否，与其健康有着密切的关系。选择上有几点需要注意：

1. 被褥面料的选择 被褥里面的面料在选择上最重要的是舒适。现在市场上鱼龙混杂，掉色严重、缩水、化纤混纺织物等面料广泛存在，这些都会严重危害老年人身体健康，不宜买。可以选择采用环保印染的天然纯棉高密度面料，这类面料吸湿性也较好，最宜选择，也可以选择舒适柔软的真丝面料。最好不要去小市场、夜市等地方挑选被褥的里料，这些地方卖的产品没有质量保证，多是小作坊自己生产印染的产品，多不符合安全标准。应该到有质量保障的商场去选择纯棉、真丝等被褥里料，这类物品是直接接触皮肤的，一定要注意，不要贪图便宜。被褥的外面面料可以选择绸缎的，可以印花，但也不宜选择掉色严重、严重缩水的面料。

2. 被褥的颜色选择　被褥的颜色宜与房间内家具、墙面等颜色相互协调，给人以舒适温暖、心情愉悦的感觉。

3. 被褥的厚度　被褥的厚度应该根据季节、室内温度具体选择，老年人应该多备几床被褥，季节、温度变化之时及时调整被褥的厚度。

4. 被褥的宽度　被褥一定要宽大，才有利于保暖，不让热气都散到外面去。可以把被褥下面和两边折起来，就像一个睡袋一样。着凉褥也可以做得宽大一些，以防翻身之后就着凉了。

5. 被褥填充物的选择　被褥的填充物应该选择密度大、蓬松性好的材料，这样才有利于保暖。现在常见的几种被褥如下：

（1）羽绒被：重量轻，蓬松度高，吸湿性强，保温性能好，适宜老年人选用。盖上去不会产生压迫感，非常轻松自在。购买时应该选择含绒量和充绒量高的产品，被里面料最好选择高支、高密、不钻绒的面料。对羽绒粉尘过敏的人不宜选择羽绒被。

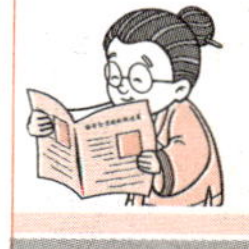

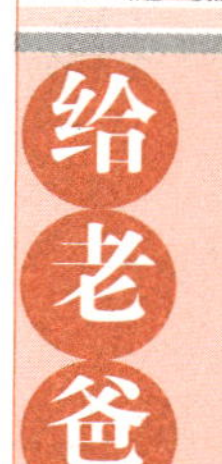

（2）多孔棉被：多孔棉被孔数多，空隙量大，可以有效阻隔空气流动，保暖性能好、弹性较高、蓬松性好、重量较轻。但吸湿性较差，老年人可以根据自身具体情况选择。

（3）蚕丝被：蚕丝是天然动物蛋白纤维，轻、柔、细、滑，吸湿性好，抗静电，不会产生刺痒感，对肌肤有一定的保健作用，但价格偏高。老年人可以根据需要选择。

（4）羊毛被：羊毛被吸湿性强，透气性良好，保暖性能好，老年人也可以选择。但是羊毛一定要经过防蛀、除味、定型处理过，不要选择很劣质的不合格产品。

选择好了被褥，使用过程中也有注意事项：

1. 被褥最好每年更换填充物　这样会让老年人盖起来没有压迫感，舒适松软。填充物是棉花的可以每年弹一弹，会令其蓬松，提高保暖性能。

2. 被褥要经常晾晒 经常晾晒被褥，会令其蓬松柔软，睡觉时也会觉得暖和舒适。同时，常晾晒被褥，还可以起到杀菌的作用。但是晾晒被褥时间不宜过长，阳光中的紫外线会氧化纤维素，长时间暴晒，纤维素会受损，破坏被褥的保暖性能。羽绒或羊毛的被褥长时间晾晒，会令其成分发生变化，产生腐臭味。晾晒被褥的最佳时间为上午 11 时到下午 2 时。被褥晾晒后也不宜反复拍打。棉花的纤维粗短易碎，反复拍打会让棉纤维断裂变成粉尘从被褥里脱落；合成棉的合成纤维细而且长，易变形，反复拍打就会紧缩成一块；羽绒的反复拍打会断裂成为细小的羽绒尘，影响保暖性能。

3. 即使在夏天，也要用被褥 夏季天气炎热，很多人都会不用被褥直接躺在床上睡觉。然而到了后半夜，汗收了，就会感觉凉了。夏天可以用薄薄的被褥，或是在席子上盖一层薄布，身上盖毛毯等，不粘身的薄被褥代替厚被褥，以防后半夜受凉。空调被、毛巾被、珊瑚绒毯子都可以选择。

杂器如何选择

老年人日常生活中使用得到的杂器很多，下面简单介绍几种杂器的选择使用技巧。

1. 痰盂 痰盂就是吐痰用的，过去家家都有，现在比较少见了，但还是有相当一部分老年人有用痰盂的习惯。当老年人觉得有痰时，就要吐出来，不可以咽回去，这是个常识，也是正确的做法。

然而有的老年人即使没有痰，也有吐口水的坏习惯。经常吐口水到痰盂里。口水，也就是唾液，经常吞咽口水，可以灌溉肺脏、滋润肢体，唾液是我们身体的津液。唾液中含有水分、矿物质、电解质、激素、抗体等很多有益健康的营养成分。充足的唾液可以润滑、清洁、滋润口腔和喉咙。还有杀菌的作用，可以减少上呼吸道感染的机会。更有

促进消化、促进伤口愈合、延缓衰老、防癌抗癌的作用。唾液是非常有益健康的，经常吞咽没有什么坏处，若经常吐口水就会吐出对人体有益的成分。

其实家里设置痰盂并非必要的，老年人要吐痰也不用非吐到痰盂中，可以用纸包好扔到垃圾桶内。老年人要改掉经常吐口水的坏习惯。吐口水时要用力，还可能引发阳气外泄，不利于老年人的养生。

2. 按摩器具　按摩器具种类繁多，有用于面部的、有用于背部的、有用于腹部的、有用于手足部的。有木质的、石质的、玉质的、牛角质的、塑料质的。这里简单介绍几种常用的按摩器具：

（1）痒痒挠：学名叫作隐背，也叫不求人。只要是身体瘙痒部位手不能够到的地方，都可以用痒痒挠来挠。痒痒挠的材质有很多种，老年人最好选择天然质地的，有益人体健康，且不易划伤皮肤。

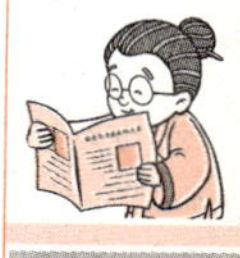

（2）刮痧板：刮痧板，顾名思义，是刮痧用的工具。刮痧板可以作用于皮肤、经络、穴位和病变的部位，把淤积在体内的病理代谢产物通过皮肤排泄出去，从而预防疾病，治疗疾病。常见的刮痧板的材质有牛角、砭石、陶瓷、玉石等。刮痧板还有不同的形状，椭圆形、三角形、方形、梳形等。可以根据要刮痧的部位和症状选择不同形状、不同材质的刮痧板。

（3）火罐：我国自古以来就非常认可拔火罐的治病疗法，认为拔火罐可以祛除疾病。拔火罐就是借助外来热力或其他方法排出罐内空气，产生负压，让火罐吸附在皮肤上，使罐内的皮肤高度充血，促进局部血液循环，增强机体新陈代谢，从而提高人体免疫力。常见的火罐有玻璃罐、真空抽气罐、橡胶罐等。罐子大小不一，一般大罐用于背、腰、胸、腹、臀、腿

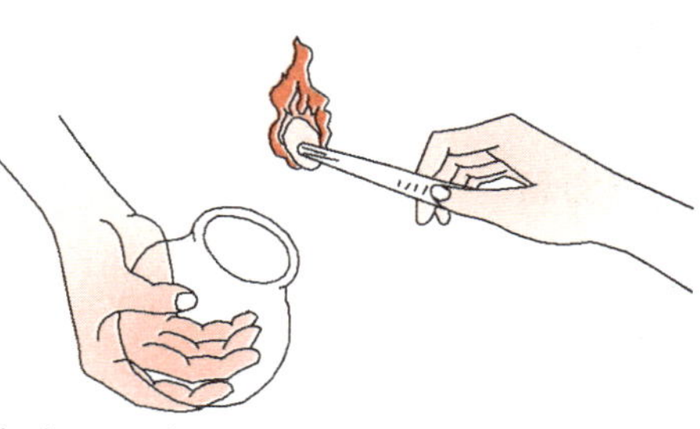

等部位；中罐用于颈、肩、小腿、上肢等部位；小罐用于头面、关节、足背、掌背等部位。老年人可以根据瘀血部位的不同，选择不同大小的罐子。

（4）泡足桶：泡足有利于健康，老年人最好每天睡觉前都泡一泡脚。常见的泡足桶有木质、塑料、电加热等，建议老年人选择木质泡足桶。泡足桶高度以没过小腿快到膝盖处为宜，先熏后泡，有利于血液循环。可以在脚底放按摩珠，按摩脚部穴位，让老年人足不出户享受足部保健。

3. 饮食器具 老年人最怕冬季，寒冷冬季，往往需要用到一些饮食器具，下面简单介绍几种：

（1）电火锅：冬天是吃火锅的好时节，围坐在火锅旁，既温暖又滋补。电火锅还可以煲汤、炒菜等，但一定要选择有品牌和安全保障的电火锅。

（2）电磁炉：电磁炉集多种功能于一体，利用电磁感加热，过程中没有明火产生，因此更安全、卫生。老年人也可以选择，但应注意用电安全。

（3）保温瓶：保温瓶可以用来储存水、粥、牛奶等，几乎是家家户户必备的产品，使用的时候注意不要被烫伤。

（4）电热杯：电热杯小巧，可以烧水、煮菜、泡面，操作简便，经济实惠，使用时也应注意不要被烫伤。

4. 取暖降温器具 冬天寒冷，夏天炎热，取暖降温都不能少，所用的器具也越来越多，这里介绍几种常见的取暖降温器具：

（1）空调：现在家用空调一般都是冷暖空调了，有立柜式、壁挂式和中央嵌入式之分，根据室内面积选择合理大小的空调。由于空调使用过程中需要密闭的环境，容易导致空气不流通，甚至造成空调病。老年人尤其应该注意，可别吹出空调病。

（2）电热取暖器：有的老年人喜欢在卧室里、浴室内或者书房内放置一台电热取暖器来取暖，这也是可以的，但要选择有质量保证的电热取暖器，注意用电安全，不要发生触电危险。

（3）电热毯：冬季老年人怕冷，很多都会整宿开着电热毯，这样不但不安全，也会有损健康。长时间开着电热毯，可能会引发过敏性皮炎、瘙痒、丘疹等。因为皮肤长时间被电热毯加热蒸发掉水分，导致皮肤干燥，电热毯对皮肤反复刺激，就会出现一系列的皮肤问题。因此并不建议老年人使用电热毯，如果非要使用电热毯，要注意以下几个问题：

①电热毯不要在席梦思、钢丝软床、弹簧床等上面使用，以免引起电热毯的电热线变形或断裂，引起火灾等。

②使用电热毯时，不可再使用热水袋等取暖器具，以免其他取暖器的热量加速电热毯绝缘层老化，缩短电热毯的使用寿命，甚至引发事故。

③电热毯通电后，如果温度过高，应该立即切断电源，以免发生事故。如果突然停电，应立即切断电源，以免再次来电时造成事故。

④不可以直接睡在电热毯上，应该铺上床单、垫褥等。

⑤过敏体质或者体质虚弱的老年人不宜使用电热毯，睡觉前最好关闭电热毯。

适宜养在室内的植物

1. 人参　气虚体弱，患有慢性疾病的老年人适宜种植。人参一年中可供观赏三季。春季，人参萌发的嫩芽向下弯曲，好像从土中拉出的象鼻；夏季，伞形的花序上开满绿白色的花朵，十分好看；秋季，一颗颗人参红果衬托着绿叶，非常怡人。人参的花、叶、根、种子都可以入药，是非常好的药材兼观赏花卉。

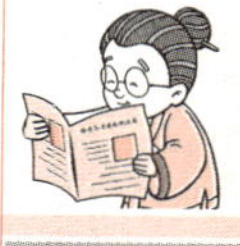
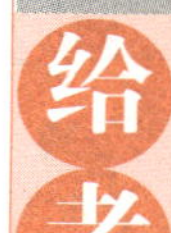
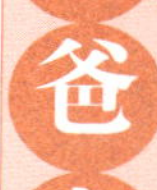
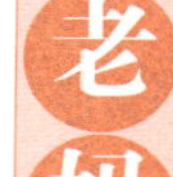

2. 金银花、小菊花 适宜患有小便不利、高血压的老年人种植。花朵可以泡茶。茶叶晾干可以装入枕头，制成药枕，具有清热解毒、降压清脑、平肝明目的功效。

3. 仙人掌 适宜患有动脉硬化、糖尿病、癌症的老年人种植。仙人掌具有舒筋活血、滋补健胃的功效，可以入药辅助治疗相关疾病。

4. 五色椒 适宜患有风湿、脾胃虚寒的老年人种植，根、果、茎都可以入药，且有极强的观赏性。

5. 凤仙花 适宜患有肢体麻木的老年人种植。凤仙花质朴秀雅，种子煎膏外敷，可以治疗麻木酸痛。花朵研碎外敷，可以治疗狐臭、鹅掌风。整株花研碎外敷或内服，可以治疗蛇毒。

6. 百合花 适宜患有肺结核的老年人种植。百合花清雅芬芳，鳞茎和花可以直接食用，入药具有镇咳、润肺、平惊的功效。

7. 茉莉 适宜体质虚弱的老年人养植。茉莉高雅清幽，叶和花可以入药，可治疗感冒和肠炎。

花卉有着清幽芳香的气味，摆放在室内可以愉悦心情、清新空气，还能赏心悦目，不失为室内的一种景致，但是老年人身体虚弱，很多人都有疾病缠绕，种植花卉时一定要注意安全，切不可把“毒花”搬进室内危害健康。

起居

起床不宜过急

清晨，是发生心脑血管病的“危险时刻”，而最危险的时刻是刚醒的一刹那。人在睡眠时，大脑皮质处于抑制状态，各项生理功能维持着“低速运转”，这时人体代谢降低、心跳减慢、血压下降、部分血液积

于四肢。早晨一觉醒来，呼吸、心跳、血压、肌张力等，在大脑由抑制转为兴奋的刹那间要迅速恢复“常速运转”，就会导致交感神经与肾上腺兴奋，引起心跳加快、血管收缩、血压上升。经过一夜的体内代谢，尿液和不显性失水会丢失水分，以致血液变稠、血流缓慢、循环阻力加大、心脏供血不足。

所以，老年人醒后若立即下床，对本已负担过重的心脏来说，无疑是雪上加霜，容易诱发心脑血管等疾病，甚至造成意外死亡。

早晨起床后，血液中血小板比睡眠时增加，使血液凝固功能亢进，也会增加脑血栓发生的机会。因此，为了保护好生物钟，尤其是老年人醒来后不宜马上下床行走，应在床上静躺 5 分钟，使生物钟完成慢一拍的过渡。

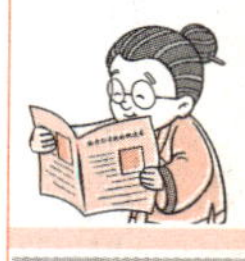

老年人多血液循环差，并且多半有关节劳损，经过夜间较长时间的固定姿势睡眠，背部肌肉血液供养不足，晨起时往往会出现晨僵症状。腰背关节、肌肉有僵硬和酸痛感。此时若不经热身，迅速起床，弯腰穿鞋或哈腰洗漱，使腰部由平卧的松弛状态，马上变为弯腰弓背的姿势，会骤然增加腰部负荷，对腰椎间盘、腰骶关节、韧带和关节囊产生较大的压力，尤其是加重腰椎间盘、韧带的压力，很容易引发腰伤。尤其已有腰伤、腰椎间盘突出症或腰痛的老年人稍不注意，极易造成复发。

老年人往往睡觉时间少，天还没有亮就醒了，此时正是地气生发之时。老年人凡是有脏腑不适或者骨节酸痛的，醒来时一定会有所感觉，所以不应马上起床，而应该静静地躺着，用意念引导气血运行，等到太阳照到窗户了，再慢慢起来。现代医学研究发现，睡眠时，人体各系统处于半休眠状态，清醒后，各系统功能的恢复需要一个过程。正确的做法是，醒来后不要马上起床，先静静地躺一会儿，再慢慢坐起。

老年人起床，应遵循“三个 30 秒钟”，即在床上，坐起后停 30 秒钟；双腿垂下床沿，再 30 秒钟；立起后在床前再站 30 秒钟。这种“三个30秒钟养生法”，对保护血管神经乃至延缓衰老都有好处。

起床后，可以在室内慢步走几圈，以舒缓筋骨，边走边甩臂，同时前屈后伸活动腰部，也可拍背拍腿，这样做有利于促进血液循环。

早晨起来后，会有很多行为可能伤害到腰部，如做家务时，多次反复弯腰，腰椎就会处于弯曲状态，多次弯曲就会造成腰伤。突然打喷嚏，因老年人的腰椎稳定性较差，也易造成腰伤。另外，有的老年人早上醒来，就会坐在床上看电视，这会大大增加腰椎间盘内的压力，时间长了，会造成腰椎间盘向后突出。老年人起床后应该注意上述事宜，不要造成不必要的伤害。

睡姿及朝向

睡眠姿势是否合理，也与健康有着非常重要的关系，还会影响睡眠质量。人在睡眠时主要采取四种睡姿，即左侧卧位、右侧卧位、仰卧位、俯卧位。

传说宋代有一个道士，他是著名的睡仙，十分爱睡觉，并且独创了卧式睡眠修炼法。这种修炼法的原理是：左侧卧位睡眠时，把左腿和左臂弯曲，用手上接头部；右腿伸直，右手放在右大腿上。右侧卧位则相反。据说他这种睡眠修炼法对安睡有非常好的作用。他晚年隐居华山，经常闭门卧睡，据说活了118岁之久，所以当时他的这种睡眠修炼法非常受推崇。

但是后人对这种睡眠方法抱有怀疑的态度，经过人们的反复研究实践发现：

（1）左侧卧位会使左侧肢体受到压迫，导致胃排空减缓，还会让心脏在胸腔内所承受的压力增加，阻碍心脏的输血。

（2）右侧卧位会使右侧肢体受到压迫，影响血液回流从而出现酸痛麻木等不适症状，但是有利于胃容物的排泄。

（3）仰卧位时，肢体与床铺的接触面积增大，不容易产生疲劳感，有利于肢体和大脑的血液循环。但是对于比较肥胖的老年人，仰卧位容易出现打鼾，从而影响肺脏内的气体交换，出现低氧血症。古代人把仰卧位称为“尸卧”，是古代人不喜欢的一种睡姿。但是现代人认为，仰卧位对脊柱健康有益，且不会压迫肢体及任何脏器，然而，患有心脏病、脑血管疾病、呼吸系统疾病的老年人不宜选择仰卧位，以免造成胸闷和憋气等现象。

（4）俯卧位会压迫心肺，影响呼吸，影响脸部皮肤血液循环，加速面部皮肤衰老。

老年人比较适宜选择仰卧位和右侧卧位睡法，可以交替进行，根据具体情况适时调整。有打鼾习惯、患有消化不良、胃下垂、胃炎的老年人最适宜选择右侧卧位睡姿，更有利于健康，有利于良好的睡眠质量。

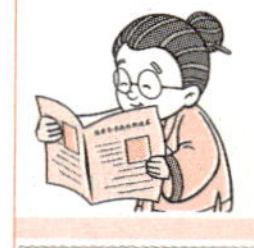

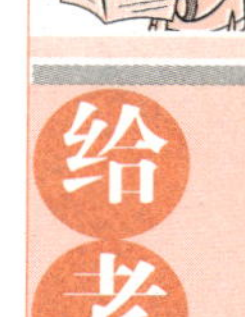

对于睡眠时的朝向，古代有记载云：“寝恒东首，谓顺生气而卧也。”还有记载云：“凡卧，春夏首宜向东，秋冬首宜向西。愚谓寝处必安其常……”前者是说人在睡觉之时，头应该朝东，因为东方是日出之位，头朝东是顺应早晨的生发之气。后者是说但凡睡觉的姿势，春夏时头都应该朝东，秋冬时头都应该朝西，这样才是顺应四时养生。而后又有记载称：“睡眠时头的朝向应该保持常规的安定状态，不宜频繁更换。”

对于睡眠的朝向问题还有一种说法：地球的磁场是南北向的，床的摆放位置是南北向时，人体与地球磁力线的方向一致。床的摆放位置是东西向时，人体就会与地球磁力线的方向垂直，地球磁场会影响人体生物电流，就会消耗人体热量来达到新的平衡，睡眠就必定会受到干扰，因此床的摆放位置最好是南北向的。

然而有研究显示，地球磁场对人体睡眠的影响是很微弱的，基本可以忽略不计，所以睡眠朝向的问题也就不是那么严重了。

因此，老年人要想睡得安稳，选择让自己舒适的睡姿及朝向就可以了，没必要非得按照规矩选择，自己不觉得有任何不适，就是好的睡眠。睡眠应该尽量保持固定的头朝向，不要频繁更换，以免影响睡眠质量，造成失眠等问题。患有某些疾病的老年人，应该遵医嘱或避免某些不合适的睡姿。老年人床的摆放位置不要摆放在风口，也要远离窗户，避免受风受凉，造成关节骨头疼痛等问题。

睡多久合适

有句俗话："前三十年睡不醒，后三十年睡不着。"意思是说，人在前三十年年轻的时候总是觉得觉不够睡，而到了中老年之后，人的睡眠时间就会明显减少，甚至有的人会彻夜难眠。睡眠是一种生理需要，也是一种能力，这种能力会随着年龄的增长逐渐下降，睡眠时间会越来越少，睡眠质量越来越不好。

老年人一般的睡眠结构和特点表现如下：

1. 睡眠时间缩短 以 60～80 岁为例，健康老人平均就寝时间为 7.5～8 小时，然而平均睡眠时间为 6～6.5 小时。

2. 睡眠质量下降 60 岁以上老年人深睡眠期只占整个睡眠时间的 10%不到，75 岁以上老年人深睡眠期基本消失了。年龄越大，睡眠越浅，睡眠质量越不好。而且会随着年龄的增长，短时间内觉醒的次数随之增加，易受内外因素干扰，睡眠断断续续的，一会儿睡着一会儿觉醒，睡眠质量越来越差。

3. 睡眠趋向于早睡早起 随着年龄的增长，生物钟或者生物节律的周期也会缩短，从原来的 24 小时或 25 小时变为 22 小时或 23 小时，从原来正常的睡眠发展为早睡早起。

老年人每天睡眠所需的时间因人而异，也会受环境和地域的影响，而且每个人的睡眠习惯不同，所需要的睡眠时间也会不同。睡眠的好坏

不是看时间的长短，而是看睡眠的质量，也就是睡眠的深度。睡眠深度高，睡眠的质量就高，身体恢复得就越好，疲劳消失得越快，所需的睡眠时间自然也就越短。所以没必要规定一个人必须睡够多少个小时。应该以睡醒后自我感觉是否良好作为判断睡没睡够的标准，一般来说，每日的睡眠时间 8 小时左右为宜。

一般情况下，60～70 岁的老年人每天所需的睡眠时间为 8～9 小时；70～90 岁的老年人每天所需的睡眠时间为 10 小时左右；90 岁以上的老年人每天所需的睡眠时间为 10～12 小时。每天的睡眠时间包括晚上的睡眠，也包括一天中其他时间段的睡眠，如午休等的睡眠时间。只要老年人睡醒后感到头脑清醒、疲劳消除、体力旺盛、精神抖擞、全身轻松，即使只睡了六七个小时，也没关系。睡多了，反而会令精神恍惚、头脑发昏，于身体健康是无益的，也是没必要的。

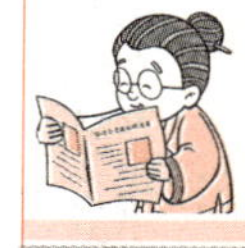

生活中，还存在着这类老年人，他们会睡很久，早晨起得晚，白天也总是昏昏欲睡，每天的睡眠时间要很久，还总是觉得困，没精打采的，这就是属于贪睡了。老年人睡眠不足会影响健康，贪睡一样会影响健康。

贪睡还会造成人体生物钟紊乱，从而导致激素内分泌系统紊乱，影响激素的正常分泌，不能很好地适应机体所需，导致各种生理病变。贪睡会直接损害心脏活动和休息的规律，造成心脏收缩乏力、全身没劲、精神不振，还会影响到消化系统正常功能。贪睡者一般早上不能正常起床，就会不吃早餐，引起胃肠痉挛，造成饥饿性蠕动，时间久了，会诱发慢性胃炎、溃疡病变、胃肠综合征等。贪睡会吸入经过一整晚的污浊空气，污浊的空气中弥漫着会致病的微生物，高浓度的二氧化碳，会导致人体记忆力减退，还可能引起呼吸系统疾病。

其实，老年人贪睡是脑萎缩的象征，一般情况下，人到老年都会出现不同程度的脑萎缩，这也就是记忆力下降的原因，出现脑萎缩最明显

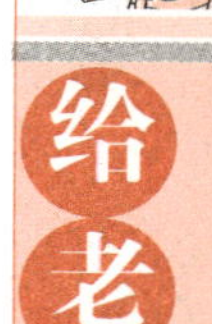

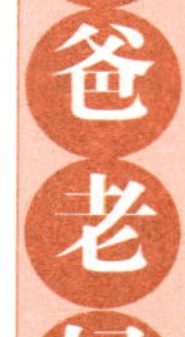

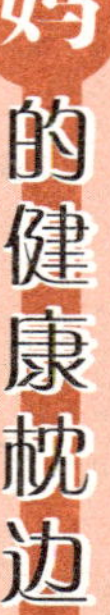

的症状就是贪睡，这也是老年痴呆症的先兆，要警惕。

老年人过分贪睡会影响健康，如果感到周身无力、疲乏困倦，不妨出去走走，散散步、散散心、找朋友聊聊天、唱唱歌，多参加社区活动等，调节情绪的同时锻炼身体，逐渐调整睡眠时间，久了就会养成习惯，就不会总是想睡觉了。

老年人要根据起床后自己的精神状态和身体情况判断是否睡够了，睡眠质量是否达到了，多睡少睡不如有个好的睡眠质量。

午睡马虎不得

英国首相丘吉尔是个长寿之人，其秘诀就是坚持午睡，认为午睡可以令他提前完成工作、精力更充沛。然而也有人认为饭后午睡，会使皮下毛细血管扩张、血流量增加、血液涌向消化器官，从而使大脑缺血缺氧，对于老年人来说，可能会诱发脑栓塞。那么到底哪种说法是正确的呢？

从阴阳的角度来说，每天从午时开始，也就是11时至13时，就开始由阳中之阳转为阳中之阴，阴气逐渐开始旺盛了。因此，午时是天地气机的转换时间，人体与天地对应，午时最好休息一会儿，睡个午觉。

从医学的角度说，不管对于年轻的上班族，还是对于身体机能逐渐下降的老年人来说，午睡都是非常必要和重要的。而对于老年人来说，午睡有很多讲究，千万马虎不得。

1. 午睡的时间　午睡的时间最好在午饭后一小时左右。但是有很多老年人习惯午饭后立即午睡，要知道，午饭后正是胃肠蠕动的时候，血液循环会加速。选择此时午睡，心脏的供血量较少，这就会影响到全身的供血，以及大脑的供血，睡醒后会倍觉疲劳。老年人胃气一般比较弱，不等到食物完全消化后、胸腹没有涨满后就午睡会出现消化不良的症状。年龄65岁以上的老年人，一般患有动脉硬化，血液较黏稠，午

饭后由于营养的吸收，血液黏稠度增加，血流缓慢，就可能引发脑梗死。老年人的血糖相对年轻人较高，午饭后需要靠身体活动来降低血糖，若选择午饭后立即入睡，就会造成血糖波动。其实，老年人一般早上起床早，喜欢去晨练，去户外锻炼，临近中午的时候正好觉得疲倦想睡觉，不妨就趁午饭前小睡一会儿，有助于体力恢复，吃饭的时候也能增进食欲。

2. 午睡的长短　老年人午睡的时间不宜过长，如果时间太长，大脑中枢神经会加深抑制，促使脑组织毛细血管关闭的时间延长，脑内的血流量减少，体内代谢过程缓慢。觉醒之后就会感到周身疲倦，不会有放松的感觉，反倒会觉得更加疲倦，完全没休息过来。老年人午睡时间建议在30分钟左右，不可过长。

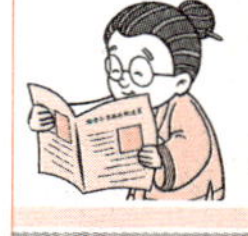

3. 午睡的地点　饭后不久就会困倦，不少老年人习惯靠在沙发上小憩片刻，然而这样午睡会减少头部供血，醒来后会感到头晕眼花。老年人不宜选择在沙发上午睡，应该到卧室的床上午睡，放好枕头，感觉冷时可以盖上一层薄被褥，放松地去睡觉。不想睡觉了就起来，起床后可以用热水洗洗脸，身体会感觉很放松。全身轻松了，疲倦感就会消失，才可以轻松开始下午的活动。

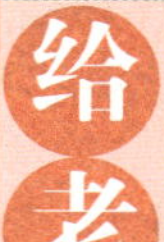

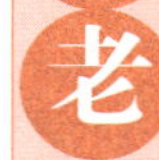

午睡可以让身体得到休息，放松沉闷的心情，合理午睡会减少心脑血管疾病的发生，提高人体的抵抗力，午睡不单是一种身体需求，也是一种享受，同时可以养神，让下午更有精神。但是需要注意，患有高血压、冠心病的患者在午睡前禁止服用降压药，因为入睡时血压会下降20%左右，降压药会令心脑等部位出现供血不足，促进血小板凝血物质形成血栓，造成缺血性脑卒中。

另外，一年之中温度气候各不相同，夏天和冬天一热一冷，温差极大，午睡时也应该注意：

1. 夏季　夏季闷热，是阳气最盛的时节。白天适合多动，然而午睡是安静的，觉醒后可以喝一些热饮，有助于宣发阳气，热饮会让你的身体微微出汗，这才是顺应天时的做法。夏季午睡可以选择方枕，因为方枕空间大，一面睡热了，可以转到另一面继续睡，不会产生闷热难耐的感觉。头部是人体阳气最盛的部位，不像身体的其他部位，不能受一点凉，头部应该保持清爽舒适，枕头应以选择方枕为宜。

2. 冬季 冬季寒冷，应该注意保暖，保护住体内的阳气。午睡时应该盖上被褥，气血就温暖了，醒来后会觉得精神抖擞、疲倦感消失。人体内微弱的阳气不足以抵抗住冬季的阴寒，就要靠盖被褥来抵抗了，否则睡醒后就会觉得很冷，没精打采的。

老年人的午睡一定要认真对待，否则午睡不但没有效果，还会造成其他疾病等。

裸睡究竟好不好

裸睡，可以放松身心，让人在睡眠时轻松保健身体，无拘无束地享受自在，也会睡得更香。我国现在的裸睡群体越来越大，越来越多的人愿意裸睡，裸睡的好处主要有以下几个方面：

1. 促进血液循环 裸睡没有了衣服的束缚，可以促进皮脂腺和汗腺的分泌，加速血液循环，使血液循环变得畅通。如经常手脚冰凉的人，可以尝试一下裸睡，可以改善手脚冰凉的状况，感到舒适温暖，减少夜间觉醒的次数。

2. 减轻压力、缓解疼痛 裸睡可以促使皮肤血流量增加，让身体产生的热气自然散发出来，围绕着身体，使人体的免疫能力和自我保护能力得到提升。无拘无束、自由自在的裸睡，会让你的压力减轻，白天由于紧张焦虑等情绪造成的疼痛或疾病，可以得到缓解。

3. 辅助治疗失眠 裸睡可以减缓神经压力造成的失眠，并有助于消除疲劳，放松紧绷的肌肉，有助于提高睡眠质量，增加深度睡眠的时

间，减少失眠的次数和时间。

4. 美肤美体　裸睡去除了衣服的遮盖和阻碍，让裸露的皮肤可以吸收到更多的养分，有利于皮肤呼吸的通畅，加速新陈代谢的速度，加速皮脂排泄，促进皮脂再生，保证皮肤的通透，睡眠的同时还美肤美体。

裸睡，即脱衣而卧，会让你享受睡眠，但是裸睡起码要有一个相对私密且安静独立的空间，床具应该软硬适中，床单被罩应该勤洗勤换勤晒，最好在阳光下暴晒。因为裸睡时，床品会直接接触皮肤，一定要保持清洁卫生，防止因为细菌病毒等导致皮肤疾病。床上用品应选择透气性和吸湿性良好的纯棉布料制成的产品，柔软、蓬松、舒适、干净。睡醒后才不会有疲劳沉重之感，会觉得精神抖擞、心情愉悦。

然而，对于老年人裸睡，人们却有不同的观点，认为老年人并非都适宜裸睡。

裸睡很容易露出肩部和颈部，被子很难完全盖住。而颈部正中是督脉，脑后发际正中直上1寸是风府穴。风，即风邪；府，即聚会之处，风府穴，也就是说此处是风邪侵袭和聚汇之处。此穴位具有祛风泻热、通关开窍等功效。风府穴一旦受凉了，凉邪传入身体内，会造成头痛、目眩、咽喉肿痛、脑卒中等。裸睡有可能吹到这个穴位，引发疾病，尤其是老年人，一定要保护好风府穴。

肩、颈、腹等都容易受寒，一定要注意保护好这些部位。老年人随着年龄的增长，肩周炎、颈椎病的发病率就会增高，肩、颈都要保护好；老年人胃寒患者比较多，腹部保暖也少不了。

卧室的温度也一定要注意，裸睡最重要的就是保暖，卧室温度在23℃左右为宜，既不会受寒也不会出很多汗，会让人感觉很舒适。老年人如果不习惯裸睡，或者裸睡之后醒来感到浑身不自在，精神萎靡等症状，可以穿上睡衣睡觉。睡衣宽松舒适，又可以保护住肩、颈、腹等部

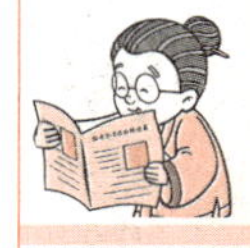
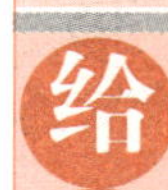
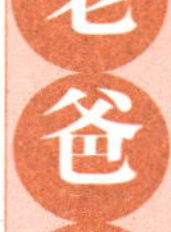
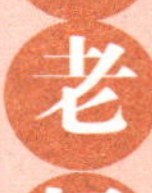
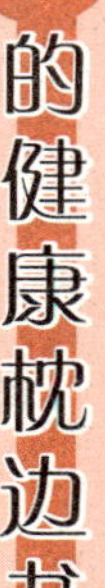

位，不至于受凉，同时也会放松身体。但是睡衣不能太厚，即使冬天也不能选择太厚的睡衣。太厚的睡衣穿着不舒适，透气性差，还会产生压迫感，阻碍皮肤新陈代谢和汗液蒸发。睡衣应该选择纯棉面料，亲肤舒适、透气性好、吸湿性佳，但是新买的睡衣一定要洗过再穿，不管是多贵的睡衣，都要洗过之后才能贴身穿着。

老年人裸睡之后没有任何不适，觉得身心放松，是可以裸睡的，注意保暖即可；但醒来之后有任何不适或疼痛感，或是患有某些疾病的老年人，不宜裸睡。一般建议，老年人还是不要裸睡为好，以防受凉而引起其他疾病。

快速入睡的诀窍

进入老年期以后，时常困扰着老年人的睡眠问题普遍存在。睡眠不仅是一种生理需要，也是一种能力。其实，老年人不必为睡眠少而忧心忡忡。只要了解了睡眠及快速入睡的诀窍，你就能每天都睡个好觉，提高睡眠质量，促进身心健康。

拥有优质的睡眠，对老年人的健康非常有益，主要表现在以下几个方面：

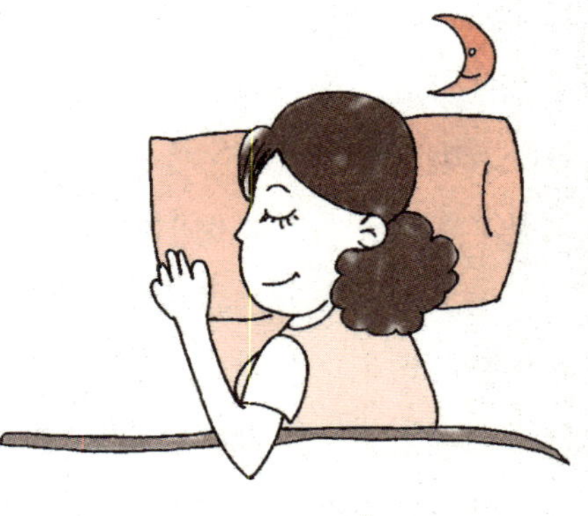

（1）睡眠充足者，头脑清晰、精力充沛、思维敏捷、办事效率高。睡眠时大脑的耗氧量减少很多，有利于脑细胞储存，从而提高脑力，保护大脑不受损。

（2）睡眠充足可以增强人体的抵抗力和免疫力。睡眠时，有利于机体各组织器官自我修复，通过自身免疫功能将欲侵入人体的各种抗原物质清除出去，维持人体健康。

（3）睡眠充足可以消除疲劳、恢复体力。睡眠时，胃肠道功能及其相关脏器合成并制造人体的能量物质，供给机体活动时使用。睡眠时，体温、心率、血压等都会降低，呼吸及部分内分泌也会有所减少，基础代谢率就会下降，体力也就得到了恢复。

（4）睡眠充足有助于延缓衰老。睡眠时，细胞和各个脏器的活动都明显减弱，不用日日夜夜都不间断地高强度工作，有助于延缓衰老的到来。睡眠时，皮肤毛细血管循环增加，分泌和清除功能增加，加速皮肤再生，也可以延缓皮肤衰老。

（5）睡眠充足有益心理健康。睡眠充足，精神集中、精力充沛，不会造成精神恍惚等类似心理疾病，有助于维持正常的心理健康。

老年人入睡之前应该有所准备，睡觉时还应有所忌讳：

（1）睡前不要吃东西。睡眠时，机体部分活动节奏缓慢，已经进入了休息状态，睡前再吃东西，肠胃就不能得到很好的休息，加重了负担，身体其他部分也无法得到良好的休息，就会影响入睡的速度，造成失眠或睡眠不良。

（2）睡前情绪不要有太大的起伏。人的情绪会影响神经中枢功能紊乱，情绪起伏大，会造成难以入睡，甚至会失眠，平稳的情绪更有利于睡眠。

（3）睡前不要过度用脑。临睡前不应做很伤脑筋的工作学习，也不要思虑过多，才能防止大脑处于兴奋状态，更快入眠。

（4）睡前不要喝浓茶和咖啡。浓茶和咖啡会让人精神兴奋，睡前喝了会造成睡眠困难。

（5）睡觉不要蒙头。蒙着头睡觉会吸入大量的二氧化碳，虽然可能更暖和了，却会造成氧气缺乏，有损人体健康。

（6）睡觉不宜长时间仰面而卧。仰面而卧，会让全身骨骼、肌肉处于紧张状态，没法很好地消除疲劳。仰面而卧时，手一般搭在胸前，

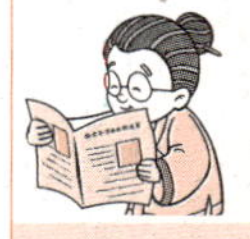
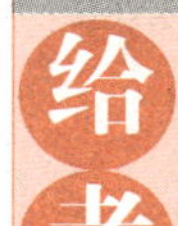
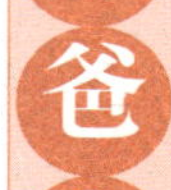
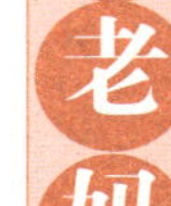

会做噩梦，影响睡眠质量。

(7) 睡觉时不要张着嘴。睡眠时，人体会排出废气，张着嘴，这些废气和空气中本就存在的细菌病毒就会被吸入嘴里，肺部和胃部也会吸入凉气、被灰尘刺激，引起其他疾病。

(8) 睡觉时不要眼睛对着灯光而睡。睡觉时，眼睛虽然是闭着的，却仍然能感觉到灯光，对着灯光而睡，会让人产生心神不宁的感觉，造成入睡困难。

(9) 睡觉时不要迎风而睡。人睡觉时，对环境的适应能力较差，迎风而睡，冷空气就会从毛细管进入，造成风寒感冒等疾病。

(10) 睡觉不可久卧不起。睡觉时间太长，会造成精神不振、头昏脑涨、疲倦乏力、食欲减退。

(11) 睡觉时不要靠着暖气。靠着暖气，人体体温过高，夜间去大小便，会觉得很冷，造成感冒等，还会发生疖疮疾病。

入睡困难会影响健康和出现身体状况，想要快速入睡除了要注意以上的事项，还可以用以下几个诀窍：

(1) 睡前放松情绪，少想问题，不要看书看报，可以在室外活动一会再上床睡觉，有助于安眠。

(2) 睡前用温热水泡脚，并在睡前喝一杯温热的牛奶，有利于增加体内胰岛素的分泌，帮助氨基酸“进驻”肌肉细胞，促进更多具有催眠作用的色氨酸进入细胞，有助于睡眠。

(3) 睡前可以进行较大量的运动锻炼，睡觉之前洗热水澡或用热水泡脚，身体疲劳会促进睡眠。热水澡或热水泡脚会疏通经络、改善睡眠质量。

(4) 睡前精神紧张、焦虑兴奋、难以入睡的，可以采取仰卧位，双手放于脐下，全身放松，舌舔下颌，口中出现唾液时，不断地将唾液咽下，数分钟后，即可安然入梦。

（5）每日有规律入睡，按时间入睡，按时间起床，每天如此，养成规律的睡眠习惯，就不容易失眠了。

（6）睡前少喝水，排净小便，这样可以避免膀胱充盈，减少起夜去排便的次数。

（7）睡觉时不可高枕软床。高枕和软床都会对腰背肌造成持续性的紧张，增加椎间盘压力，对于已经患有腰椎退行性病变的老年人更为不利，还会造成入睡困难。

老年人入睡时有很多诀窍可以遵循，找到最适合自己的，每夜就可以安然入眠，不会感到入睡困难了。

打盹宜忌

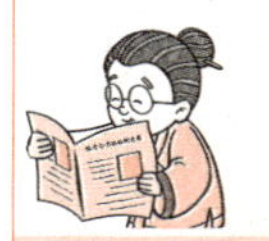

老年人白天坐着打个盹，醒来时一般会感觉神清气爽、精神振奋，有时比躺在床上睡觉对身体更有益。然而有的老年人坐着睡不着，那也没关系，静静坐着不说话，闭上眼睛不去想事情，收敛心神，也就达到了休息的目的。日常生活中，经常可以看到老年人白天坐着打盹的现象，不要认为这是一种不雅的景观，这对老年人身心健康很有益处。

老年人爱打盹的现象，是正常的身体机能老化的表现，但也与每个人不同的身体状况有关，包括生理和病理两个方面的原因。

生理方面主要有两个因素：随着年龄的增长，人体脑细胞随之逐渐衰老并减少，大脑神经细胞减少后，一般就不会再生了。此时，大脑功能就会慢慢退化萎缩，大脑神经间的交互联系逐渐减少，很容易出现大脑反应迟钝、思维变慢、大脑休眠等情况。还有一个就是患有慢性心脑血管疾病的老年人，很可能因为大脑动脉硬化等因素，造成大脑供氧不足，就会影响大脑的正常功能，经常会犯困、疲劳，也就容易出现打盹的情况了。

病理方面主要是对于一些脑部受过伤害，如患过脑卒中、患有老年

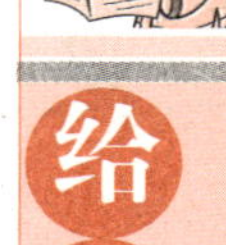
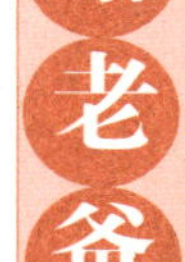
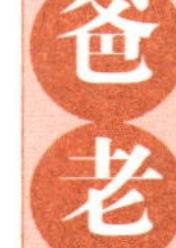

痴呆症、脑组织受损发生了病变等，很多因素造成的大脑正常功能受损，才经常会出现打盹现象。

一般情况下，70 岁以上的老年人，每天打盹两三次是正常的现象。打盹的时间不会太长，旁人一叫就能醒来，醒来后没有任何不适，思维也没有混乱的现象就是正常的，于身体也是有益的。但是，如果出现老年人打盹的次数很多、过于频繁、时间很长，旁人又叫不醒，打盹有时还会摔倒，手脚发麻等，还有一些老年人，与人说话的时候就会打盹。这些现象则应该引起注意，最好带老年人去医院做一个详细的检查，是否是患有某些疾病的原因，尤其应该检查大脑部位是否有病变。

老年人正常的打盹应该注意：

（1）打盹的次数不宜过多，每天 2 ~ 3 次为宜。打盹次数过多，常常在不知不觉中进入“梦乡”，可能患有脑血管病变。

（2）打盹的时间不宜过长，每次 10 ~ 15 分钟为宜。

（3）老年人最好靠着被褥等物品来打盹，坐在椅子上打盹，由于睡眠时心率变慢、血管扩张、血流缓慢，流入大脑的血液会减少，很容易发生脑供血不足，醒后可能出现头晕腿软、疲劳倦怠、耳鸣、视线模糊等现象，打盹后起身行走时，还容易摔倒，导致意外的发生。最好在犯困时平躺到床上或沙发上，再盖上被褥，以防着凉。坐着打盹时上身容易失去平衡，还会引起腰肌劳损症，造成腰部疼痛。坐着打盹入睡后，体温会比醒着时低，极易引起感冒，而感冒又易诱发其他疾病。

顺应天时起居

中医主张天人合一，认为人是自然的一部分，人的生活习惯应该顺应天时，符合自然的规律，起居养生都应该如此，身体才会保持在一个最佳的状态，才能够预防疾病，延年益寿。一天之中，人体的十二条经络以及与其相互联系的脏腑在每个时辰都会有盛衰，应该按照脏腑的作

息规律来调整自己的生活习惯。

十二时辰与十二经络及其相联络的脏腑对应关系：

（1）子时，23时~1时：胆经旺，此时需要深度睡眠，有助于饮食的消化。

（2）丑时，1时~3时：肝经旺，有利于藏血，此时适宜睡眠。

（3）寅时，3时~5时：肺经旺，肺朝百脉，输精于皮毛，此时需要深度睡眠。

（4）卯时，5时~7时：大肠经旺，有利于排泄，此时最好排大便。

（5）辰时，7时~9时：胃经旺，有利于受纳、腐熟水谷，此时宜进早餐。

（6）巳时，9时~11时：脾经旺，有利于吸收营养、生化气血。

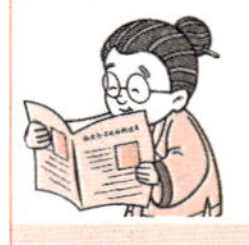

（7）午时，11时~13时：心经旺，有利于周身血液循环，此时需要午休以补养心气，补充体力。

（8）未时，13时~15时：小肠经旺，有利于吸收营养和排毒，此时应多喝水、喝茶，以利于小肠排毒降火。

（9）申时，15时~17时：膀胱经旺，有利于人体排泄水液，泻火排毒，此时应该适当运动，有利于体内津液的循环。

（10）酉时，17时~19时：肾经旺，有利于藏精，此时不宜运动和大量喝水。

（11）戌时，19时~21时：心包经旺，有利于增强心的力量，此时可以读书，或者进行舒缓的运动以释放压力。

（12）亥时，21时~23时：三焦经旺，总司全身气化，通行水道，此时睡觉有利于子时阳气的生发。

仲夏是一年中“阳气”最盛的时节，按照“天人合一”“阴阳平衡”的观点，这是一个容易患病的时节。医学研究表明：心脑血管病每年的两个发病高峰期分别是数九隆冬和仲夏酷暑。仲夏之时，老年人心血管病高发，并伴有发病“三高”：中暑发病高、脑卒中发病高、冠心病发病高。

患有心脑血管疾病的老年人，无法像正常人一样拥有完善的体温调节功能，温度变化太快时，体温就随之升高。夏季天气炎热，又闷又湿，本来汗液的蒸发作用就会受到阻碍，一些疾病也就随之发生了，体弱的老年人更甚。老年人一定要注意多喝水，仲夏炎热出汗多，不及时补充水分就会造成血液黏稠度上升。餐后 1 ~ 2 小时，收缩压和舒张压都会下降。血液黏稠度上升和血压下降是引起脑卒中、冠心病的重要诱因。老年人补充足够的水，对预防心脑血管疾病有非常重要的意义。

睡眠对于老年人的健康也有着重要的意义，每天 8 小时睡眠一样适用于老年人。每减少 1 小时睡眠，死亡率就会增加 9% 左右。老年人要重视午睡，平均每天午睡 30 分钟的老年人，会让冠心病的死亡率降低约 30% 。

饮食应清淡易消化，少油腻、少肉，多吃新鲜蔬菜和水果，少食多餐，生活规律，保持愉悦的心情。仲夏把养生做好了，冬天就少发病了。

冬季天气寒冷，如果可以通过“冷适应”，让机体从大脑皮层到交感、副交感神经，代谢内分泌系统充分调动起来、协调起来，和谐运行就会让产热增多、散热减少、免疫力提高、代偿能力增强。冷空气会让鼻、咽、口腔黏膜毛细血管收缩，气管黏膜纤毛运动减弱，抵抗力下降，容易被细菌病毒感染。但是如果进行过上述的“冷适应”，应激反应就不会那么强烈。真的受凉了，可以用热水泡洗手、脚、面部，吃中药调理，让鼻咽部毛细血管扩张，血液循环改善来保护机体。

冬季要注意保暖，保持鼻、咽、口腔的清洁，多出去晒太阳，不让寒冷刺激到机体。

起居顺应天时，就能更好地维持健康，如早晨 3 ~ 5 时，也就是寅

时，肺经当令，在此时肺经需要修复和调整，此时不应起床，即使在炎热的夏季也不宜起床。到了5～7时，也就是卯时，起床较为适宜，大肠经当令，起床后最好先排便，人就会感到轻松舒畅，然后可以喝一些粥汤，令人备感滋润。到了7～9时，胃经当令，就可以吃饭了。这种规律应该记住，对身体健康有益，四季都应该如此。老年人尤其应该顺应天时起居，身体各个器官都开始呈现退化趋势，不顺应天时，就会让受损的细胞组织没法完成自我修复，让本来还健康的细胞组织也得不到充分的休息，就可能造成伤害。

生活习惯

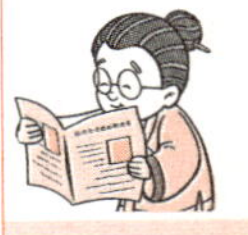

口腔日常保健

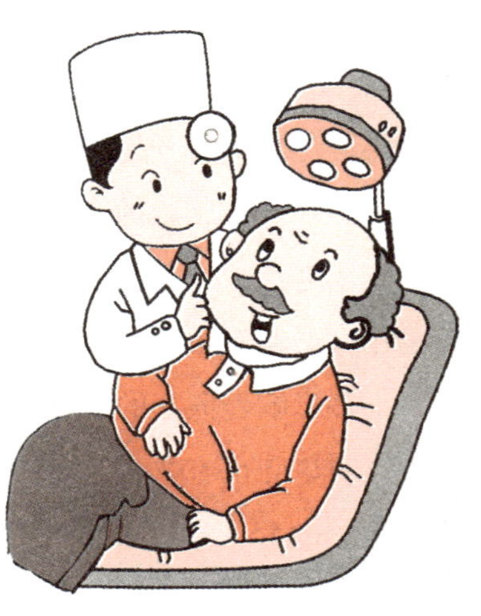

对于现代人而言，漱口是最基本的口腔保健方法，可以清除口腔内的浊气，清洁口腔。每天早饭、午饭、晚饭或者吃甜食过后都应该做到基本的漱口，可以为口腔日常保健打下基础。经常漱口可以刺激舌乳头上的味蕾，增强老年人的味觉分辨功能。老年人的牙齿有所脱落，齿缝变大，食物残渣很容易留在口腔中，饭后漱口可以有效减少残渣。漱口还可以刺激唾液分泌，促进食欲，有利于消化。

刷牙是口腔保健的关键。正确刷牙是做好口腔卫生必不可少的一步。

1. 牙刷的选择　牙刷刷头不要选择太大的，刷毛要选择柔软的，否则容易误伤牙齿和牙龈。牙刷不宜用得太久，1～2月左右更换为宜，或者刷毛弯曲倾斜就应该更换。

2. 牙膏的选择　选择含氟牙膏，可以预防龋齿和牙周病，有利于牙龈健康。对于牙龈有炎症的老年人，可以选择含洗必泰的牙膏，洗必泰可以杀菌消炎。老年人还要慎重选择药物牙膏，药物牙膏放得时间长了，可能发生化学反应，失去药效。

3. 要注意刷牙的方法　刷牙不可过猛，顺着牙缝方向慢慢刷，刷牙时间长一些，可以按摩牙龈，促进血液循环，减少牙龈疾病。刷牙最好用温水，以减少对牙齿的刺激，还有助于清除牙齿缝里的食物残渣和细菌，保护牙齿、减少牙齿疾病。水温以36℃为宜，过热或过冷都会刺激牙齿和牙龈，导致牙龈出血、痉挛，甚至可能造成牙周炎、口腔溃疡等症。

另外，要想保护口腔健康就得先保护牙齿健康，减少甜食、甜饮料等的食用，降低唾液和龈沟液的酸度，可以有效降低龋齿的发生。坚果类食品，应用工具开壳，避免直接用牙咬，造成损伤。最好戒掉烟酒、不吃太烫和辛辣刺激的食物，以免刺激口腔黏膜，影响牙健康。

到了老年，牙齿就容易松动、脱落，不少老年人都会戴上假牙，一般老年人会认为假牙无须刷牙，其实这是错误的认识。假牙的基牙是真牙，直接影响着假牙的寿命。认真刷牙，不仅为了保持牙齿清洁、防止龋齿，对口腔也有非常重要的意义。人的口腔中藏着上亿的细菌，漱一次口能减少15%～25%的细菌，刷一次牙能减少约70%的细菌。老年人牙齿掉落，对食物的咀嚼能力下降，口腔内各种腺体的分泌功能都在下降，更应该注意口腔卫生。

刷牙还可以预防老年性肺炎，老年人吞咽反射和咳嗽反射功能下降，导致口腔内的异物容易错吸入呼吸道，从而引发吸入性肺炎。刷牙

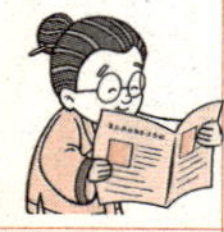

时，牙刷会刺激牙龈、牙槽引起兴奋传入中枢神经系统，让中枢神经支配的吞咽反射和咳嗽反射功能增强，有益于保护呼吸道清洁。老年人即使牙齿全部脱落，也应该用柔软的小牙刷轻轻刷洗牙龈、牙槽，可以有效预防呼吸道感染，保持口腔清洁。

老年人除了每天早、晚刷牙之外，还可以用牙线、牙签、牙缝刷等清洁牙齿，去除牙菌斑。牙齿缝较小的牙齿就用牙线清洁，牙齿缝较大的牙齿则用牙缝刷。

除了真牙，假牙也要做好清洁工作，假牙的保养不当，则会造成口臭，还会产生牙周炎等，影响口腔的健康。假牙的正确清洗方法是在每次饭后和睡前，用牙刷和牙膏把假牙仔细清洗干净，然后再泡在温水或冷水中。也可以用专用的假牙清洁剂来清洗假牙，戴之前一定要用清水冲洗干净。假牙清洁不彻底，容易产生牙菌斑和其他细菌，造成牙龈红肿、牙周病，甚至伤害周围真牙，引发各类疾病。

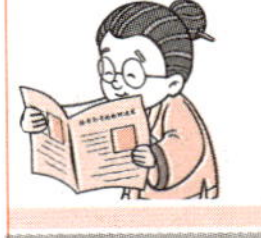

老年人一定要注意口腔日常保健，每 3 ~6 个月就应该做一次定期检查，确保口腔卫生，防止口腔疾病。如果假牙已经开始变色变形，出现断裂或者缝隙瑕疵时，应该去医院检查看看是否需要矫正或更新，以免造成口腔疾病。

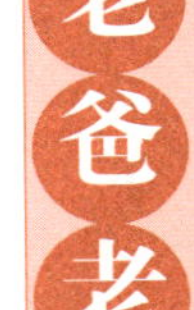

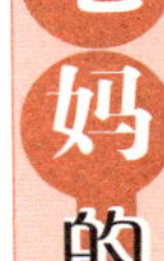

老年人可以采用经常漱口的方法来保持口腔清洁，漱口的方法主要有以下几种：

1. 温水漱口 这是最常见的漱口方式，可以有效去除牙垢，清洁口腔。医学研究证明，牙齿进行新陈代谢的最佳温度为 35 ~36℃。若不注意水温，经常一冷一热，则很容易使牙受损。因此，漱口最好用温水。

2. 津液漱口 也就是用唾液漱口，唾液富含淀粉酶、溶菌酶等有益成分，有清洁口腔、润滑食物、灭菌消毒、保护牙齿、防止口臭的作用，还可以促进消化、预防龋齿。

3. 茶水漱口 饭后用茶水漱口可以消解油腻、清新口气、坚固牙齿、清热解毒，还能够帮助清除牙缝中的食物残渣，对咽炎、牙龈炎有辅助治疗的效果。

4. 食醋漱口 凉开水和食醋以 50∶1 的比例混合，饭后漱口。咽部黏膜充血、肿痛、水肿等患者，适宜用此方法漱口，可以起到消炎、杀菌、防腐等作用。

5. 中药水漱口 有一些牙龈、牙周、牙齿疾病的老年人应该选择用中药水漱口，根据病情的不同使用不同的中药水，可以有效缓解病情。

染发有损健康

现在，染发很方便，越来越多的老年人都喜欢把自己的白发染成黑发，这样确实让自己看起来年轻了不少。但是染发剂染成的黑色只是一时的，过一段时间就需要重新染发了，如此长期使用染发剂，对人的身体，尤其是老年人的身体，会造成严重的危害。

染发剂中含有一种叫苯二胺的化学物质，这种物质可以和头发中的蛋白质结合形成完全抗原，经常使用就会引起过敏性皮炎，轻者头皮刺痒、红肿，重者可能头皮、脖子、脸部都会发生肿胀，或导致起水疱、流脓水等感染。苯二胺是除了香精和防腐剂外，最容易引起皮肤过敏的物质。

染发剂还会令发质变差。千万不要认为人老了，发质变差是自然现象，这其实和染发剂有很大的关系。染发时间较长、温度过高、染发剂浓度过大，而且染发剂有漂白作用，这些都会让发质变差。现在一般的染发方法是先用漂白剂氧化头发中的黑色素，漂白剂必须进入头发内部，破坏头皮表面的毛鳞片，氧化黑色素的同时降低头发张力。

在染发剂中，还有一种 2-4 氨基苯甲醚的物质，容易存在于染发者

身体各个部位，使体内细胞增生。经常使用含有 2－4 氨基苯甲醚染发剂的人，可能罹患皮肤癌、膀胱癌、肾脏癌、子宫颈癌、乳腺癌等。还有一种染发剂中含有苯二胺，在安全规定允许应用浓度下，不会有明显的致癌和导致胎儿畸形的作用。但是超过了安全范围的劣质染发剂，就很可能致癌和导致胎儿畸形。染发剂让头发改变颜色的过程是一个化学过程，通过化学反应实现，国内外的染发剂都会有一定的副作用，因为经常染发而导致的白血病、皮肤癌和内脏肿瘤很常见，应该引起人们的注意。

老年人染发之前一定要做皮试，老年人身体逐渐衰弱，敏感性增强，每次染发之前最好都做皮试。过敏体质也不是一辈子都不能染发，永久性染发剂肯定是不能用的，但是可以做暂时性和半永久性染发剂的皮试，不过敏才可以选择。许多老年女性爱美，喜欢烫发，但是要记住，染烫不可以同时进行。染过的头发脆弱，不应该再对其进行深一层次的损伤，而且染过的头发再烫，容易脱色。染发后，很多人一般不愿意立即洗发，怕会脱色，其实这种担心是没必要的。因为染发剂会进入头发内部，很难洗掉，不会因为洗几次头发就脱色了。染发后会出现头发断裂，也不用太过担心，染发后头发受损这是自然现象，不久便会恢复正常。

老年人可以通过保养延缓白发的产生，尤其是大面积严重的白发，主要有以下几种方法：

1. 梳头发　梳子可以选择木梳、牛角梳，由前发际慢慢向后梳至后发际，也可以用手指梳理，边梳边揉头皮。每日起床后、午休时、临睡前各梳 1 次，每次 1～2 分钟。梳头发时力度应适中，以头皮有热、胀、麻的感觉为佳。梳头可以舒筋活血、滋养头发。反复梳头会产生电感应，刺激头皮末梢神经和毛细血管，放松和舒展神经，有利于促进血液循环，加速新陈代谢。

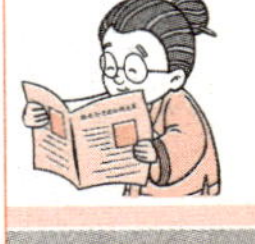
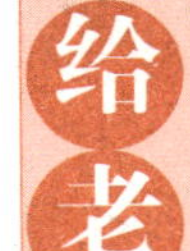
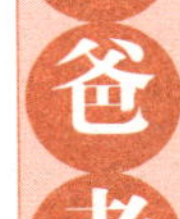
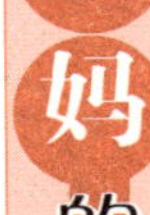

2. 按摩头皮 每天起床后、临睡前，张开十个手指，呈抓钩状，在头皮上轻轻按摩，先前后，再左右，最后转圈按摩，5～10 分钟即可。通过按摩，不仅通经活络，还有益于头发生长发育。

3. 饮食调养 从饮食上减少白发的生长。每日要保证必需营养素的摄入充足，多吃黑豆、黑芝麻、核桃、黑木耳、菠菜、胡萝卜、乌鸡、动物肝脏、鱼类、黑枣、柿子、桑葚等食物。多吃植物油脂，用蜂蜜或红糖代替白糖……

4. 中药调理 中药调理可以采用内服和外用的方法。如用马齿苋、干地黄、卷柏、松脂、白茯苓、人参、泽泻、松脂等，共捣为散，每日空腹以温酒送服，每日 2 次。用滑石、白及、当归、石膏、没石子、酸石榴皮、干松、白檀香、母丁香等研成末，用米醋调成膏状，涂抹在头发上，用浴帽包紧，12 小时后洗去即可。

老年人染发要以健康为主，一年之内不要超过 2 次，以免对身体造成严重的伤害。但最好不染发，依靠日常均衡的营养摄入，就可能拥有一头乌黑的秀发。而且随着年龄的增长，长出白发也是很自然的事情，毛发中的黑色素细胞活性丧失，头发就由黑变白。只要保持良好的心态，又怎会惧怕这些白发透露出的年龄。乐观积极、身体硬朗、自己舒心，才是最美的老年人。

皮肤日常保健

老年人随着年龄增长，皮脂腺萎缩，皮下脂肪层变薄以致完全消失，皮肤血管壁变厚，血流量减少，皮肤就开始出现皱纹，日渐干燥粗糙，大小不等的老年斑也开始出现，这就是皮肤老化的现象。皮肤老化最明显的表现就是在脸上，所以脸部皮肤的日常保健尤为重要。

1. 饮食上，多吃些富含蛋白质、维生素的食物 皮肤、肌肉、软组织中除了水分，大部分都是蛋白质。常吃富含优质蛋白的食物，如蛋

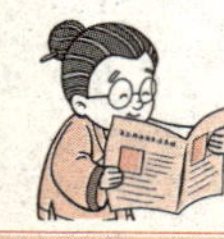

类、奶类、肉类、豆制品等，可以增加皮肤弹性，延缓皮肤衰老。维生素可以增加皮肤弹性和光泽，减少皮肤干燥、粗糙等问题，延缓皮肤老化过程，尤其是维生素 E，抗衰老很有效果。各种蔬菜和水果，尤其是新鲜的，都含有大量身体所需的各种维生素，老年人尤其注意要多食用一些。每天饮食中摄入的脂肪不宜过多，占食物总摄入量的 20% ~ 25% 即可，不饱和脂肪酸和饱和脂肪酸的比例要合适，1.25：1.5 为宜，这有利于控制老年斑的生长。

2. 时常保健按摩皮肤，尤其是脸部皮肤 可以先用热毛巾敷脸 2 ~ 3 分钟，搽一些滋润的面霜等，然后用手背轻轻拍打皮肤，再用两手的食指从鼻子两边轻轻滑过整个脸颊，到达太阳穴为止，这样反复按摩数次。再将两手从鼻梁向上经过前额向两颊做曲线按摩，反复数次。最后将两手中指由下而上，围着眼睑周围按摩，反复数次。每个按摩动作要沿着一个方向进行，才能起作用。其他部位的皮肤也应该在洗澡之后涂抹滋润保湿霜，然后配合轻拍、按揉等按摩方式进行按摩。

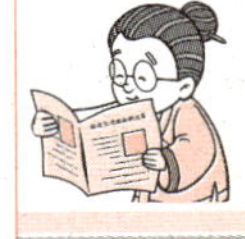

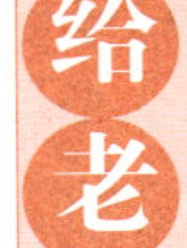

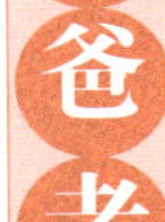

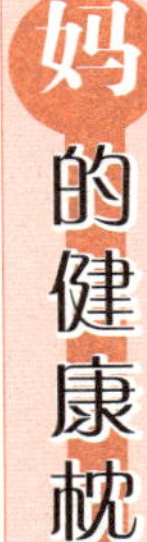

3. 洗脸的次数不宜太多 每天早、晚各 1 次为宜，洗脸时不要使用强碱性的香皂，会令皮肤过于干燥。洗脸水最好冷热交替，可以促进血液循环，增强去污效果，防止皮肤衰老。

4. 护肤品要坚持用 不能因为年龄大了，就不使用护肤品了，老年人也需要护肤品。皮肤表层有一层脂肪膜保护，但是由于外界环境刺激，脂肪膜会被破坏，比如风吹日晒、接触刺激性物品等。尤其是老年人，皮肤老化、表皮干裂粗糙、变脆发硬，适合用滋润类的护肤品，可以让皮肤光滑柔软。护肤品中还含有清洁成分，可以去除皮肤的污垢。老年人经常使用护肤品，可以延缓衰老、防止皱纹的快速生长。适合老年人用的护肤品有以下几类：

（1）水解蛋白类：水解蛋白有利于营养物质渗透到皮肤中，并形成保护膜，让皮肤细腻光滑，皱纹减少。

（2）珍珠类：珍珠中含有24种微量元素及角蛋白肽类等许多营养成分，可以参与人体内酶的代谢，促进皮肤再生，起到护肤、养颜、抗衰老的作用。

（3）蜂乳类：蜂乳中富含烟酸，可以防止皮肤变粗糙。蜂乳中还含有脂类、蛋白质、糖和多种人体所需的生物活性物质，能起到滋润皮肤的作用。

（4）维生素类：维生素A可以防止皮肤干燥、脱皮。维生素C可以减少色素沉着，降低肌肤暗沉。维生素E可以延缓皮肤衰老，舒展皱纹。老年人可以选择添加多种维生素的护肤品。

（5）人参类：人参含有多种维生素、激素和酶，可以促进蛋白质合成，促进血液循环、刺激神经、活化皮肤，加入人参成分的护肤品可以滋润调理皮肤。

（6）花粉类：花粉中含有多种氨基酸、维生素、人体必需的多种元素，可以促进皮肤新陈代谢、软化皮肤、增加皮肤的弹性，减少皱纹。

洗澡中的学问

随着年龄的增长，身体也会随之衰老，人体循环系统功能下降，心脏就有了一种潜在的危险。温热的洗澡水，对老年人的皮肤有好处，可以舒筋活络，缓解腰腿疼痛。但是，老年人洗澡还有很多问题需要注意，特别是冬天洗热水澡的时候。

（1）洗澡前30分钟喝200～300毫升白开水，以防止洗澡时皮肤血管扩张造成的各种不适症状，补充全身血液容量。洗澡过程中也应该携带水，发生不适时可以及时喝一些。洗澡时可以带一个小板凳，防止身体太累的同时又可以防止摔倒。

（2）饭后不宜洗澡。饭后胃肠消化液分泌增多，胃肠血液供应就会相应减少，洗澡会令血液量短时间内迅速增加，加重心脏负担，可能会诱发心脏病。饭后身体内的血液较多集中于消化道，以帮助消化，洗澡时体表血管扩张，消化道的血液供应减少，就不利于消化了。建议饭后1～2小时洗澡为宜。

（3）洗澡水的温度以37℃左右为宜。人体的血管也会热胀冷缩，温度过高会让皮肤血管扩张，全身大量的血液集中到皮肤表层，这会造成心血管迅速缺血，心血管就会痉挛。如果痉挛持续超过15分钟，就可能发生急性心肌梗死。如果发生大面积心肌梗死，就有猝死的危险。高血压患者还会因为全身皮肤血管扩张导致血压骤然下降。

（4）洗澡时间不能太长。长时间浸泡在热水中，皮肤易脱水，体表的血管扩张，会导致大脑通过的血流量减少，而且浴室相对来说较封闭，氧气少，而二氧化碳多，能量消耗很大，会让人出现头晕眼花的症状，严重时可能会突然晕倒或摔倒。洗澡淋浴5～10分钟即可，盆浴20分钟左右也就可以了。

（5）浴室的门不要紧锁。最好选择家里有人的时候洗澡，不要紧锁浴室门，以免发生危险之时家人不能及时施救。浴室地滑，行走之时一定要多加小心。

（6）洗澡时不要突然蹲下或起立。突然蹲下或起立会影响大脑血液循环，导致大脑缺氧、缺血，而发生昏厥，严重时甚至会发生脑溢血，危及生命。

（7）洗澡后注意保暖。浴室内温度较高，头皮血管扩张，浴室外，温度相对较低，扩张的头皮血管遇冷迅速收缩，会造成头部缺血而使抵抗力减弱，容易感冒。洗澡后应立即穿好衣服，戴好帽子，以免招风受凉，引起伤风感冒等。冬天洗澡时最好打开浴霸，减少着凉的机会。洗澡时，应选择在白天温度较高时。

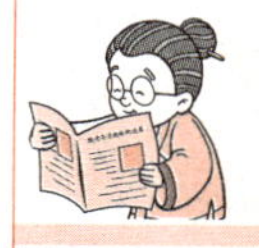

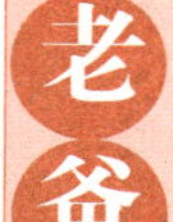

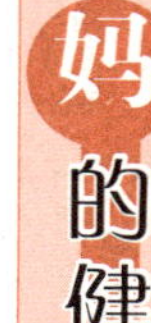

（8）洗澡不宜过于频繁。老年人皮肤变薄，开始萎缩，频繁洗澡会洗去皮肤表面正常分泌的油脂，让皮肤变得更干燥，容易引起皮肤瘙痒。尤其是天气寒冷时，老年人体质虚弱，抵抗力也会下降，频繁洗澡容易感冒。建议老年人4～5天洗一次澡即可。

（9）洗澡时不要用刺激性的沐浴产品。洗澡时最好选择中性的浴液或偏酸性的香皂。沐浴产品在身体上停留的时间不宜过长，用后要冲洗干净，洗浴结束后应该涂抹具有滋润效果的润肤露，改善皮肤干燥脱皮等症状，减少瘙痒和紧绷感。

（10）患有心脏病、冠心病的老年人，在洗澡之前最好先将速效救心丸含于舌头底下。患有高血压的老年人可以在洗澡前30分钟服下1丸硝酸甘油。患有冠心病、心脏病、高血压、高血脂、高血糖、糖尿病、颈椎腰椎病等的老年人都应该在亲人的陪伴下洗澡，以免发生意外事故。

老年人洗澡时一定要以安全为主，才能达到洗澡的功效。还应该注意一点：

老年人洗澡时经常发生晕眩，是洗澡中经常出现的意外情况之一。老年人在洗澡过程中，会突然出现包括头晕、眼前发黑、喘息急促、恶心、全身出虚汗、四肢发软、全身无力、站立不稳等症状，严重者会出现意识丧失。因此老年人在洗澡过程中，如果感觉到头晕目眩、恶心乏力等症状，应该立即扶墙蹲下或坐下，防止摔倒。让人帮忙搀扶到室外，擦干身体，在通风透气的地方待一会儿，就可以缓解症状了。若仍不见好转的患者，应该立即送到医院抢救。

足浴养生注意事项

脚是人体的“第二个心脏”，因为连接人体五脏六腑的12条经脉和66个穴位，有一半以上起止于它。脚部是人体健康的全信息缩影，

从脚部的各个部位可以检测出人体的疾病来，同样也可以通过刺激足部的穴位以达到减轻或治愈疾病的效果，这就是足浴养生的基本原理。老年人出现衰老，都从脚部开始，如俗话所说：“树老根先竭，人老足先衰。”

由此可见，脚的健康与人体健康、脚的保健与人体保健，有着密切的关系。

我国民间针对洗脚健身有着不少广为流传的俗语，如“睡前洗脚，强似用药”“热水洗脚，如吃补药”等，还将一年四季洗脚的疗效概括为：“春天洗脚，升阳固脱。夏天洗脚，除湿去暑。秋天洗脚，肺润肠濡。冬天洗脚，藏精温肾。”

老年人经常泡洗双脚对身体有很多好处，但泡脚养生也有很多注意事项，泡脚不当，有可能损害健康，那就得不偿失了。

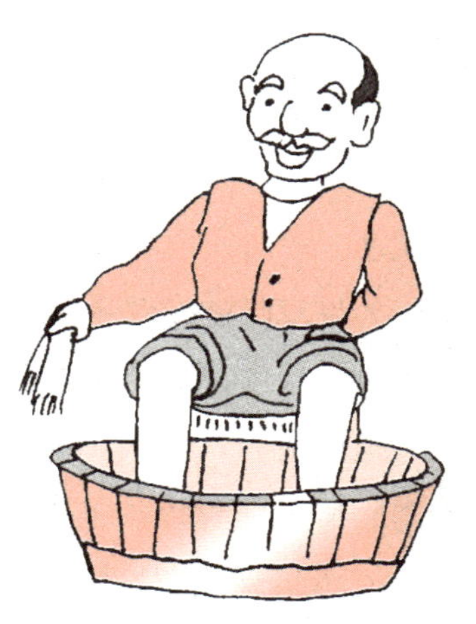

（1）泡脚的时间不能过长。否则就会让双脚的局部血液循环过快，而造成身体其他部位相应地缺血，可能导致大脑供血不足，发生昏厥现象。泡脚时间过长还会引起血管扩张，导致血压降低。老年人泡脚的时间以 15 ~20 分钟为宜，最长不要超过 30 分钟。身体虚弱以及患有低血压的老年人每天泡脚时间不宜超过 20 分钟。

（2）饭前、饭后 30 分钟内不要泡脚。泡脚时，足部血管扩张、血容量增加，造成肠胃及内脏血液减少，影响肠胃的消化功能。饭前 30 分钟内泡脚会抑制胃液分泌，影响消化功能；饭后 30 分钟内泡脚会影响胃部血液供给，长期如此会造成营养不良。还要注意：空腹、酒后也不宜泡脚。

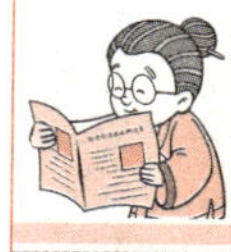
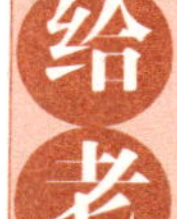
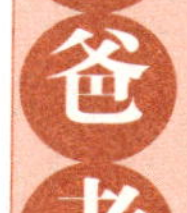
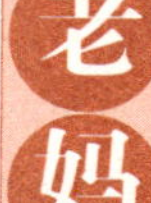
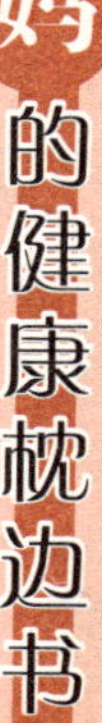

（3）泡脚后不宜立即睡觉。泡脚之后应该趁着双脚发热揉揉脚底，然后穿好袜子保暖好双脚，待全身热度慢慢降低后再入睡为宜，这样也有助于睡个好觉。

（4）泡脚的水温不宜过高或过低。刚开始泡脚，最好是在37℃左右。因为脚的表皮温度为30～32℃，等脚适应后，再慢慢往里加热水，直到42℃左右就保持这个温度，这样有利于脚部血液循环。

（5）泡脚后不宜立即起身，这样容易造成头晕，发生摔倒等危险。

（6）泡脚桶要深，底部面积要大，最好选择木质泡脚桶。泡脚桶应该可以浸泡到小腿，让双脚放进去很舒服为宜。

（7）泡脚桶应常清洁。泡脚桶清洁后，还应进行抗菌处理。有足癣者要单独使用泡脚桶。

患有某些疾病的老年人，在泡脚时还有很多禁忌，不同的病情要不同对待，如心脑血管疾病患者不宜用太热的水泡脚，水温过高会加速血液流动，短时间内增加心脏和血管负担，从而加重病情，造成危险。另外，如果双脚被冻得麻木之时，皮肤和肌肉都处于僵硬状态，突然用热水烫脚，温度一下子变化太大，也会加重病情。

泡脚时可以加入中药煎液，如活血补肾可以加入当归、红花、赤芍等；降血压可以加入枸杞、菊花、丹参等；气虚可以加入黄芪、白术、党参等；预防皮肤干燥皲裂可以加入红花、桂枝、银花等。取中药15～20克，用沙锅煎煮，滤渣取汁，每次泡脚时倒进泡脚桶。中药泡脚千万不能用金属或塑料桶，以免盆中的化学成分与中药成分发生反应，造成药液无效。皮肤有破溃者不要使用中药泡脚。老年人用中药泡脚应咨询医师，如果在使用药物泡脚时，因药物引起了皮肤的过敏，应该立即停止泡脚。中药泡脚只能起到辅助治疗的功效，不要当成治病的主要方法，以免延误病情。

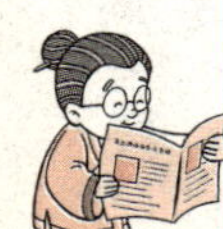

注意预防“空调病”

夏季，空调几乎成了居室内必备的电器，老年人也渐渐适应了空调，因为空调确实能很快就降低室内温度，让人备感舒适。然而老年人的温度感觉较差，体温调节也较差，使用空调时一定要多加注意，以免导致“空调病”。

长时间在室内空调环境下待着的人，因为相对封闭，空气不流通，致病微生物容易滋生。室内外温差较大，机体不能很好适应，就会出现头晕、鼻塞、打喷嚏、耳鸣、乏力、记忆力下降、肌肉关节酸痛等症状，还常伴有一些皮肤过敏症，如皮肤发紧、粗糙、易过敏、皮肤变差等。这类现象在医学上就被称为“空调综合征”或“空调病”。

因此，老年人使用空调时需要注意以下几个问题：

（1）打开空调后，注意调整室内外温差，不要超过7℃。空调温度可以设置在18～24℃，不伤害健康的同时还能节能省电。

（2）刚打开空调时，不要着急封闭门窗，10分钟后再封闭门窗为宜，可以让空调中的有害物质散发，减少对人体不必要的伤害。

（3）夏天出汗较多，一旦进入空调环境，就应该脱掉被汗水打湿的衣服，换上干净衣服，擦干汗水，否则容易感冒。也不要贪图一时凉快站在空调出风口下直吹。

（4）室内空气流速应该保持在每秒钟20厘米左右，不要在空调风口直吹处坐着、躺着或工作。

（5）空调开启时间不宜过长，应该时常打开窗户透气，开始时间为2～3小时为宜，让室内空气流通，降低空调中吹出的有害物质的浓度，保持空气清新。

（6）长期在空调环境中生活的人，应该经常锻炼身体，多呼吸新鲜空气、多晒太阳、多喝白开水，加速体内新陈代谢，及时排除空调中有害物质带给人体的伤害。

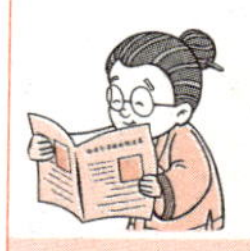

(7) 长期处于空调环境下的老年人，在离开空调环境时应注意避暑。人体本身有较强的耐热能力，当外界气温超过 35℃时，皮肤就会通过流汗的方式散发掉体表的热量，使体温不会过高。然而长期处于空调环境下，耐热应激力就会逐渐减少，耐热能力下降。当室外温度过高时，就很容易中暑。

很多人在酷热的夏季，处于空调环境下久了，就会感到头晕、乏力、心慌等不适，但不用太过担心，这是由于空调太脏的缘故，应该及时清理。

空调经过一段时间的运转，过滤网和蒸发器上都会沾满了灰尘。空调的温度环境非常适合病菌的生长繁殖，积累的灰尘中一般都会藏着大量的病菌。空调因为其独特的工作方式，让它像吸尘器一般，抽吸室内的空气，经过蒸发接触后，再返回到室内。长期运转后，灰尘、污垢、细菌等积累在空调内部，久了就会影响空调的制冷，还会滋生螨虫。空调上附着的细菌会随风被吹回室内，污染室内的空气，进而传播疾病，危害人体健康。

正常情况下，空调压缩机排气管的温度为 50～80℃，当散热片上的灰尘很厚时，排气管的温度会升高到 100～130℃，压缩机的冷冻油基本失去了润滑作用，导致压缩机磨损增大，制冷效果变差，降低了压缩机的使用寿命，严重的甚至会烧毁马达。因此，空调一定要定期清洗过滤网和蒸发器，既对人体健康有好处，还可以延长空调使用寿命。

其实，老年人最好少处于空调环境下，可以用传统的扇子来扇风送凉，这样还能活动筋骨，让手腕变得更灵活。

摇动扇子，手指、腕部、肩部都要协调配合，经常摇扇子对整个上肢的关节、肌肉和韧带都有一定的锻炼作用，可以促进血液循环、增强肌肉的力量、提高韧带的强度、改善关节协调配合的灵活性，还可以防治肩周炎。

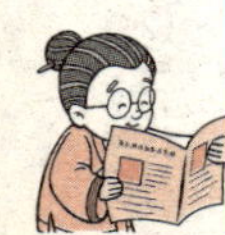

摇动扇子还可以改善精神，有助于稳定焦躁复杂的心情，宁神静气。老年人尽量减少在空调环境下待的时间，拿着扇子约上几个朋友，找个凉快的地方，摇扇聊天，既可以怡情养性，又能远离“空调病”。

看电视注意事项

有些老年人平时没有事情做，喜欢靠看电视来打发时间。的确，看电视可以打发时间，还可以了解社会热点，跟上时代的步伐，甚至可以颐养性情、陶冶情操。但是看电视不能作为唯一娱乐方式，时间长了也不利于健康。老年人看电视还要注意以下事宜：

1. 看电视时间不能太长 长时间看电视，一直坐着，会压迫下肢静脉，造成血液回流不畅。老年人本来血液循环就慢，需要多做些简单的运动改善血液循环，而长时间看电视就会加速下肢静脉血栓形成，本来就患有下肢静脉曲张的老年人，长久看电视就会出现腿脚麻木、酸胀、疼痛、浮肿，甚至小腿抽筋等现象。长时间看电视会增加眼睛的负担，导致视网膜、眼肌、晶状体等视力调节功能减退，造成眼花、刺眼、流泪、视力下降、眼疲劳等，加速老花眼的形成。

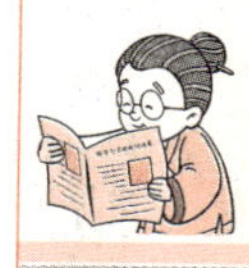

2. 不宜饭后立即看电视 饭后立即坐下看电视，会使肠道蠕动变得缓慢，消化腺和消化管要完成对食物的消化，供血就要增多，但是此时看电视，大脑也需要增加供血量，相应地向消化器官的供血就会减少，时间久了就会伤害肠胃，甚至造成慢性肠胃疾病。

3. 不要看家庭纠纷等消极类电视节目 老年人看多了消极类的电视节目，会把自己对号入座，联想到生活中自己遇到的类似情况，会增加抑郁烦恼苦闷的情绪，时间久了，就会失去对生活的热情，变得焦虑抑郁，影响健康。

4. 不要看激烈的竞赛和情节惊险的节目 这类节目会让情绪激烈地波动，患有心脑血管病的老年人很容易导致意外的发生。这类节目还容易让人过度紧张、焦虑、兴奋，患有动脉硬化的老年人易发生血管破裂而导致脑卒中。患有冠心病的老年人因为心肌缺血引起心绞痛，严重的甚至会引起心肌梗死。除了以上这些，看这类电视节目还会因为惊悚、兴奋而容易导致失眠、多梦、精神恍惚等。所以，老年人不要看激烈的竞赛和情节惊险的节目。

5. 少看电视连续剧 现在很多电视剧都是连续播放，老年人遇到自己喜欢的电视剧，一看就是几个小时，有时甚至会看到凌晨，这严重打乱了生活规律，十分不利于人体健康。看电视看得太晚，大脑处于兴奋中，不容易很快进入睡眠状态，长时间如此，就会造成睡眠障碍或神经衰弱等。看连续剧也要适时适度，该休息的时候就休息，一般电视剧都会有重播的，可以第二天白天再看。连续看电视的时间不宜超过 1 小时，到时间就要休息、喝水、放松，可以做一些简单的小运动，如抬头、伸臂、摆腰、踢腿等，缓解久坐的疲劳感。

6. 看电视的距离要适当 看电视的距离应该保持在屏幕对角线长度4～5倍的地方，也就是 1.5～3 米；电视的高度应与人的视线水平一致或略低些，偏斜度不宜超过 45°。另外，电视的亮度也要适当，不能太亮。

7. 不要躺着看电视 很多老年人喜欢躺在沙发、躺椅或床上看电视，累了还可以躺下休息，但是这样会让眼部肌肉长时间接受电视光线和屏幕的刺激，从而使眼睛处于紧张收缩的状态，时间久了，容易损伤视力。

老年人看电视一定要注意以上各项，以防损害身体健康。老年人可以多和孙辈一起看儿童节目，会得到很多的乐趣。孙辈看电视时会提出一些问题，老年人就要为其解答，达到了锻炼大脑的目的。而遇到解答不了的问题，可以查阅相关书籍等，这就使老年人也能不断学习新知识，让生活更充实。

搓麻将要适度

麻将，与扑克牌、象棋一样，都是人们平时娱乐的工具，用来解闷，适当搓麻将有益身心健康：

1. 搓麻将可以消除孤独感　老年人经常会感到孤独，尤其是当老伴去世、子女不在身边时，一时间难以平衡心理的孤独感。老年人空闲的时间较多，平时除了早晨起来散散步，买菜做饭之外，几乎没有什么事情可做，容易产生空虚感。搓麻将可以让几个老年人聚在一起，这也就形成了一个小的社交圈子，经常搓麻将，会认识新的朋友，这有利于排遣老年人孤独寂寞的心情，也能消磨时光、调节情绪，让自己有事可做。

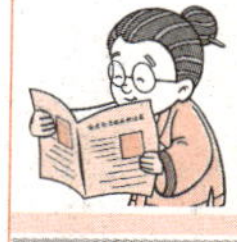

2. 搓麻将有利于思维活动　搓麻将的过程中需要思考，不但要看桌子上的牌，还要记住谁出了什么牌，判断别人可能要什么牌，自己可以出什么牌，接下来该如何打牌，如何吃牌，怎么和牌等。搓麻将需要观察牌局的变化，需要大脑思考，这就锻炼了大脑的思维能力，有助于增强记忆力、判断力和综合处理问题的能力。搓麻将可以预防老年痴呆症的形成。

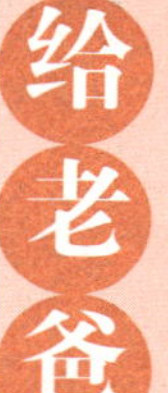

3. 搓麻将有益身体健康　搓麻将时，麻将会接触到手掌上的每个穴位，可以按摩穴位，促进血液循环。整理麻将时，会活动指关节，提高指关节灵活性，预防指关节太早僵化，增强老年人的指关节活动能力。

长时间搓麻将的危害

搓麻将确实是有益身心的活动，但是老年人搓麻将要适度，要劳逸结合，以免疲劳过度影响健康。

1. 不要长时间连续搓麻将　每玩一两圈就应该站起来活动活动，

喝点水，自然放松一下，不要让大脑和身体一直处于高度紧张的状态。搓麻将时间太长，集中用脑，精神高度紧张，情绪一直处于变化之中，这些都会使血压突然升高。对于患有动脉硬化或高血压的老年人来说，容易频繁出现血压波动，可能因为脑出血而猝死。搓麻将时间久了，会出现头晕、目眩、眼花、记忆力减退、失眠等症状，甚至还会变得神经衰弱。有的老年人患有高血压、糖尿病、动脉硬化、冠心病等，这些老年人尤其要注意，千万不可一直连续搓麻将而忘记了吃药或治疗的时间，也不要因为急着搓麻将而耽误了吃药或治疗的时间。

2. 不要把输赢看得太重 搓麻将是娱乐消遣的一种方式，本来就是玩，玩要玩得高兴、放松，要保持平和的心态，没必要把输赢看得太重，不要太较真，以免造成情绪激动、兴奋过度，更没必要为此伤了感情，发生争吵、生气等。

3. 搓麻将容易感染传染病 搓麻将的过程中要反复摸麻将牌，如果牌友中有人是乙肝患者，被传染的可能性就非常大。搓麻将时免不了要近距离接触，流感病毒极容易传播，呼吸、打喷嚏、咳嗽等都可能传染给他人。搓麻将时还会接受别人给予的食品，边吃边玩，痢疾、肠胃炎等就有可能发生。

4. 搓麻将可能引起骨质增生 脊椎应该在不断和缓的体位变换中保持正常稳定。而搓麻将需要长久的坐姿，持续的体重压迫、刺激，会造成脊椎骨的增生，尤其是腰椎更容易发生骨质增生，也可能会使着力重心点的两个坐骨结节处发生骨刺。

5. 搓麻将可能诱发肺癌 室内搓麻将时，待的时间相对较长，环境相对密闭，无论吸烟者还是不吸烟者都会处在乌烟瘴气的环境中，而狭小的空间不利于废气的排出。人会感到头晕，会不自觉地咳嗽。长期处于烟雾环境中，极易诱发肺癌。

搓麻将有度，才有益身心健康、心情开朗、生活舒心。搓麻将就是

一种娱乐方式，不可长时间连续不间断地进行，把握好度，以心情舒畅、精神愉悦为主，一旦感到不舒服就不应该再继续，要适当休息，注意劳逸结合，搓麻将过后可以去户外锻炼身体，尤其是患有疾病的老年人。

四季养生

盎然春日，防困会捂

立春后人体内的阳气开始升发，如果可以利用好春季，借阳气上升、人体新陈代谢旺盛之机，采用科学的养生方法，对一年的养生保健都有着重要的意义。

春季养生要注意“四不”：

1. 不“酸”　饮食上要“减酸增甘”。春天肝阳上亢，如果再吃很多酸性的食物，会导致肝气旺盛，就容易伤脾胃。春天饮食上可以吃些甘温补脾的食物，如山药、春笋、红枣、菠菜等。还要保证充足的维生素和蛋白质的摄入，以增强抵抗力。春天人体新陈代谢加快，营养消耗就会相对增加，应该多吃些清淡的食物，把冬季蓄积的内热散发出去。老年人此时节不宜吃生冷食物，以免刺激肠胃引发疾病。

2. 不“静”　冬天，人体系统的各项功能都有所减弱，到了春天，就应该借助自然界阳气开始升发的特点，好好养阳、加强锻炼、恢复系统功能的正常运作。春天空气中的负氧离子较多，老年人应该多去户外锻炼，公园、广场、树林等绿化环境较好的地方都适合锻炼，尽情呼吸新鲜空气，呼出体内浊气，有助于增强大脑皮层的工作效率和心肺功能，及预防动脉硬化、提高身体抵抗力。但是春天的早晨气温低、雾气

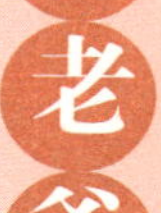
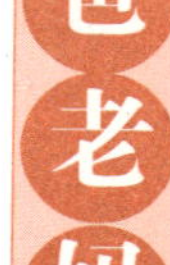
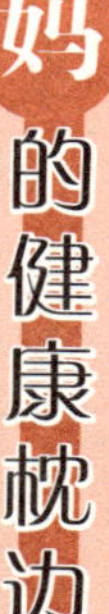

重，不要太早出去锻炼，以免患上伤风感冒或哮喘、慢性支气管炎，应在太阳出来后再去锻炼身体。老年人早晨血流相对缓慢，血压、体温偏低，不宜空腹去锻炼，可以喝些热汤饮，以补充水分、增加热量、加速血液循环。早晨锻炼不要迎着风跑，更不要露体跑。另外，老年人早晨起来时肌肉松弛、关节韧带僵硬，锻炼前一定要做好准备，活动关节、扭动腰肢、伸展躯体。其动作要缓慢、量力而行、循序渐进，不要做激烈的运动，以免发生意外。行动不便的老年人，可以去晒晒太阳、吹吹春风，有利于顺气强身、颐养精神。

3. 不“妄” 老年人体内的阳气相对不足，春天是非常适合养阳的时节，应该适当节制情欲，否则会损伤阳气。

4. 不“怒” 春天肝阳亢盛，生活各方面变化都较大，情绪起伏也大，急躁易怒，对人体健康危害极大。怒会伤肝脏、伤心、伤胃、伤脑等，会导致肝气郁滞，影响肝的疏泄功能，致使肝功能紊乱，免疫力下降，容易造成肝病、心脑血管病、精神病等。老年人应该努力使自己拥有宽阔的胸怀，保持愉悦轻松乐观的心情，不要常“怒”。

春天，一切都是生机勃勃的，人体因为阳气升发，也开始变得活跃，人们的心情也跟着自然界欣欣向荣的景象变得愉悦起来，春天的气息感染着一切。但是有一些老年人却显得和这派景象格格不入，总是感到困乏、没精神，这就是俗称的春困。

春困是人体生理变化的一种反应，冬天气温低，人体受到低温的影响和刺激，皮肤毛细血管收缩，血流量相对缓慢，汗腺和毛孔随之闭合，减少了热量的散发，以维持人体正常的体温。到了春天，随着气温的升高，汗腺和毛孔开始打开，皮肤血液循环加速，使得大脑的供血量减少。随着气温的持续升高，新陈代谢也会逐渐旺盛，耗氧量不断增加，又使得大脑的供氧量不足，天气则暖和，所以就会产生疲乏困倦之意，总想睡觉。

但是，中医学认为春困的原因主要有两方面：

（1）经过了整个冬季，人体内聚集了许多郁热，这阻碍了阳气升发，让人精神萎靡，肝气过旺的老年人表现得尤为明显。而且冬天的睡眠习惯是早睡晚起，春天的睡眠习惯却是晚睡早起，一时改变不了睡眠习惯的老年人就会感觉疲劳。

（2）脾气虚弱的老年人常会犯春困。春天肝气旺盛，身体所需的能量就无法充足，所以即使春暖花开，也会总想着睡觉。这种老年人，应该吃一些健脾益气的中药，经过调理就不会总是想睡觉了。

老年人还应该注意，春困也可能是某些疾病发作的原因，应该找出让自己困乏的根源，对症治疗。也可以试试一些防止春困的小方法：

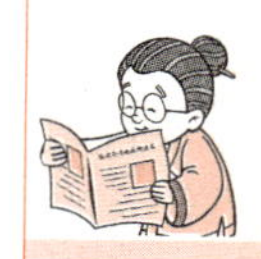

搓脸：困乏之时搓搓脸，就会感到清醒许多。搓脸的过程中，会刺激面部穴位，促进人体健康。搓脸前先把双手搓热，用搓热的双手去搓脸，下颌、嘴、鼻子、眼睛、额头、两鬓、两颊都要搓到，不拘从上向下还是从下向上，过程快慢也无所谓，自己舒服就好。搓脸非常简单，且不受时间、地点等影响，仅用一双手就可以完成。搓脸可以让脸部穴位气血通畅、循环正常、防止春困。

饮食调理：食用一些可以健脾祛湿的食物，如山药、芡实、白术等，都可以起到消除困乏的作用。

改变作息习惯：春天要早睡早起，并到户外去锻炼身体，感受大自然带给的春天气息，就会让人不再总是觉得困乏了。

从立春开始，就进入了春季，但是天气依然不太暖和，温度还是很低。老年人由于身体本来就弱，立春了也要注意保暖，也就是所谓的春捂，但是现实生活中经常有一些错误的习惯，还得纠正：

（1）出门戴口罩以预防感冒。鼻黏膜里分布着很多血管，血液循环旺盛，当冷空气经鼻腔吸入肺里时，一般已经接近人体体温。但是如果长期戴口罩防止冷空气，人体的耐寒能力就会下降，越来越不能抵御寒冷，反而更容易感冒了。老年人应该靠锻炼身体去增强体质，预防感冒，而不是一个口罩可以解决的事情。

（2）手脚冰凉用炉火烤。天气寒冷之时，从外面走一圈回来，经常会手脚冰凉。为了取暖，老年人常会用炉火烤，这是通过热力的作用，促进局部血液流畅，活血祛风。然而手脚冰凉烤火炉，会造成血瘀。当经脉不流通，阳气不畅达时，就容易形成冻疮了。手脚冰凉应该先轻轻搓揉，待皮肤表面变红时再去取暖，让其慢慢恢复到正常温度。

（3）脸部被冻得麻木立即用热水洗脸。脸部在冷空气的刺激下，汗腺、毛细血管都呈现收缩状态，当遇上热水后迅速扩张，这就容易加速脸部衰老。脸部受凉之后，应该用温水洗脸，使脸部慢慢恢复正常温度。

（4）皮肤瘙痒时用手去挠或用热水烫。春天皮肤容易干燥，就会造成瘙痒，这是由于风邪克于肌表，引起了皮肉间气血不和，郁而生微热所致，或者由于血虚风燥阻于皮肤，内生虚热而发。皮肤瘙痒时，老年人已经习惯了用手去挠或用热水烫，这样其实不能从根本上止痒，还会损伤皮肤表层。皮肤瘙痒的老年人，平时应该注意多喝水，多吃蔬菜和水果，最好忌食辛辣等刺激性食物，经常温水沐浴，保持皮肤清洁，就可以有效减少皮肤瘙痒了。

（5）喝酒抵御寒冷。有的老年人习惯喝酒御寒，喝酒之后，酒气上攻、浑身发热，这是因为酒精促使人体散发原有热能。可是散发太过，反而容易导致酒后寒冷。喝酒抵御寒冷只是暂时的，老年人不应该用此方法御寒，应该多锻炼身体，提高自身抵抗力，生活中注意养生，就可以抵御寒冷了。

春天是由冬天寒冷向夏天炎热过渡的一个时节，人体经过一个冬天的收缩后，逐渐变得舒展，毛孔也从封闭状态逐渐张开。但是春天不要过早将棉衣脱掉，应该捂一捂，以防止受到风寒而致病。春天时人体的

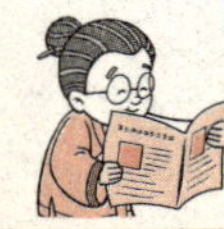

代谢功能较慢，不能够迅速调节体温，抵抗能力较弱，易生病。所以，春天时老年人一定要捂一捂，注重人体保暖。

所谓的捂，也是有讲究的：捂的重点是脚和腿。因为人体下肢血液循环比上肢差，易受到风寒侵袭，重点捂脚和腿，才能养阳收阴，防寒保暖。捂的时机很重要，冷空气到来前一两天就要准备捂。很多疾病的发病高峰期都与冷空气和降温有关，所以老年人要在冷空气到来之前一两天就开始捂。捂要注意气温，15℃是捂与不捂的临界温度。捂要注意温差，温差大于8℃就需要捂了。捂的时间持续一两周就可以。毕竟气温会回升，太多的衣服总要减下来，体弱的老年人多捂几天即可。

春天是适合出游的季节，老年人的空闲时间较多，多参加一些自己能承受的旅游活动，可以开阔心胸、陶冶情操、保持精神的愉悦，还能强身健体、增长知识。但是一定要注意安全，不要发生意外。春天风沙大，出游要注意，不宜去尘土飞扬的地方。春游时，玩得高兴了，难免会出汗，应该随时擦干，不要穿着湿衣服站在冷风里，以免受凉引起疾病。出游时还要关注空气污染指数，太高时最好不要出游，以免生病。有过敏史的老年人，春游尤其要注意，以防过敏。

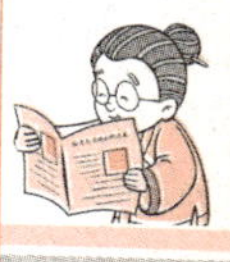

春天是万物复苏的季节，也是病毒、细菌等繁殖的季节。所以，春天也是疾病、瘟疫高发的季节，如流行感冒、肺炎、猩红热等。老年人在春天一定要注意保护自己，讲究卫生、消灭传染源、切断传染通道，室内外保持通风，加强身体锻炼、增强自身抵抗力。

炎炎夏日，消暑安眠

夏天气候由温转热，是万物生长茂盛的时节，艳阳高照、天地之气交合，对万物的生长发育都有着非常好的促进作用。此时节如能正确科学调养，就可以让身体蓄积充足的阳气，提高人体自身抵抗力，以适应气候的变化。夏天也是一年中最热的时节，我国很多地区，经常会出现40℃的高温，甚至连续几天都是高温天气，炎炎夏日真是难熬。虽然夏天很热，但是其炽盛的阳热之气可以温通身体的每一条经络，祛除困扰老年人的寒湿邪气。冬病夏治就在此时，可以采用按摩、拔罐、针灸、食疗、理疗、贴敷穴位、中药内服等很多治疗方法。贴敷穴位最为常见，如哮喘、冻疮、风湿性关节炎、老寒腿、肩周炎等都可以用贴敷穴位来治疗。

炎炎夏日，气温非常高，会让人产生燥热之感，要以凉来驱除燥热。夏日消暑不可避免地要从饮食上入手：

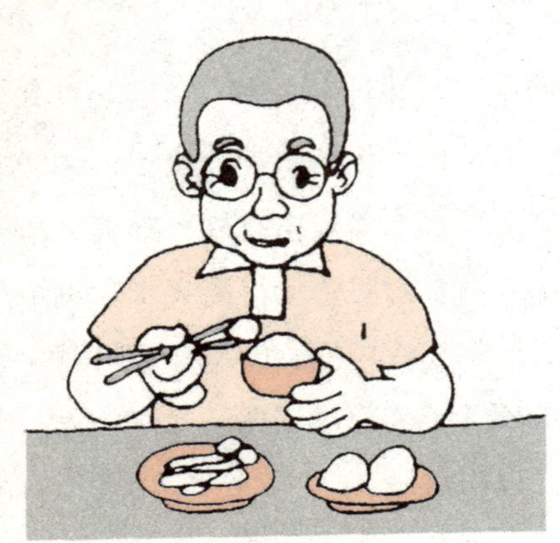

（1）饮食应该以清淡质软，易于消化的食物为主，高脂肪以及辛辣刺激的食物应该少吃。清淡的食物可以清热消暑、敛汗补液，促进食欲。多吃些新鲜蔬菜水果，营养美味，又可以防止中暑。以粥代替日常的馒头、米饭、大饼等主食，可以自制些清凉饮料，如酸梅汤、绿豆汤等。夏天应该喝牛奶，可以解热毒、祛肝火。夏天少喝酒，尤其是烈性酒，不要吃得太咸，否则容易诱发高血压、脑卒中、冠心病等。还要注意补充钾，可以减少上述病症的发生概率，还会抑制癌细胞。

（2）饮食上除了要清淡，还应该吃一些苦味的食物，因为夏天暑盛湿重，伤肾气伤脾胃，苦味食物具有补气固肾、健脾除湿的功效，可以平衡暑盛湿重。苦味食物会促进胃酸分泌，增加胃酸浓度，从而增强食欲。苦味食物中都含有一定的可可碱，可以提神醒脑。苦味食物中含有丰富的维生素 B_{17}，具有很强的杀灭癌细胞的作用。苦瓜、莲子、百

合、苦菜等都可以常食用。

（3）夏天不宜吃得过饱。老年人消化能力本来就比较弱，夏天就更差了，消化不良就会伤脾胃，造成脾胃疾病，还会让食欲减退。

（4）夏天少吃生冷食物。虽然人们到了夏天都想吃些生冷的食物，尤其是冰饮最受欢迎。但是老年人脾胃消化吸收功能都下降了，又会受到夏天暑热湿邪的侵入，更加影响脾胃的消化吸收功能，生冷的食物会进一步损害脾胃的消化吸收功能。生冷的食物一般是寒性食物，寒与湿结合，就会损伤脾胃，造成腹痛、腹泻等症状。

（5）夏天可以多吃点醋。醋是酸的，可以促进食欲，提高胃酸浓度，有利于消化吸收、敛汗止泻。醋还能抑制细菌生长繁殖，可以辅助预防伤寒、痢疾等传染病。醋还可以消除疲劳，使人充沛精力。

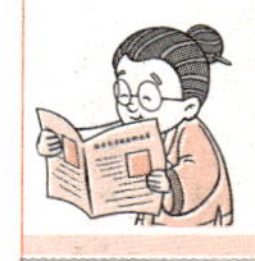

（6）夏天少吃温热性的食物。夏天人体较热，就不应多吃温热性的食物，如羊肉、椰子、桂圆等，否则容易引起内热过盛。

（7）夏天要补足水分。夏天容易出汗，会造成水分流失，要多喝水，尤其是温水。温水可以冷却体内燥热，冲刷口中细菌并抑制其生长。温开水最重要的作用是可以防止老年人血黏度增高。就算是出汗较少，每天也要补充至少1300毫升左右，出汗多就更要补充了。

人们为了安然度过盛夏时节，采取了很多消暑降温措施，老年人也一样。但是，有的老年人太过贪凉，终日吹空调、电扇，吃冷食凉食，目的是想要消暑降温。年轻人这样做都会对身体造成严重的危害，更何况是老年人。夏天时人体主要是靠排汗的方式散热，吹电扇虽然降低了皮肤表面的温度，可是周围的温度依然不低，又不能排汗散热，并没有真正地降温。时间久了反而会觉得头昏脑涨、四肢乏力、昏昏欲睡。睡觉的时候吹电扇，容易受凉感冒，或造成腹痛、腹泻等症状。经常吹空调，虽然室内温度保持在了一个相对舒适凉爽的环境，但身体内热还是散不出去，时间久了，也会出现上述症状。如果出去活动，很容易发生中暑。

在夏天，很多疾病都是因为过分贪凉引起的，如热伤风，主要症状表现为恶寒头痛、体热无汗、肢节酸痛、大便溏稀等。老年人本来就体弱，加之阳气不足，胃肠功能弱者表现更甚。还有胃肠疾病，大多因为过度食用冰淇淋等寒凉食物所致。寒凉的食物进入胃里，刺激胃肠蠕动，缩短食物在胃肠内停留的时间，长时间刺激消化道，使局部血管收缩，胃壁黏膜呈暂时性缺血状态，这就会影响正常的消化功能，继而引发胃肠疾病，或使消化道的旧病复发。夏天时人体内的热量很难散发，胃肠内温度也较高，吃寒凉的食物时，就会引起胃肠痉挛、腹痛等。寒凉的食物还会加重病情，如患有气管炎的老年人，寒凉的食物因刺激咽喉部，会加重咳嗽。高血压恢复期的老年人，寒凉的食物会让血管痉挛，血压升高而加重病情，甚至会造成严重的后果。老年人在夏天不可常吃寒凉的食物，最好不吃。

夏天时很多人喜欢吃西瓜消暑，更喜欢将西瓜冰镇后再食用。冰西瓜虽然美味消暑，但是有一些问题需要注意。西瓜最好整个放到冰箱中，以免放置时间过长串味和感染细菌。西瓜切开放到冰箱里，要用保鲜膜包好，不要没有覆盖就放到冰箱中，否则也很容易坏掉。西瓜放到冰箱中的时间不宜过长，放入冷冻柜中 1 小时即可，放入冷藏柜中 2 小时即可。西瓜放到冰箱中久了，很容易发酸坏掉，也容易引起腹痛、腹泻等问题。其实，老年人并不适宜吃冰西瓜。西瓜性寒、味甜，经过冷藏后寒气更重，吃到胃里就会损伤脾胃，损伤人体的阳气。老年人本来就阳气不足，脾胃功能较差，吃冰西瓜尤为不妥。

夏天时人体消耗增大，更需要加强脾的调养，以从食物中获取营养。夏天经常吃寒凉的食物，会伤害脾胃。脾被称为“后天之本”，具有“运化”和“升清”的作用。“运化”就是把我们摄取的食物消化，精华部分通过脾的“升清”作用送到心脏而转输到全身，糟粕通过大

肠、膀胱等排出体外。通过健脾益气就可以开胃消食、振奋精神。

夏天酷热难耐，一般人都不愿意出家门运动，老年人更是不愿意出去运动了。其实，夏天特别适合“轻运动”，运动时间控制在30分钟之内为宜，注意科学合理补充水分即可。“轻运动”就是消耗体能少、技术要求低、时间要求宽松的运动。“轻运动”很简单，如出门买菜、逛超市的时候，以步行代替坐公交，时间控制在1小时之内，身体不感到特别的疲惫即可。不过，即使是做“轻运动”，也不要选择烈日当头的正午，早晨或晚上都可以进行，以不让身体觉得太过疲倦为度。

炎热的夏日，不容易安眠，老年人就想出了很多可以睡好觉的方法，然而很多看似明智的“好方法”，却会伤到老年人的健康。老年人要想安眠，以下几个睡眠禁忌要记住：

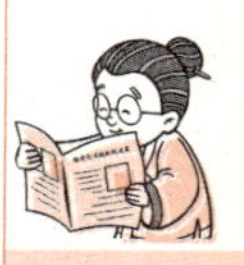

（1）不要裸露胸腹部睡觉。人体的温度是靠皮肤上的温度不断变化来保持恒定的，但是腹部和胸部的皮肤温度几乎不会变化，睡觉时应该盖上一条毯子在胸腹部，以免着凉而生病。

（2）不要吹着空调或电扇睡觉。入睡后人体血液循环变慢，抵抗力下降，吹着空调或电扇是会让房间内温度降低，人体相对舒适，但是这样的贪凉会引起感冒、头痛等。

（3）不要睡在地上。睡在地上很凉快，但是地上硬、潮湿，会引起感冒、风湿性关节炎等疾病。

（4）睡前不要在地上泼水。睡前在地上泼水是为了降低室内温度，但也会让室内空气更加浑浊、潮湿，危害健康。

在夏季，天很早就亮了，有的老年人习惯了早起，这并不是有利于健康的习惯。前面已经提到过，老年人随着年龄的增长，睡眠的时间也应该随之延长：60～70岁的老年人，睡眠时间应该为8～9个小时；70～90岁的老年人，睡眠时间应该为10小时左右；90岁以上的老年人，睡眠时间应该为10～12个小时为宜。且每个时辰当令的经络不同，太早起床会伤害相应的脏腑。老年人最好保证23时前入睡。因为23～1时是气血回流到肝脏的时间，此时不睡，会引起肝火，让肝脏继续工作，时间久了，会损害肝脏。良好的睡眠可以增强人体抵抗力，夏季因为蚊虫叮咬、天气闷热难耐，容易造成睡眠不足或缺乏深度睡眠。

夏天也不能贪睡，早上空气清新，还不至于太过炎热，是健身锻炼的好时机。中午烈日当头，气温最高时，可以利用此段时间来午休，以补充晚间的睡眠不充足。午睡时，人体交感神经和副交感神经的作用正好与原来相反，这就使人体新陈代谢缓慢、体温下降、呼吸变慢、脉搏减速、心肌耗氧量变少，心脏消耗与动脉压力减小，使与心脏有关的激素分泌趋于平衡。这益于控制血压，有利心脏健康，降低心肌梗死等心脏病的发病率。午休能够提高人体抵抗力、健脑、振奋精神。活动的大脑和全身各个系统都可以在午休时得到放松和休息，下午就会精力充沛、反应敏捷、情绪良好。午休的好处很多，但是不宜饭后立即午休，也不要坐着打盹或趴在桌子上睡觉。午休时间控制在1小时左右，不要太长，否则下午反而会精神疲惫、头昏脑涨。居室内应该经常通风，保证空气流通，室温在26℃左右为宜，相对湿度保持在60%左右为宜，这样的居室环境有利于老年人的睡眠和生活。

老年人夏天睡不着，不妨睡前泡泡脚，先用温水泡，再慢慢加入热水，泡到脚热、微微发汗为宜，这样有助于睡眠。有的老年人喜欢在头上敷冷毛巾，这样可以让人感到很舒服，暂时安然入睡。然而冷刺激会让头部肌肉收缩、血管直径变小、大脑血流量下降。还可能造成暂时性脑缺血，加剧头昏脑涨，反而更不清醒，更不能很好地睡眠了。

夏天时人体产生的热量很高，皮肤和肌肉微血管处于弛缓舒张状态，入睡后神经系统的兴奋性刺激信息减弱，抵抗力也更弱了，风邪易直接侵入人体，导致热伤风、面瘫、坐骨神经痛、关节炎、肩周炎、腹痛、

腹泻等疾病。夏天也要注意防风，尤其是头顶风和脚底风。

老年人在夏天还要注重精神调养，戒烦戒躁、神清气和、心情畅快、心胸开阔、乐观开朗，还应保持对生活的热情和兴趣，暑气自然会消解一些，也就不觉得那么燥热了，要追求“心静自然凉”的境界。

秋高气爽，防燥温补

秋天的特点表现在天地之气上，降大于升，收敛过于生发。天气下降、地气内敛、外现清明，这就是秋高气爽之象。秋季属金，在人体属肺经，肺脏怕燥，而秋天干燥异常，尤其需要滋养肺阴。身体由夏天的散发状态转为收敛状态，应该早睡早起。安定肾脏、缓和秋肃、令心之神气收敛内藏，让秋气得以平和。

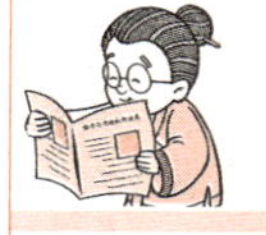

秋天昼夜温差逐渐变大，原本弥散在空气中的水蒸气慢慢凝集成了露水降下，空气中的湿度减少。秋分是扫落叶的时节，带走了空气中的水分，加速了湿度的减少。秋分之后人们就能很深切地体会到秋高气爽，可这种现象过了头，就会出现秋燥。秋燥会让人鼻咽干燥、干咳少痰、皮肤干痒等，很多老年人都会明显感受到秋燥，让人备感难耐。

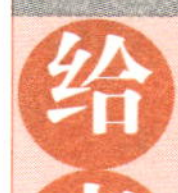

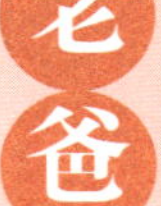

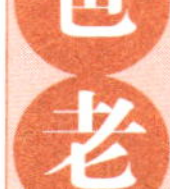

秋燥分为“凉燥”和“温燥”两种，是不一样的。

（1）“凉燥”是感到秋凉燥气而发病，也就是秋燥之偏于寒者。“凉燥”初起头痛发热、恶寒无汗、鼻塞鼻痛，就像是感染了风寒，但这个病还有津气干燥的症状，唇燥溢干、干咳连声、胸闷气逆、皮肤干痛、舌苔薄干等，是肺脏受寒燥之邪、津液耗损而出现的寒燥之症。“凉燥”多发生于秋分之后，老年人可以食用萝卜来对付该病症。但是脾胃虚弱、大便溏稀的老年人应该少食用萝卜。

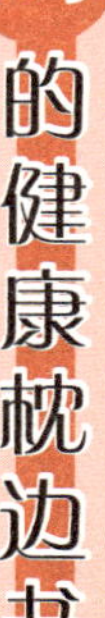

（2）“温燥”是感到秋天亢旱燥气而发病，也就是秋燥之偏于热者。“温燥”初起头痛发热、干咳无痰、气逆而喘、咽喉干痛、鼻干唇

燥、心烦口渴、舌苔薄而燥，是肺脏受温燥之邪，肺津受灼而出现的燥热症状。温燥多发于秋分之前，老年人可以食用梨来对付该病症。

秋天天气干燥，人体也干燥，缺乏水分。为了适应这种干燥，老年人一定要给自己的身体补充足够的水分，以缓解干燥气候对身体造成的伤害。秋季应多喝热水，因为消化是两个过程，消依靠胃完成，化依靠小肠完成。如果喝进去的是冰水，胃就要先把冰水加热，保证和人的体温相同。水越凉，转化也就越困难，胃的负担也就越重。转化之后的水再经过小肠转化为人的体液。故建议老年人多喝热水来缓解秋燥。

有时候多喝热水也不能完全缓解秋燥，可以白天喝点淡盐水，晚上喝点蜂蜜水，就能很好补充人体所需的水分，这是秋天防燥的好方法。盐可以减少水分的流失，蜂蜜可以润肺养肺，缓解秋燥造成的便秘等。

为了缓解秋燥，老年人在饮食上还应注意，不吃或少吃辛辣烧烤类食品，如花椒、辣椒、桂皮、生姜、大葱、酒等，尤其是生姜，这类食品都属于热性，在烹饪中会失去很多水分，还会引起上火。烹饪中把这些作为少量调料没什么问题，但不要常吃、多吃。可生姜能加速血液循环、刺激胃液分泌，兴奋肠道、促进消化、预防结石，好处坏处都有，秋天为了预防秋燥，一定要少吃，以免加重病症。

有些老年人在秋天会出现皮肤干燥的现象，这多是因为卫气或气血不足所致，也就是肺脏宣发功能不能正常运转了。这时候应该选择一些可以润肺的食物，如蜂蜜、梨、百合、银耳、藕、山药、芝麻等。如果仍经常觉得皮肤瘙痒，可以用花椒水涂抹瘙痒处止痒。千万不要用力抓瘙痒处，如果瘙痒一直不好，或是暂时缓解，不久又复发了，这可能是内脏和全身性疾病的提示信号，应该尽早到医院做检查。

老年人平时不渴也要喝水，因为秋天干燥，深秋之时尤其干燥。饮食上除了正常的一日三餐，每天需要再补充1500毫升的水，出汗多了

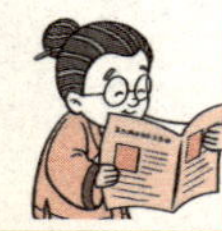

就需要多补充水。随着天气逐渐凉爽，老年人的胃口普遍也会变好，但是也有一些老年人因为季节变换，影响心情，继而影响食欲，会伤害到脾胃功能，造成厌食或食欲亢进。老年人防秋燥还要科学合理搭配饮食、加强锻炼、提高身体抵抗力、多喝水。

秋天饮食要以滋阴为主，温补饮食、少辛增酸，这样可以收敛旺盛的肺气。少辛，就是少食辛味的食物，包括大葱、生姜、韭菜、花椒、辣椒、大蒜等，肺属金，通气于秋，肺气在秋天最为旺盛，少吃辛味食物，可以防止肺气太旺盛，肺气太过旺盛就会损伤肝的功能。增加酸味的食物，多吃些酸味的水果和蔬菜，就可以增强肝脏的功能，防止过盛的肺气侵入。

酸味的水果，如苹果、葡萄、杨桃、芒果、石榴等。苹果是一种最普遍最平和的水果，可以生津润肺、健脾开胃，苹果富含果糖，含有多种有机酸、果胶及微量元素。果胶可以促进胆固醇代谢，降低胆固醇含量，加速脂肪排泄。苹果酸还具有收敛作用，且营养价值丰富，应多食用一些。葡萄也是人们常吃的一种酸味水果，可以生津止渴、开胃消食，但是由于葡萄性寒，老年人一次性不能吃太多，尤其是脾胃虚弱者更不能多食，否则会造成溏泄。

秋天是夏天向冬天过渡的季节，从热到冷适应的过程，自然界的阳气由疏泄向收敛发展，人体内的阴阳之气盛衰也随之而变化，老年人要在此季节把身体养护好，才足以抵御即将到来的寒冬气候。进补是老年人秋天养生的重要手段，但是因为秋燥的烦扰，老年人要选择既能增强抵抗力，又能生津养阴、滋润多汁的食物。猪肚就是一个很好的选择，其味甘，性微温，可以补虚损、健脾胃，而气血虚损、脾胃虚弱、中气不足、气虚下陷等症，都可以食用猪肚来缓解。烹饪猪肚时加入百合、莲子等食材，可以滋阴润燥、清热健脾、补虚益气。

秋天还是肠炎、痢疾、乙型脑炎等病的高发季节，一定要做好预

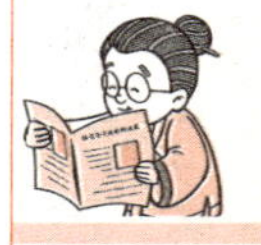

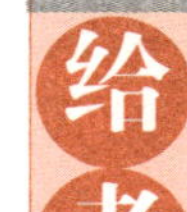

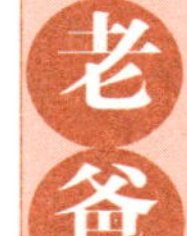

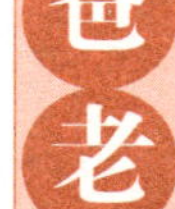

防，不喝生水、不吃发霉变质或被污染了的食物，做好环境清洁，防止这些病的高发。

立秋之时，老北京都有“贴秋膘”的习惯，多是讲究大补，尤其是夏天不思饮食过后，秋天天气凉爽了，胃口也变好了，自然要好好补一补了，但“贴秋膘”这样的习俗对健康并无益，还容易损伤脾胃。夏天的时候气温高，多数老年人胃肠功能不好，不思饮食，多是吃些水果、粥、汤等清淡且易消化的食物，脾胃功能也减弱，立秋后，若马上进食大量补品，一是不容易消化，二是会增加脾胃的负担，甚至会伤害正常的消化功能，造成胃肠功能紊乱，营养物质很难被人体吸收利用。秋天进补之前，应该先喝些滋补粥来健脾和胃。老年人不宜喝太稀的粥，稀粥水分过多，进入胃里会稀释胃酸，不利于消化和吸收。前期用稍稠的粥来调理，后期就可以适当进补了。

进入秋天，感觉一天比一天凉了，气温逐渐下降，尤其是到了白露时节，真正的秋凉就开始了。天气转凉之后，容易产生胃部抽搐，造成腹泻、恶心等症状，尤其是身体相对瘦小，平时胃口就不太好的人，更容易出现此类症状。因为身体瘦小的人胃壁较薄，气温变化下更容易发生痉挛，轻者会出现胃痛和消化不良，重者会出现呕吐、腹泻等症状。胃部受凉还会导致肠易激综合征，产生腹泻、疲劳，甚至会产生脱水现象。白露时节，不要穿着太暴露的衣服，此时昼夜温差最大，应该根据具体的温度调整衣服的薄厚，防止着凉。白露时节应该多吃些熟食和热食，减少生冷食物。早上不要吃水果、喝凉水，以免刺激肠胃，造成腹泻。

老年人都讲究“春捂秋冻”，这秋冻也就是不能穿得太厚。因为白露过后，人的毛孔就应该闭起来防止着凉，如果穿得太多，毛孔就会受热张开，如果降温寒气就容易透过毛孔侵入体内。适当的秋冻可以锻炼人体的耐寒能力，在逐渐降低温度的环境中，经过一定时间的锻炼，可

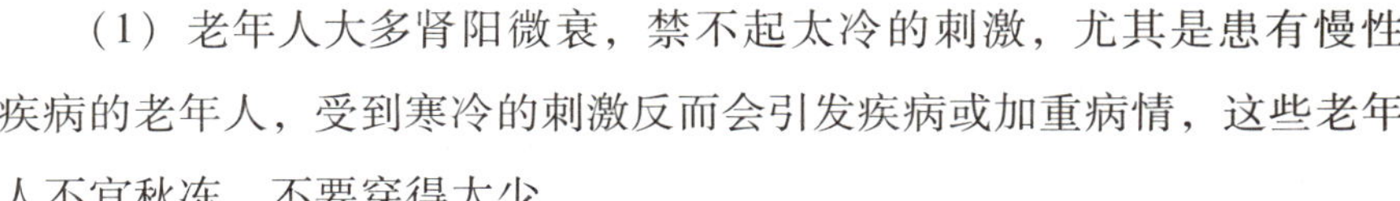

以促进物质的代谢，增加体热，提高对低温的适应能力。但是秋冻也有需要注意的事项，因为不是每个人都适宜秋冻的。

（1）老年人大多肾阳微衰，禁不起太冷的刺激，尤其是患有慢性疾病的老年人，受到寒冷的刺激反而会引发疾病或加重病情，这些老年人不宜秋冻，不要穿得太少。

（2）腹部、足部、肩部、颈部在秋冻时也不可以受凉。要特别保护这四个部位，区别对待。腹部受凉就会造成胃部不适，甚至造成胃痛，有胃病史的人更应该注意。足部是人体各部位中离心脏最远的地方，血液流经的路程最长，而且足部汇集了全身经脉。足部若是受凉了，人体抵抗力就会下降，疾病也就会趁虚而入。肩部关节及其周围组织都比较脆弱，容易受凉而疼痛，应该注意保暖。颈部受凉，向下易引起肺部症状的感冒，向上易引起颈部血管收缩，不利于脑部供血。

（3）初秋之时，暑热未完全消退，气温虽然有所下降，却不那么冷，这时开始“秋冻”最合适，做一些耐寒训练，可以增强人体抗寒冷的能力。随着气温的逐渐降低，老年人要据此增减衣服，尤其是在晚间，不要盲目受冻，否则于健康无益，反而容易引发呼吸道和心血管疾病。

（4）“秋冻”不应该仅仅增减衣服，还应该进行相应的耐寒锻炼，从提高自身素质和抵抗力入手，不要运动之后大汗淋漓，只要全身感到热了，就可以了。这能保护阳气不耗损，阴精得到内敛。

秋天雾多，而且多出现在早晨。因为白天温度较高，空气中会容纳很多的水汽，晚上温度下降，空气中能容纳的水汽变少了，一部分水汽就会凝结成雾。早晨温度较低，雾也较浓。雾是空气中水汽的凝结物，包含着细菌、尘土、其他微粒等，雾其实很脏，在飘移的过程中，会不断与污染物相撞，并吸附它们。雾对身体的伤害可想而知，老年人更不适合在多雾的早晨出去，这可能会引发咽喉炎、气管炎、结膜炎等炎症的发生，还会造成高血压、脑出血等。空气中有雾时，会影响人体内分泌腺的正常分泌，让人感到疲劳，情绪也会变得郁闷抑郁、焦躁不安。秋季多雾天气最好不要出门，如果一定要出门，就要戴好口罩，防止雾中的有害物质从口鼻侵入到肺部。

寒冷冬日，防寒保暖

秋末冬初，最是气温变化无常的时候，常是一股冷空气过去，气温骤降，产生的寒气就会侵入人体内部。侵入人体的寒气不是太多，气血充足、经络畅通，寒气很快就会从表皮排泄出去。如果侵入人体的寒气太多，或寒气长期积聚，就需要耗费大量的能量驱除寒气，身体就会产生大量的寒毒，就容易生病。老年人身体弱，年纪越大，对气候的变化越敏感，既怕冷又怕热，尤其是昼夜温差很大的时候，更要注意防寒保暖，否则容易受凉而感冒。脑血管疾病、心脏病和癌症等的死亡人数随着气温变冷逐渐增多，虽然不能明确表明有什么关系，但是老年人还是应做好防寒保暖工作，不要让小病发展成为大病。

冬天常见的小病，如感冒，虽然大多数人不以为然，但是感冒可能会引发一系列并发症。老年人身体弱，患感冒后，很可能直接发展为气管炎和肺炎。老年人内脏器官随着年龄增长逐渐退化，就算是平时身体一向健康的高龄老人，感冒后并发肺炎也是很常见。冬天天气寒冷，气候多变，室内外温差大，老年人要注意防寒保暖，不可忽视疾病的发生，即使是小病。

老年人冬天外出时，应该戴帽子，可以保持头部血液循环，提高抵抗力。每天平均气温低于10℃时，患有慢性呼吸道疾病或者体弱的老年人，应该戴口罩出去，防止冷空气直接吸入，刺激呼吸道。老年人应随时关注天气变化，以穿着合适的衣服外出，做好防寒保暖。在身体允

许的情况下，多出去运动锻炼，以增强身体抵抗力。

防止冬季寒气的入侵，可以做以下几项防寒保暖工作：

（1）晚上早睡觉，这样就不会耗散精气、元气，可以护阳益气。因为冬天寒气重，尤其是夜里更重，早睡就会让闭藏的阳气保存，不会耗散。

（2）秋末冬初老年人就要加强锻炼，让身体接受耐寒训练，这样随着气温的逐渐降低，肌肤的适应能力也会与之相适应，减少其生病的可能性。冬天加衣服，要一点一点地加，不宜一次加得太厚，这样可以让肌肤逐渐适应冬天的寒冷，提高抵抗力。

（3）冬天应该特别注意面部、背部、双脚的保暖。冬天气温低、寒气重，寒凉之气侵入人体首先就会伤害到肺脏，肺是风寒所束，宣发速降机能发生障碍，就会出现咳嗽、气喘等症状。而面部、背部、双脚是肺受寒的途径，所以要特别注意这几个部位的保暖，增强肺宣发速降的机能，也就增强了肌肤御寒的能力。

（4）老年人要健脾养胃。健脾养胃，增强胃的消化能力和脾的运化能力，这样才能保证人体所需要的营养物质得到不断地供给。冬天不要吃生冷食物，其不仅不易消化，还会损伤脾胃。

冬天天气寒冷，老年人新陈代谢缓慢，体温调节和御寒能力都有所下降，容易受寒发病，防寒保暖也要有重点：头部、颈部、背部和足部的保暖是最重要的。

头部是阳气之汇，阳气最容易从头部散发掉。如果不重视头部保暖，就会引发头痛、感冒、鼻炎、咽痛、牙痛、胃痛、失眠等，严重的甚至会引发脑血管疾病。大脑神经中枢就在头部，头部的皮肤又很薄，血管粗、汗毛多，体内热能散发量大。静止不运动时，不戴帽子的人，在15℃时，从头部散发的热量约占人体总热量的30%；在4℃时，约占50%；在零下15℃时，约占75%。所以，寒冬时节，尤其是身体虚弱

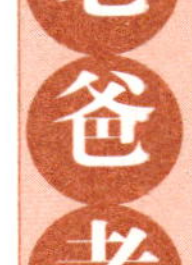
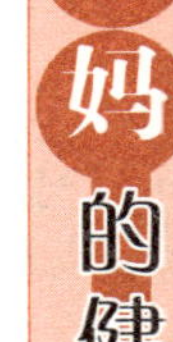

的老年人，更要注重头部的保暖，外出时戴好帽子，根据温度变化，调整帽子的厚度。如果头部长时间暴露在寒冷环境下，还会出现头部血管收缩，头部肌肉紧张，会引起伤风感冒、血管神经性头痛、脑出血、面神经麻痹、高血压等病症。

与头部紧密相连的颈部，也要注意保暖。因为凛冽的寒风很容易从颈部侵入身体，引起嗓子痛、发炎等。颈部还是气管所在的部位，冬天发生的呼吸道疾病很多是从嗓子不适开始的。老年人冬季外出最好穿着高领的衣服，系上围巾保护好颈部。

背部是阳脉之海，是督脉经络循行的主干，总管人体一身的阳气。背部保暖未做好，风寒很容易从背部经络上的穴位侵入到人体内，或传入内脏影响功能，就会损伤阳气，破坏人体阴阳平衡。如此一来，人体的抵抗力就会下降，就容易造成疾病的多发、病情的加重或是旧病复发。背部受凉，除可能会引发腰酸背痛外，还会引起各种不适。老年人可以穿着一件贴身的背心增加背部的厚度，以增强背部的保暖。

足部离心脏最远，血液供应不足，血液循环就不畅，皮下脂肪层薄，保暖能力相对薄弱，容易受凉。足部受凉后就会通过神经的反射作用，引起上呼吸道黏膜的血管收缩，血流量减少，抗病能力下降，以致隐藏在鼻咽部的细菌、病菌大肆繁殖，就容易引起感冒、气管炎、哮喘、腰酸腿痛、关节炎等的复发。冬天足部也容易出汗，但是老年人尤其应该注意保持鞋袜干燥温暖，要经常晾晒鞋袜，以免病菌繁殖。晚上睡觉前用热水泡脚以促进血液循环，之后按揉足底穴位，尤其是涌泉穴。

老年人冬天可适度锻炼提高身体抵抗力和耐寒能力，不过锻炼还需注意方式方法：

1. 冬天晨练不宜早 冬天早上寒气尤其重，每天最低气温一般都是在早上5时左右，人体的阳气还不旺盛，太早出去晨练，就容易受风

邪侵袭，从而引发疾病。冬天人体需要吸收阳光来补充阳气，太阳还没有出来就去锻炼，会损伤阳气，容易引起感冒、关节疼痛、胃痛等。冬天晨练最好在太阳出来30分钟后进行，有利于保护人体阳气，并通过锻炼升发阳气。

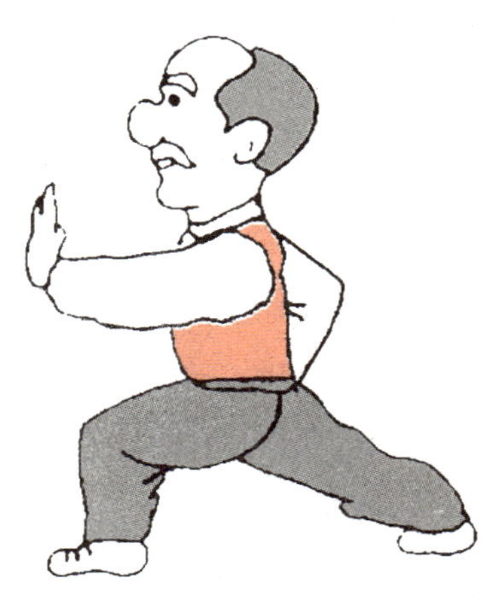

2. 锻炼之前做好准备活动 冬天气温低，体表血管遇冷呈收缩状态，血流缓慢，肌肉粘滞性增高，韧带的弹性和关节灵活性降低。如果准备活动没做好，很容易造成运动损伤。准备活动可以充分调节身体各部分的活动，让各部分都伸展开，中枢神经系统的兴奋性和反应能力都被充分调动起来，就不容易造成运动损伤，也会让运动锻炼更加轻松。

3. 不要进行剧烈运动，不要大汗淋漓 老年人锻炼时运动量应该由小到大、逐渐增加，充分活动身体，不宜进行剧烈运动。老年人本来骨头就脆弱，身体也较虚弱，剧烈运动会损伤骨关节等，运动过后觉得很疲惫，精神不振、头晕、食欲下降、睡眠不安稳等，这就是剧烈运动可能带来的后果。剧烈运动之后往往会大汗淋漓，这就会造成阳气散发，不利于健康。

4. 锻炼前应该看天气 如果遇上大风、大雾、下雪等天气，就不宜去户外锻炼了，可以在室内做一些简单的运动。另外，去户外锻炼，衣服要以轻便舒适、防寒保暖为主，这样才能利于运动锻炼。开始锻炼时，气温较低，应该多穿些衣服，等做完准备活动或是运动一会儿之后，身体暖和了就换下厚衣服，但也不可穿着太少，以免出汗后迎风感冒等。

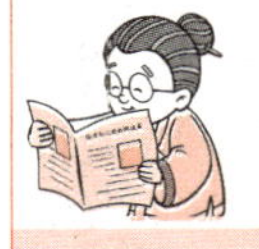
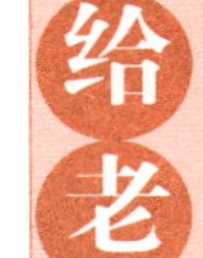

冬天阴气重、阳气衰、天气寒冷、也应该进补。进补应以滋阴养阳、热量较高的膳食为主，保证充足的热能供给。冬天的寒冷天气会影响人体的内分泌系统，使甲状腺素和肾上腺素的分泌增加，促进并加速蛋白质、脂肪和碳水化合物三大热源营养素的分解，这样能增强机体的御寒能力，可也容易造成人体热量散失过多。对于老年人来说，进补时脂肪摄入不能太多，以免诱发其他疾病。可以补充蛋白质，因为蛋白质的分解代谢较强，要以优质蛋白为主，如鸡蛋、豆制品、乳类、瘦肉等，优质蛋白有利于消化吸收，富含氨基酸，营养价值高，可以增强人体御寒能力和抵抗力。也可以多摄入些富含碳水化合物的食物。

平时应多吃新鲜蔬菜和水果，还应多吃谷类、薯类、牛羊肉等食物，以保护体内阳气。冬天蔬菜相对减少，容易造成维生素不足，可以多吃些薯类食物，薯类含有丰富的维生素，补充维生素的同时可以清内热、祛瘟毒。冬季的蔬菜也要换着种类吃，才能保证各种维生素的相对充足。另外，老年人冬天营养代谢慢，各种营养素的消耗量都较往日有所增加，由于消化吸收和体内代谢等的影响，老年人冬天一般都缺乏钾、钠、钙、铁等元素，应该及时补充。多吃含有上述矿物质的食物，如虾、芝麻酱、香蕉、猪肝等。

冬天饮食还要保证水分的充足，虽然冬天排汗减少，但是大脑与身体各器官的细胞还需要水分的滋养，以保证正常的新陈代谢，滋润皮肤。另外，冬天相对来说较干燥，老年人也容易缺水，白开水就是不错的补给方式，而喝汤则是一种很好的进补食物。冬天喝汤，有利于消化吸收、养身健身。冬天天气寒冷，老年人容易感冒，冬天喝汤可以防治感冒，增强人体抵抗力，还能净化血液，及时有效清除呼吸道病毒，降低感冒的发生率。但是，老年人不宜喝太热的汤，否则容易烫伤食道，还容易致癌。也不宜喝炖了太久的汤，时间太久就会破坏其营养成分。当然，老年人也可以根据体质选择一些带有补品的汤，但不能补得太

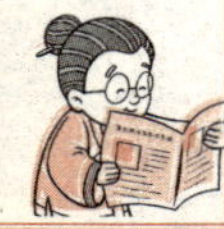

过，否则就是营养过剩了，还会损害人体健康。老年人冬季进补一定要注意营养均衡，才能增强抵抗力。

冬天天气寒冷，睡觉似乎不再那么困难了，睡觉时间也长了，但是这并不意味着睡眠质量提高了。老年人冬天要提高睡眠质量，就要拥有一个良好的睡眠环境：

1. 卧室环境尽量减少光线的刺激　冬天天黑得早，人们更容易感觉疲乏，这是因为天黑之后人体的褪黑色素分泌增加的缘故。冬天天亮得也较晚，这也是人们普遍能多睡的原因。但是生活在城市中，即使是深夜还会有很多光源照亮夜空。而卧室只有尽量避开那些光源的影响，创造一个相对黑暗的环境，才有利于老年人深度睡眠。

2. 晚上少喝水　冬天气温低、排汗少、水分循环就弱，所以就会多尿。晚上数次起来去卫生间小便，就会影响睡眠质量，有时甚至要隔一段时间才能重新入睡。冬天被窝里和室内的温度差相对较大，去卫生间很容易着凉。所以晚上一定要少喝些水，20 时以后更要注意禁食，尤其是肾功能相对较弱的老年人。

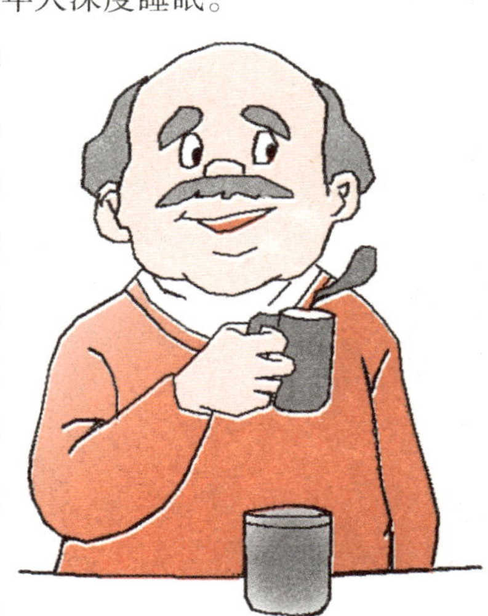

3. 室内要保持空气流通　冬天天气寒冷，似乎应该把门窗关严实，可这样空气不能流通，会造成致病菌的生长繁殖。打开门窗又可能导致受风寒、感冒，甚至是面瘫等。老年人可以根据自己身体耐受寒冷的程度，适当开门窗，可以把卧室的窗户封闭，把卧室的门和客厅的窗户打开，这样就能保证空气流通，也不会让人体受风寒了。

4. 被褥不宜太厚　有些老年人怕冷，喜欢盖很厚的被褥，其实太

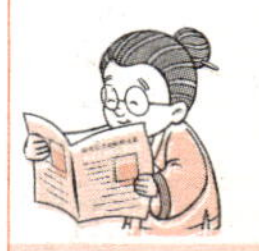

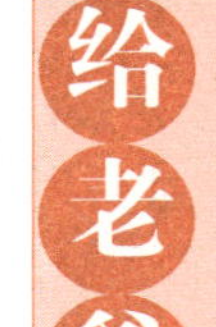

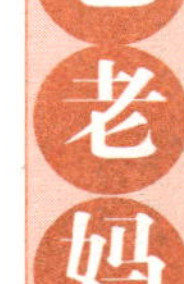

厚的被褥会影响通气，也不利于健康。

5. 睡衣不宜过多 睡衣穿得多是可以保暖，但是不能让身体得到放松，会影响睡眠质量。老年人睡觉时穿着睡衣一定要选择舒适的，不会影响睡眠质量的薄款睡衣，没必要穿太多睡觉。

6. 睡前适宜泡脚 睡前用热水泡泡脚，可以加速脚部血液循环，有助于老年人快速入睡并提高睡眠质量。

总之，冬季保健要以防寒保暖为主，老年人要特别注意，切不可着凉，以免导致疾病的发生或旧病的复发。

第四章

适度运动，健康长寿延年

运动宜忌

适度运动，为健康护航

运动锻炼可以帮助老年人强身健体、防病祛病、延缓衰老，但是，如果运动方法不当或运动强度过大，不仅不能达到上述目的，反而会损伤身体，影响健康。因此，老年人在进行运动锻炼时，要注意因人而异，不要过度运动。

运动量包括运动负荷量和运动负荷强度两个方面。运动量过小达不到健身目的，而运动量过大则容易给身体造成损伤。因此，老年人在进行有氧运动时一定要注意合理安排运动量。不要因为担心自己的身体状况而不敢进行锻炼，但也切忌急于求成，希望通过大量运动在短期内急速提高身体素质，这是不切实际的，并容易导致身体出现不良反应。

锻炼身体不能急于求成，要循序渐进、日积月累，才能取得满意的效果。循序渐进是指参加体育运动的人，要不急不躁、按部就班、不要急于求成。锻炼身体也和其他事物一样有其规律：运动量由小到大，时

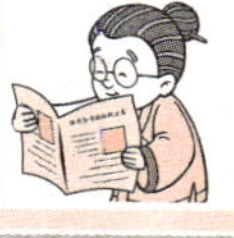
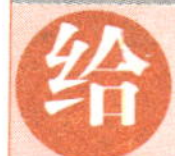
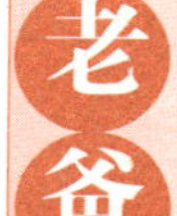
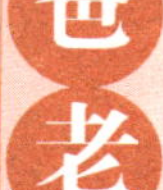
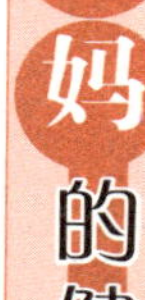

间由短到长，动作由易到难、由简到繁、逐渐适应，直至达到适宜的运动量，才能促进健康。如进行长跑锻炼，开始时距离可短一些，速度慢一些，随着时间的推移可逐渐加大距离，速度也可以逐渐加快。运动量应注意掌握平衡，不宜过大或过小。一旦选择好适合于自身的锻炼项目之后，要持之以恒、坚持下去，不能练练停停，停停练练。参加锻炼的人，一定要有毅力，无论寒暑风雨，都要坚持不懈。

要选择适宜的锻炼项目。老年人在运动锻炼前最好做一次较为全面的身体检查，然后根据身体情况选择合适的锻炼项目。老年人的运动项目，一定要根据健康状况、条件、爱好等进行选择。要因人而异、量力而行。根据自己的情况和锻炼的水平，选择适宜的内容与方法，一般可以进行一些速率均匀、动作缓慢、强度不大的活动，如保健操、气功、太极拳、慢跑、快走等。活动项目不宜求多，达到健身的效果就行。

有的老年人长时间过度运动，可能会出现面色苍白、头晕目眩、心慌气促、四肢无力、精神不振等症状，经过检查发现红细胞和血红蛋白偏低，其他一切正常，诊断为“运动性贫血”。造成这种现象的主要原因是因为红细胞的破裂。

血红蛋白从红细胞中逸出，并丧失输氧和排出二氧化碳等功能。运动性贫血还与下列因素有关，如剧烈运动时，身体内便会产生大量的代谢产物——乳酸。大量乳酸在体内积蓄，当其浓度超过一定量时，就会使血液中的 pH 值（酸碱度）下降，其结果是加速了红细胞的破坏和血红蛋白的分解，导致血液中红细胞数量减少、血红蛋白下降而引起贫血。

此外，运动中会大量排汗，这就促使体内的铁元素随汗排出。铁是人体造血的主要原料，运动后应该及时补充，否则容易因铁元素流失过多而造成缺铁性贫血。运动过程中肌肉组织对于蛋白质的消耗有所增加，内脏缺氧导致红细胞滤出，也是造成贫血的一个原因。

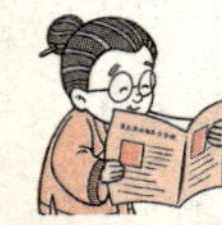

所以，老年人日常运动时应该控制好运动量，适度运动，以免损害健康。那么如何才能合理控制运动量，到底运动量为多少才不会损害健康呢？

人们经常使用简单易行的方法是根据心率来安排运动量。心率的测量方法很简单，如果没有专门工具，可以将右手的中间三根手指轻轻按在左手手腕处，这样就可以测量出心脏每分钟跳动的次数了。心率分为基础心率和运动心率。基础心率是指每天清晨起来后，在没有受到任何干扰的情况下人体脉搏次数。而在运动时，人体心脏的跳动会随着运动量的多少、运动强度的大小发生变化。如果脉搏变慢低于每分钟 50 次，并出现不良反应，就应该立即停止运动并去医院检查，以防心脏出现病变。如果经过运动后，心率基本保持不变或小幅度增加就表示强度适合。

持续的、适度的运动可使人精神振奋，因为这样的锻炼可促使大脑分泌更多的心理“愉快素”。反之，激烈过度的运动会使人体极度疲劳，免疫功能降低，甚至加重已患疾病。

专家建议，宜将“生命在于运动”倡导语改为“生命在于适度运动”。有关专家还提出了“温和运动”的健身观点。温和运动就是一种低强度、低能量消耗的运动模式，也称“适度锻炼”，即每周消耗 2000 千卡热量的体能，相当于打 2～3 小时的乒乓球。

老年人养成运动的习惯，并且坚持不懈、持之以恒，就能享受运动带来的快乐和健康。

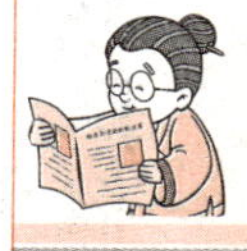

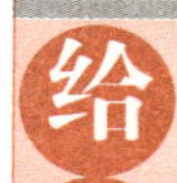

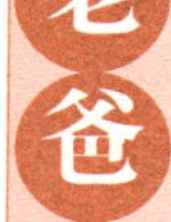

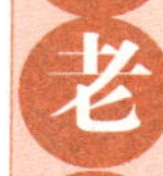

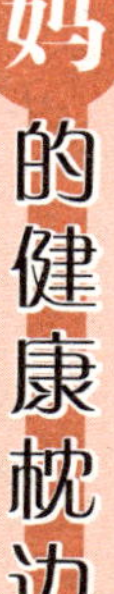

运动中的禁忌

每天在运动健身的行列里，可以看到有很多容光焕发的老年人，他们选择了适合自身身体状况的运动项目，同时对运动的时间及强度也有较恰当的把握，这样的运动对身体是大有裨益的。可也有些老年人，他们不顾自己的年龄、身体状况，也不管自己从前是否有身体锻炼的基础，而强己所难地做一些高难度运动。如有的老年人看见别人踢腿踢得很高，自己也照着踢，结果用力过度，人一下子失去重心，摔倒在地。还有的老年人把运动当成生活中的头等大事，每天花大量的时间运动，如早上运动 3 小时，晚上运动 2 小时，似乎这样就能保证身体健康，长命百岁。其实这种过度运动，非但不能给身体带来好处，相反还会给身体造成严重的负面伤害，除了会产生心肺负担过重、体内能量的入不敷出等，还会造成机体运动损伤。

老年人随着年龄的增加，心肺功能逐渐降低，运动器官也跟着逐渐衰弱，如肌肉萎缩、兴奋性降低、速度减慢、骨质松脆等。老年人的视觉、听觉、触觉、平衡器官功能都会减退，表现为反应迟钝、灵敏度降低、协调性差。老年人运动中要有所禁忌，不能再像年轻人一样去运动了，以免发生危险和疾病等，损害健康就得不偿失了。

1. 忌激烈竞赛 老年人不论参加哪些运动项目，都应该以重在参与为主，不能争强好胜，与别人争高低，否则不仅体力承受不了，而且极易因碰撞、摔倒、激动而发生意外。

2. 忌负重憋气 老年人多有肺气肿，当憋气用力，会因肺泡破裂而发生气胸。憋气也会加重心脏负担，引起胸闷、心悸。憋气时因胸腔的压力增高，脑供血减少，易发生头晕目眩，甚至昏厥。憋气完毕，回心血量骤然增加，血压升高，易发生脑血管意外，因此像举重、拔河、硬气功、引体向上、爬绳等这些需憋气运动的项目，老年人都不宜参加。

3. 忌急于求成 老年人对体力负荷适应能力差，因而在运动前应有较长时间的适应阶段，一定要循序渐进，切忌操之过急。

4. 忌头部位置过分变换 老年人不宜做低头、弯腰、仰头后侧、左右侧弯，更不要做头向下的倒置动作，原因是这些动作会使血液流向头部，而老年人血管壁变硬，弹性差，易发生血管破裂，引起脑溢血。

当恢复正常体位，血液快速流向躯干和下肢，脑部发生贫血会出现两眼发黑、站立不稳，甚至摔倒。

5. 不要负重练习　老年人肌肉有所萎缩，肌肉力量也明显减退。神经系统反应较慢，协调能力差，对刺激的反应时间延长，因此老年人宜选择动作缓慢柔和、肌肉协调放松、全身能得到活动的运动，如太极拳、步行、慢跑等都很合适。

运动中还要注意一些细节：

合理安排运动时间和量。老年人进行有氧运动应根据自身情况合理安排时间，适当降低运动强度和运动量。早晨的 6 ~ 9 时为心脏病的发病高峰时段，心绞痛和猝死较多发生在早晨 9 时左右，因此老年人在这段时间锻炼时应千万注意。要尽量避免在马路附近运动，否则吸入过多汽车尾气，容易被其中的一氧化碳刺激，导致窒息、心绞痛。

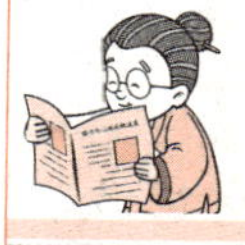

要选择合理的运动项目。身体非常健康的老年人可以选择登山、跑步等运动。身体较好的老年人可以选择步行、太极拳等运动。身体较弱、患有疾病或是年岁较高的老年人可以选择慢走、日光浴等运动强度低、难度小的运动。老年人要根据自身具体情况选择运动项目，以运动后感觉舒适、无疲惫感、运动中无不良感觉为宜。体型较胖的老年人运动时最好有人陪伴，以免发生危险。运动地点应该向阳背风，注意保暖，并加强膝关节的保护。

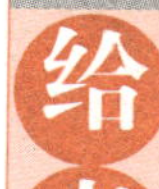

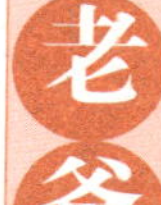

老年人运动锻炼时要经常进行自我检查，运动过程中，经常记录自己的健康状况，并要时常对比，发现问题及时解决，以便及时调整运动方式、运动量大小等问题，防止过度疲劳，防止运动损伤，以免发生其他疾病和危险。

抛弃不良的运动习惯

大多数人认为，运动人人都会。的确，运动很简单，种类也很多，但是科学的运动锻炼会让人身体越来越健康，反之则可能会损害健康。老年人运动久了，也会有一些不良习惯，应该及时改正那些常见的不良运动习惯：

1. 不要太早出去晨练 太早起来出去晨练，就会打乱人体生物钟，因为人体生物钟的准备工作还没有做好。另外，很多老年人喜欢清晨去绿化广场或花园树林进行锻炼，而且天还没有亮就去了。但是绿植的光合作用必须在光照下才能吸收二氧化碳，呼出氧气，老年人只有在这时晨练才有益身体健康。绿植在夜晚进行呼吸作用，吸收氧气，排出二氧化碳，天还没亮时空气中的二氧化碳浓度高，沉积在底部，在这种环境下晨练，容易出现头晕眼花、胸闷气短、心率失调等，时间久了，就会出现记忆力下降。

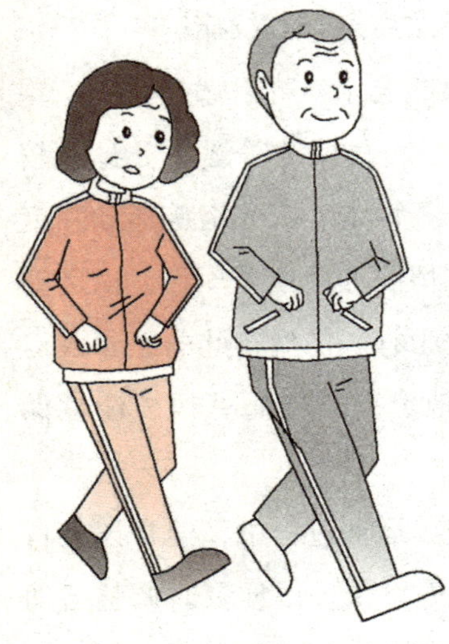

2. 不要空腹运动 有的老年人习惯早晨起床或是下午空腹去运动，认为这样过后会更有食欲，但这是不正确的。身体需要能量来保证正常的运转，运动过程中需要大量的能量，空腹却不能给身体提供充足的能量，也就没法更好地运动。尤其是早晨，经过了一夜的休息，胃排空了，热量明显不足，不仅不能提供能量，而且还要消耗体力，会造成脑供血不足，让人产生头晕恶心、心慌、腿软等症状，心脏不好的老年人还会突然摔倒，严重时甚至会猝死，故空腹非常不适合运动。

3. 不要运动时听广播 运动时指挥肌肉、心肺代谢功能的有关神经中枢处于兴奋状态，神经中枢兴奋性加强，就会提高工作和学习的效率。运动时听广播会让神经中枢持续兴奋，兴奋又有扩散作用，就会让

主管运动的神经中枢受到抑制，继而让运动时体内生理变化达不到较高水平，就会影响运动效果。而且运动时听广播，注意力不易集中，容易发生扭伤、摔倒等运动损伤。故运动时最好不要一心多用。

4. 不要运动至大汗淋漓　有些老年人觉得运动后没有大汗淋漓仿佛就没有能得到充分的锻炼，事实却不是这样的。对老年人而言，大汗淋漓就会导致失水过多，容易造成抽筋、缺水等运动损伤。运动出汗后应该及时补充水分，调整运动强度，不要等到大汗淋漓才结束运动。

5. 不要运动后立即躺下或休息　运动后会感觉比较累，就想躺下休息，但是这于身体健康并无益处。肌肉骤然停止运动，会妨碍血液回流到心脏，从而造成大脑短暂性缺血，出现头晕头痛等，甚至会失去知觉。运动结束前，应该再做 5 ~ 10 分钟慢速而简单的运动，放慢速度，不要立即停止，这样可以让心率和呼吸慢慢恢复正常，还可以降低体内乳酸造成的肌肉疼痛危险。

6. 不要运动后马上洗澡　运动后人体会感到闷热，为保持恒定的体温，皮肤表面血管就会扩张，汗毛孔张大，排汗增多，这些都是为了散热。此时如果洗澡，冷水会让血管立刻收缩，血液循环阻力加大，机体抵抗力降低。热水会持续增加皮肤内的血流量，血液过多流进皮肤和肌肉中，就会造成心脏和大脑供血相应不足，可能造成头昏眼花，甚至会造成虚脱休克等。

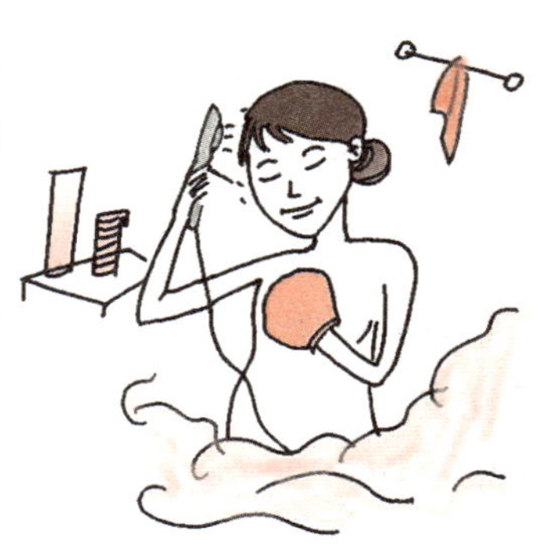

7. 不要运动后就吃冷饮　运动后人体血管舒张扩大，血液循环加速，如果立即吃冷饮，会让胃肠血管急剧收缩，引起胃肠功能紊乱，不利于消化吸收，会导致腹痛、腹泻等症状。运动后咽喉部会充血，冷饮会刺激充血的咽喉部，导致咽喉炎、声音嘶哑等。

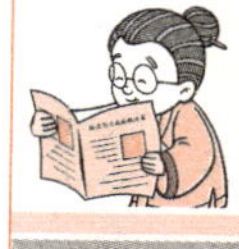

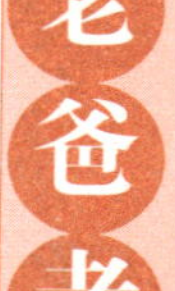
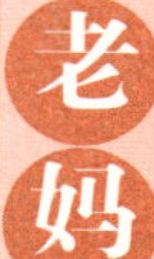

8. 不要运动后食用大量糖果 有些老年人习惯运动后食用大量糖果，而此时吃糖，不仅不能增加热量，反而会消耗体内大量的维生素 B_1，人就会觉得疲倦、精神不振、食欲减退等，这会影响肌酸排泄，延长机体恢复时间。维生素 B_1 参与糖的代谢，帮助肝脏分解肌酸，加速肌酸排泄。运动后应该吃一些含有维生素 B_1 的食物，而不是吃大量糖果。

9. 不要运动后吸烟 运动后人的呼吸变快，这是为了增加氧气的供应。此时吸烟，烟雾被大量吸入肺里，吸氧量就会明显减少，造成供氧不足，容易让人出现头晕乏力、胸闷气喘等。

四季运动注意事项

四季天气变化各不相同，老年人应该根据天气变化调整运动的时间和运动项目，四季各有不同的注意事项：

1. 春季 春季万物开始复苏，一派生机勃勃的景象，老年人应该多去户外呼吸新鲜空气，但是春季也是一个细菌丛生，各种疾病多发的季节，春季运动锻炼最应该注意的是卫生保健。

春季早晨气温低、湿度大、雾气重、空气中杂质多、室内外温差大，如果太早出去运动就容易引起伤风感冒，加重哮喘、心肺疾病、慢性支气管炎的病情。春季时老年人应该待太阳升起后再去运动，这时雾气散尽，气温有所升高，空气中二氧化碳浓度有所减少。运动时不要裸露身体，以免受到雾湿寒潮导致肢体疼痛。春季也要注意防风，不要迎风而运动，以免吸入风沙。春季运动量和运动幅度不要太大，刚进入春季，老年人肌肉较松弛，关节韧带较僵硬，身体协调性差，应该以恢复运动为主，做一些放松躯体和关节的运动，运动以由简至繁为宜，至刚出汗就可以停止了。刚开始运动时觉得冷，应该运动一会儿后再脱去厚衣服。春季运动如果出汗太多，毛孔扩张，会让雾湿趁机侵入体内，身体容易受寒，导致呼吸道疾病的多发。而且出

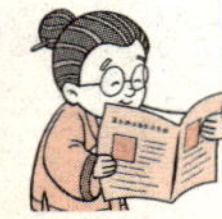

汗太多还会造成矿物质元素随汗液排出而流失。出汗后应该擦干，换上干衣服，防止着凉。春季可以选择慢跑、爬山、步行等。运动时要学会用鼻子呼吸，因为鼻毛可以起到过滤空气的作用，让气管和肺部免受尘埃和细菌的侵害。

2. 夏季　夏季虽然天气炎热，但是人体气血比较通畅，非常适合运动。夏季运动可以加速新陈代谢，加速废物排泄，运动后会让人感觉轻松，身体得到了充分的舒展，也会觉得更加舒适。

夏季运动最好选择在清晨或傍晚，清晨和傍晚比较凉快，又不会影响晚上休息。但也不是越早越好，经过一夜的休息，早晨人体血黏度较大，流动不畅，而且天热、人体出汗多，容易导致心血管疾病的发生，故不要太早出去晨练。上午 11 时到下午 4 时是紫外线、红外线最强的时候，如果此段时间外出运动，就会直接造成对皮肤和眼睛的伤害。此时更不要外出运动，尤其不要裸露身体运动。如果在室内运动，要避免阳光直射，开着空调运动时间要控制在 1 小时之内，以免因为空气不流通损害健康。夏季运动应该选择合适的方式，以低运动量、短时间的运动为宜，应该在阴凉处运动。夏季运动后要及时补充水分，因为出汗多，带走了大量盐分，容易造成细胞渗透压降低，导致钠代谢失调，可能发生抽筋等。最好是用淡盐的绿豆汤或粥，低钠、低钾的饮料来补充。但是运动补充水分一次性不能太多，以免增加心脏负担。尤其是运动后不宜饮用过多的水，会加重胃肠道和心脏的负担。夏天要注意防暑，一旦出现中暑症状，就应该立即停止运动，到阴凉通风处呼吸新鲜空气，额头及腋下部位进行冷敷处理。夏天出去运动应该随身带一些藿香正气水和仁丹，以防止中暑。夏季运动时最好穿着浅色棉质的衣服，以免吸收过多的热量，棉质的衣服也有利于吸汗散热。夏季经常运动的老年人要适当多补充些蛋白质、维生素、矿物质等，以保证营养的供给。

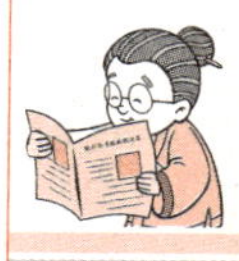

3. 秋季 秋季天朗气清，秋高气爽，适当锻炼可以增强体质，提高耐寒能力，增强心血管系统功能和大脑皮层灵活性，同时会让头脑清醒、精力旺盛。秋季运动尤其应该适度，还要注意以下事宜：

秋季气温开始下降，早晚温差较大，刚开始运动身体还没有充分热起来，多穿一些衣服，等到身体慢慢变热，再逐渐减少一两件衣服。运动结束后，由于出汗，可以再套上一件衣服，这样就不容易伤风感冒了。秋天雾多，尤其是秋末，晨雾明显增多，雾中含有很多有害物质，而晨练会加速呼吸，人体会吸入更多的有害物质，雾天老年人不宜出去运动。运动量小可以选择纯棉质衣服，吸汗保暖；运动量大可以选择化纤类衣服，透气散湿，以免湿气进入体内，引起腰肌劳损、关节炎等发作。秋天本来就很干燥，空气湿度减小，运动后又会失去水分，就会加重人体的缺水反应。运动后尤其需要注意补充水分，多喝水，多吃含水分足的水果和绿叶蔬菜，避免呼吸道黏膜充血肿胀。老年人，尤其是患有疾病的老年人运动前和运动后最好多喝白开水，可以冲淡血液。运动以舒缓的项目为主，人的肌肉和韧带在秋季气温较低的时候会反射性地引起血管收缩、黏滞性增加，关节的活动幅度减小，韧带的伸展度降低，运动前应该做好准备工作，防止肌肉拉伤等意外发生。秋季人体的神经系统兴奋性增高，生理机能趋于活跃和加强，应该控制运动量，不要造成过度疲劳引发运动损伤，以免影响工作和健康。建议老年人秋季运动时间每次不宜超过90分钟。

4. 冬季 冬季天气寒冷，但是很多老年人仍一直坚持运动，这有助于磨练意志，提高耐寒能力，增强抵抗力。

冬季人体各器官系统保护性收缩，肌肉、肌腱和韧带的伸展性降低，肌肉的黏滞性增强，关节活动范围减小，空气湿度较小，容易造成身体僵硬、不易舒展，运动前要充分活动身体，以免造成肌肉拉伤、关节扭伤等。冬季天寒地冻，很多地方都结冰或者湿滑，老年人不要选择

这样的场所去运动。坚硬的路面也不适宜冬天运动，以免摔倒后冲击力过大，对老年人造成运动损伤。冬天大风、大雾、下雪等天气增加，遇到此类天气时不宜到室外运动，可以选择室内活动，应该选择朝阳的房间，要注意通风换气，以排除污浊的空气，可以做一些简单的健身操。冬季天气寒冷，户外运动时要注意预防冻疮。冬季运动时应该穿上保暖轻柔的衣服，不宜过紧，裸露的身体部分也要保暖，如戴上手套、帽子等。如果有膝关节疼痛的老年人要穿上护膝。冬季运动后应该擦干汗水，换上干净的衣服，不要图一时凉快，站在大风里吹。冬季适合选择运动幅度小、热量消耗大的有氧运动，以提高身体素质和耐寒能力为主，而且应该在白天温度相对较高、有阳光的时候运动，以免身体受到伤害。运动中要养成用鼻子呼吸的习惯，以免经嘴呼吸直接将冷空气吸入肺部，产生强烈的刺激，造成不良后果。

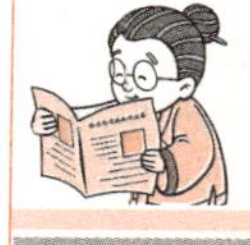

运动前要做好准备工作

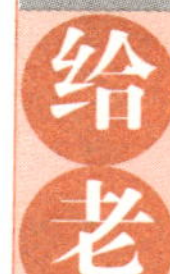

根据运动锻炼的规律，可以将老年人的运动分为三个部分：准备活动、基本运动和整理运动。这三个部分具有不同的特点与作用。每一部分都应该充分重视，以免影响运动锻炼的效果，对身体造成伤害。

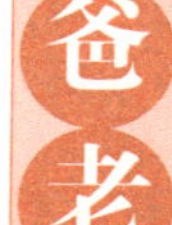

老年人的肌肉和韧带应急性差，突然运动一般不能很好地适应。因此，运动前要做好准备活动，也就是热身运动，这可以让人体有足够的准备从安静状态逐步过渡到运动状态，提高中枢神经系统的兴奋性，提高各器官的机能，克服机能活动的生理惰性，增加肌肉中毛细血管开放的数量，提高肌肉力量，提高韧带的弹性和伸展性，使关节腔内的滑液增多，防止肌肉和关节的运动损伤。

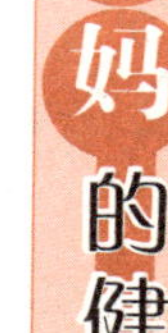

人体在剧烈运动时，脉搏可以增加至 160～190 次/分，有时甚至会超过 200 次/分，心脏每分钟输出血液量可增加 5～6 倍，呼吸频率可达 40～50 次/分，肺通气量每分钟可增至 70～120 升，这说明在剧烈运动

时内脏器官的变化是极为明显的。因为支配内脏器官的植物性神经系统的惰性比运动神经的大，当肌肉开始工作时，内脏器官的活动不可能立即跟上运动的需要，而要有一个适应的过程。热身活动正是可以克服植物性神经系统惰性，提前让各内脏器官动员起来，达到较高的机能水平，以适应运动的需要。而且只有内脏器官机能惰性逐渐得到克服以后，人体才能使自己的运动能力最大限度地发挥出来，还可以避免不必要的运动损伤。

热身准备包括摇头、转头、扩胸、转腰、弯腰、踢腿、活动手腕脚踝等，也可以是散步、小跑、体操等全身性活动。这就是从头到脚的徒手热身方式，身体各部位的关节、韧带、肌肉都要进行充分的热身准备活动。全身热身之后，还应该根据具体要做的运动进行局部有针对性的热身，才能为后续的基本运动做好准备。热身准备活动的长短应该根据季节、气候、运动能力等有所区别，一般以 10～20 分钟为宜，以运动量大小适当调整即可，以身体微微出汗为宜。热身的时间不宜太短，也不能太长：太短容易造成运动损伤；太长会消耗体力，影响基本的运动。如 30 分钟的运动，准备活动一般是 10 分钟左右为宜。气温较低时，热身准备可以适当延长，量可以稍微大一些；气温较高时，热身准备可以适当缩短，量可以小一些。热身准备后可以稍休息再进行运动，但不宜休息太久，热身准备完毕直接运动也可以，以免降低热身准备的效果。

运动前，还要做好其他运动准备，如一双合适的鞋，一两件合适的运动衣，晨练之前要吃早饭，填饱肚子，否则运动过程中就会觉得饥饿难耐。运动的场地要选择平整的，到户外运动前一定要检查场地，选择适宜运动的场地。运动的器材要检查是否牢靠。运动中要加强自我保护和相互帮助，注意自己的感觉，身体出现不适应该立即停止运动，以免发生意外。

运动前做好了热身，会让运动更加轻松愉快，运动后也要适当做一些整理运动，有助于使老年人从紧张的运动状态逐步过渡到安静状态，让肌肉及时得到放松，加速代谢产物的排出，消除紧张和疲劳，加速体力恢复。这样可以有效避免因为局部循环障碍而影响代谢过程，造成恢复过程的延长。运动后做好整理运动还可以预防老年人突发性死亡事故。

整理运动可以是1～2分钟的缓步慢跑或步行、全身柔软的伸展体操、全身的肌肉群按摩、全身抖动肌肉和颈部的放松运动等，这些都可以作为整理运动。整理运动既可以缓解肌肉的紧张状态，又能全面恢复肌肉的弹性。整理运动也可以是反方向的拉伸练习，运动结束后，做一些与训练部位相反的肌肉拉长或伸展练习，可以加快机体恢复，有效预防运动损伤。若整理运动结束后还是感到疲惫，可以温水淋浴、温水泡脚等。适合消除疲劳的最佳水温是40℃左右，时间以10～20分钟为宜。整理运动可以让生理和心理都逐步地恢复至正常状态。

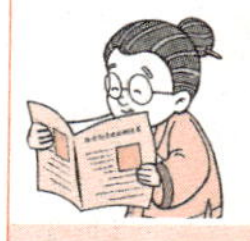

运动养生

舌头运动养颜延寿

人到老年，舌头开始发硬，说话就不那么利索了，很多老年人就变得不爱说话。近年来有一项针对百岁老人的调查发现，约有70%的语言表达能力良好的老年人活过了百岁。事实证明，语言表达能力越强的老年人，患阿尔茨海默病的概率越低。想要拥有良好的语言表达能力，就得好好锻炼舌头。

老年人说话不清楚，多是因为口腔和舌头肌肉萎缩的缘故。语言表达能力越好，说明脑神经越活跃，反应越灵敏。舌头是大脑的先行官，舌神经从大脑出发，与舌头相连，促使舌头活动。经常活动舌头，就会让语言表达自如，还可以间接刺激大脑。

人的舌头与内脏也有着密切的关系，舌头的各个部位都和内脏各部位相对应，舌尖属心，舌边属脾，舌两旁属肝胆，舌心属胃，舌根属肾。中医就是观察舌头各部位的变化，以诊断相应内脏病变的情况。

经常进行舌头运动，还能够养颜。经常运动舌头，可以保持唾液腺的分泌旺盛，唾液中包含着血浆中的各种成分，黏蛋白、球蛋白等10多种酶和大约10种维生素、多种矿物质、有机酸、激素等。唾液中还含有一种唾液腺激素，可以促进细胞的生长分裂，加速蛋白质的合成，抑制致癌物质的毒性。因此，可以养颜、延缓衰老。

舌头运动主要有以下几种：

（1）洗漱结束之后，对着镜子，将舌头伸出缩进，各做10次，然后舌头在嘴巴外面向左右各摇摆5次。

（2）坐在椅子上，双手十指张开，放于膝盖上，上半身稍前倾。先用鼻子吸气，然后嘴巴大大张开，将舌头伸出呼气，睁大双眼，平视前方，反复做3～5次。

（3）嘴巴张开，将舌头伸出缩进，用右手食指、中指和无名指的指尖在舌头左下边到咽喉处，上下搓擦30次。然后舌头伸出缩进，用左手食指、中指和无名指的指尖在舌头右下边到咽喉处，上下搓擦30次。

（4）对着镜子，嘴巴张开，舌头轻轻伸出，一直往前伸出，直到舌根有拉伸的感觉，停留2～3秒，反复5次。

（5）静坐在椅子上，舌尖抵住上腭，用舌尖在上腭处正反转圈或左右摆动各36次，2～3分钟后，当口腔中的唾液满口时分3次咽下。咽下时应该汩汩有声，直达丹田。

（6）用舌尖摩擦内侧牙龈，从左到右，从上到下，紧贴上下牙龈转圈动作，正反各做 36 次。再用舌尖摩擦上唇颊侧和下唇颊侧，从左到右，从上到下，反复 36 次。

（7）口唇轻轻闭上，在舌根的带动下，舌头在口中前后运动，当有唾液生成后，汩汩咽下，反复 36 次。

（8）先把舌体向上翘起，暴露舌柱穴，用左手或右手的拇指和食指两指指端，伸到嘴里捏住舌柱穴轻轻揉，时间几秒即可。

（9）舌头在两唇间尽快左右移动，反复练习 2 分钟，围绕口唇快速运动舌尖，反复 2 分钟。

坚持舌头运动，时间久了，会让气血流畅、百脉调匀、坚固牙齿、健脾胃、轻身祛病，及灌溉五脏、润泽肢体、步履轻捷、回春驻颜、通气、消食、延缓衰老。还可辅助治疗面部神经疾患，疏通心络、清热生津等。舌头运动可以每天早上、中午、晚上各做 1 次，有利于减少口腔疾病的发生，还能加强舌头辨别食物味道的功能，有利于锻炼面部肌肉、养颜益寿。

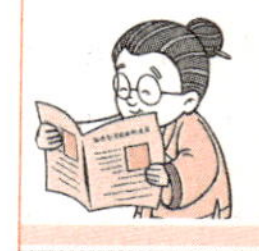

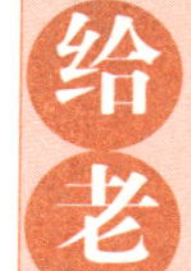

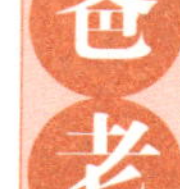

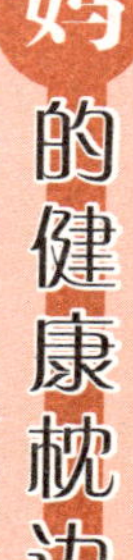

手指动一动益寿

中医认为，手指上集中了很多与健康密切相关的穴位，联系着全身的内脏，适当刺激这些经络穴位，有助于延长寿命、保持健康。可以做一些简单、方便、易行的手指操，刺激大脑皮质层，保持神经系统的活力，还能增强大脑和内脏器官的功能，防止老年痴呆症的发生。

（1）手指伸直，用右手掌按摩左手背，然后用左手掌按摩右手背，相互交替做 5 ~ 10 分钟，感觉到双手发热为止。

（2）双手十指迅速展开，再用力屈指握拳，反复动作。一开始会感到酸胀，随着练习次数的增多，就不会再产生酸胀感了，做 30 ~ 50 次即可。

（3）用左手的拇指和食指用力捏右手的各个手指，再用右手的拇指和食指用力捏左手的各个手指，捏的时间为3～5秒，各反复做10次。

（4）用右手抓住左手，用拇指一一向外推左手的各手指，再用左手抓住右手，用拇指一一向外推右手的各手指，各反复做10～20次。

（5）两手各指相对应用力弹击，反复做10～20次。

（6）右手握拳，敲打左手虎口、小指侧、手背和掌心等地方，再左手握拳，敲打右手虎口、小指侧、手背和掌心等地方。以稍微疼痛为宜。

（7）双手十指同时张开，相互插入手指间，然后用力抱紧成拳，3秒后松开，反复做10次。

（8）右手握住左手，让左手腕顺时针与逆时针交替转动10～20次，再用左手握住右手，让右手腕顺时针与逆时针交替转动10～20次。

再介绍几个简单的手指操，也很简便，成组做效果最佳：

第一组：

①用力吸足气，手握拳。然后轻松吐气，放松手指，放松大脑，重复10次。

②用右手的食指和拇指揉捏左手各指，再用左手的食指和拇指揉捏右手的各指。揉捏每个手指的时间为10秒左右。

③用力吸足气，同时用力握拳。然后用力吐气，同时迅速伸开小拇指、无名指、中指、食指、大拇指。左右手反复做10次左右。

④用右手拇指依次按压左手各指指端，然后用左手拇指依次按压右手各指指端。

⑤双手手腕伸直，五指并拢，然后张开，反复做20次。

第二组：

①双手各握一个小球，用力握住，同时呼气，然后深吸气，同时张开双手。

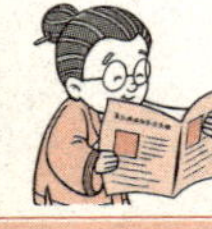

②双手各握一个小球。左右交换位置转动小球，重复 10 次。

③两手手心用力夹住小球相对按压，先用右手按压左手，边按压边翻转，然后用左手按压右手，重复 5 ~ 10 次即可。

④用食指和拇指夹住小球，左右交换进行，重复 5 次。

⑤把小球放在手指之间，两手来回让小球转动，重复 5 ~ 10 次即可。

第三组：

①抬肘与胸相平，两手手指相对，相互按压，同时用力吸气，尤其是拇指和小拇指要用力。

②抬腕与胸相平，两手手指相对，互钩，用力向两侧拉，重复 5 ~ 10 次。

③右手的拇指与左手的食指、右手的食指与左手的拇指交叉接触，让两手手指在交叉接触的过程中得到运动。再用右手的拇指和左手的中指，左手的拇指和右手的中指交叉接触，依此类推，一直做到小拇指。

④两手手指交叉相握，手指深入手心，手腕用力向下拉。

⑤两手手指交叉相握，手指伸向手指，以手腕为轴反复自由转动。

以上所有简单的手指运动，都可以在茶余饭后轻松完成，不费时不费力，还能达到保健的目的，老年人日常生活中可以常做手指运动，以达到延年益寿的保健作用。

手上的运动除了手指运动外，还可以整个手都运动，做甩手运动，也有保健的作用，方法很简单：身体站直，两脚分开与肩同宽，两腿伸直，两脚脚趾稳固于地面，下半身固定不动，两手的手指头同时甩动。甩手运动最好于每天空腹时进行，依据个人的身体状况选择甩手运动的次数。每天空余的时候就可以甩甩手，一次能坚持 30 分钟效果最好。不管每天做多久，坚持就会达到延年益寿的作用。

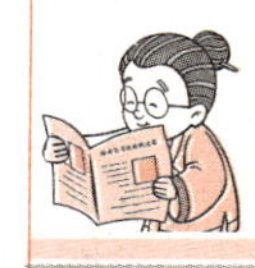

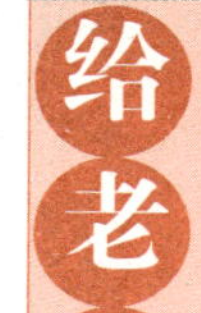

“咬牙切齿”预防脑病

咬牙切齿，也就是牙齿运动，能轻松预防脑病，尤其是脑血栓。

“咬牙切齿”很简单：上下牙齿紧紧合拢，用力一紧一松使劲咬牙切齿，咬紧时加倍用力，放松时也要尽量互不离开，每次做20~40下。运动时头部、颈部的血管与肌肉、头皮和面部有序处于一收一舒的状态，这样可以加速脑血管的血液循环，让已经开始趋向于硬化的脑血管逐渐恢复弹性，大脑组织血氧供应充足，这既能消除因血液障碍造成的眩晕，又有助于预防脑卒中的发生。

经常叩齿也能达到很好的保健效果。俗话说：“清晨叩齿三十六，到老牙齿不会落。”因为经常叩齿巩固牙根和牙周组织，可以有效保护牙齿、预防龋齿的发生。中医自古就认为，肾开窍于耳，齿的坚固与肾脏有很重要的关系，因此，经常叩齿可以有助于肾气旺盛，有效预防腰痛和耳聋目滞。

除了咬牙切齿和叩击牙齿，简单的张嘴闭嘴也可以达到养生保健的作用：

每天早晨起床之后，到空气清新的地方，把嘴巴张开到最大限度，向外用力呼一口气，然后用力吸一口气，再闭合起来，如此张嘴闭嘴，反反复复做20~50次，益处多多。

（1）张嘴闭嘴可以通过面部的神经反射刺激大脑，继而改善脑部血液循环，增强脑血管弹性，有利于防止脑卒中和老年痴呆症的发生。

（2）张嘴闭嘴进行深呼吸运动，可以扩大胸腔，增大肺活量，让肺脏吸进更多的新鲜空气，促进身体的新陈代谢，增强身体各个器官的功能，延缓人体衰老过程。

（3）张嘴闭嘴，让咽喉得到了运动，保持耳咽管的通畅，让耳朵内外的压力保持平衡状态，可以有效防止老年人出现耳鸣、耳聋、耳病性头晕的可能。

（4）张嘴闭嘴同时轻轻叩击牙齿，可以锻炼牙龈，增强牙齿的坚固性，防止牙齿过早脱落。

（5）张嘴闭嘴，可以让面部肌肉有节奏地运动，让肌纤维发达变粗，肌肉块增大，面部就会显得饱满丰润，同时还能延缓面部肌肤衰老。

老年人除了应该经常咬牙切齿和叩齿之外，日常生活中还要注意以下几点：

（1）正确科学地控制血压。血压应稳定在一定的水平之上，不能控制得太低。因为低血压也是一种疾病的表现形式，可能引起脑供血不足，容易导致脑血栓等。

（2）积极治疗糖尿病、高脂血症等可能导致脑血栓形成的各种疾病。对于已经患有短暂性脑缺血发作症和相关病史者，以及患有冠心病及其病史者，应该坚持长期治疗和保健。

（3）不吸烟，忌大量饮酒。

（4）老年人要养成定期体检的习惯，每年应该至少检查一次胆固醇和血脂。

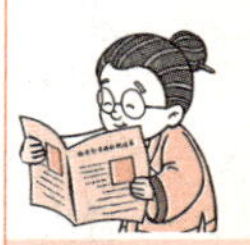

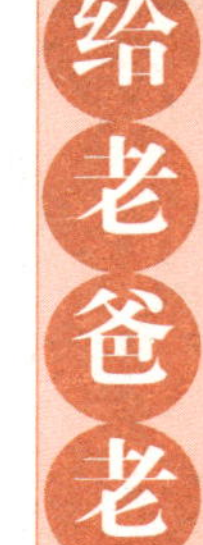

耳朵运动增强免疫力

耳朵与肾有着重要的关联。肾是人体重要脏器之一，乃先天之本。肾脏功能是否正常，对健康长寿有着举足轻重的作用。现代医学认为，提拉耳朵能刺激耳廓的末梢神经及微血管，使局部循环加快，并通过神经、体液的作用，对全身的生理活动起到一定的调节作用，并能改善神经内分泌功能，能使“肾精以充”。

耳朵是全身经络汇集之处，“耳为宗脉之所聚”“五脏六腑、十二经脉有络于耳者”，人体各个部位都与耳廓通过经络形成密切的联系。按摩耳廓就能打通全身经络，活跃机体脏腑，特别是肾脏。“肾开窍于耳”，经常搓耳朵就是对肾脏的调理和养护，而肾在体主骨，肾功能强，必然骨骼结实，骨质疏松的症状就不会发生。

日常生活中，老年人经常提拉耳朵，就可以起到很好的养生保健作用，老年人不妨经常利用闲余时间做做此类运动：

1. **提拉耳垂法** 双手食指放于耳屏内侧后，用食指、拇指提拉耳屏、耳垂，自内向外提拉，手法由轻到重，以不感到疼痛为限，每次3~5分钟。此法可治头痛、头昏、神经衰弱、耳鸣等疾病。

2. **提拉耳尖法** 用双手拇指、食指夹捏耳廓尖端，向上提揪、揉、捏、摩擦15~20次，使局部发热发红。此法有镇静、止痛、清脑明目、退热、抗过敏、养肾等功效，可防治高血压、失眠、咽喉炎和皮肤病。

3. **双手拉耳法** 左手过头顶向上牵拉右侧耳朵数十次，然后右手牵拉左耳数十次。可促进颌下腺、舌下腺的分泌，减轻喉咙疼痛，治慢性咽炎。

4. **搓弹双耳法** 两手分别轻捏双耳的耳垂，再搓摩至发红发热。然后揪住耳垂往下拉，再放手让耳垂弹回。每天2~3次，每次20下。此法可促进耳朵的血液循环，健肾壮腰。

5. **手摩耳轮法** 双手握拳，以拇指、食指沿耳轮上下来回推摩，直至耳轮充血发热。此法有健脑、强肾、聪耳、明目之功，可防治阳痿、尿频、便秘、腰腿痛、颈椎病、心慌、胸闷、头痛、头昏等病症。

6. **双手掩耳法** 两手掌掩两耳廓，手指托后脑勺，用食指压中指弹击24下，可听到“隆隆”之声，回击“天鼓”。此刺激可活跃肾脏，有健脑、明目、强肾之功效。

7. **全耳按摩法** 双手掌心摩擦发热后，向后按摩膜面（即耳正面），再向前反折按摩背面，反复按摩5~6次。此法可疏通经络，对肾脏及全身脏器均有保健作用。

8. **双手扫耳法** 以双手把耳朵由后面向前扫，这时会听到“嚓嚓”的声音。此法可激活免疫系统的功能，增强抗病力，可醒脑、补肾、调

合阴阳。每次20下，每日数次，只要长期坚持，必能强肾健身。

以上各方法，老年人可以根据自己具体的身体状况，酌情选择一项或几项配合进行，也可以逐项都进行，只要坚持做，就会有效果。

拍打运动放松筋骨

对老年朋友来说，拍打身体是一种非常简单的健身法，它不讲究时间、地点，只要想做，就能比较容易地做到。老年人经常对身体拍拍打打，不仅可以强身健体，而且还可以预防各种疾病，延年益寿。

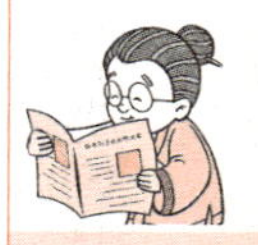

拍打运动是一种很好的肌肉按摩方法，它可以疏通经络、调和气血、促进血液循环。还能提高新陈代谢，解除局部肌肉的紧张，使局部关节，特别是肩、颈、肘、腕、指等关节得到适度的活动，有利于防治肌肉劳损、颈椎病、关节炎、肩周炎以及心脑血管病的发生。拍打运动可使手部得到活动，局部血液循环加快，末梢血液供应得以改善，有助于防治肢体畏寒症、末梢神经炎等。拍打运动还可以调节大脑神经系统，使其兴奋与抑制趋于平衡，消除不良情绪及过度兴奋状态。

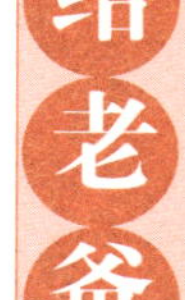

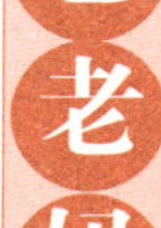

拍打运动有很多拍法，主要可以拍打以下几个部位：

1. 拍打头部　双脚分开，与肩同宽，两手掌心轻轻拍打头部，从头顶中央开始，一手向前拍打至前额，另一手向后拍打至大椎穴（颈后平肩第一大椎骨）。然后从头顶中央开始，向头部两侧拍打至颈部，经过太阳穴，反复拍打10次。然后用左手掌心拍打百会穴，反复拍打100次。

2. 拍打颈部　采取站立或坐姿，全身放松，双眼微闭。用手掌心轻轻拍打颈部，先从后颈开始，向上一直拍打到前额，然后从前额拍打到后颈。再用双手手掌心在颈部左右摩擦，反复10次。

3. 拍打肩部　采取站立姿势，先用左手掌心拍打右肩，然后用右手掌心拍打左肩，每侧拍打10次。

4. 拍打胸部 采取站立姿势，先用左手拍打右胸，再用右手拍打左胸，由上至下，然后由下至上，左右胸各反复拍打200次。

5. 拍打背部 采取站立姿势，先用左手拍打右侧背部，再用右手拍打左侧背部，左右侧背部各反复拍打10次。

6. 拍打腹部 有两种方法：①采取仰卧位，先用右手掌心轻轻地按照顺时针方向按摩腹部200次，再用左手掌心在腹部左侧从上至下按摩100次，然后用一只手的手掌心轻轻拍打整个腹部，一边拍打一边深呼吸。②采取站立姿势，两手自然下垂，身体先从左侧旋转摆动，两手顺势摆动。右手掌心轻轻拍打左侧腹部，左手手背轻轻拍打腰后部右侧，反复拍打100次。然后身体向右侧旋转摆动，两手也顺势摇动如上，拍打100次。此动作应重复多做几次。

7. 拍打下肢 采取站立姿势，两脚分开，与肩同宽，两手自然下垂。上半身慢慢向下弯曲至90度左右，向下弯曲时，双掌或双拳同时拍打双腿，先大腿外侧过膝盖，再大腿正面及内侧过膝盖。然后拍打小腿，双掌或双拳同时拍打双腿，先小腿外侧及后侧，再小腿内侧及正面。上述动作各做3分钟。

8. 拍打双掌 双手掌心、手指相对，类似鼓掌的动作，连续拍打5分钟左右。然后用左手拍打右手背2分钟，右手拍打左手背2分钟，反复做3次。

9. 拍打脚部 采取坐位，右手握拳，轻轻拍打左脚部穴位。然后左手握拳，轻轻拍打右脚部穴位。如此反复30次左右。

拍打全身的好处很多，如手掌经络有心经、肺经和心包经三大经络，拍打手掌，可以调理五脏，增强心肺的活力和身体的免疫力。而手背有大肠、小肠和三焦三大经络，常拍打手背可以保证呼吸、血液、消化和排泄系统的通畅。手指指尖末梢神经极为丰富，是全身经脉的交会处，常拍打可以促进全身经脉通畅、强筋健体，又可以增强手脑联系、

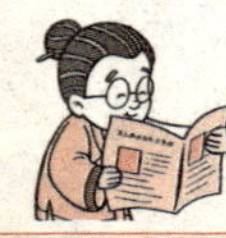

延缓脑衰。

拍打头部可以提神醒脑，舒缓头痛、脑涨、眩晕等，同时还可延缓老年人脑力衰退，增强记忆力。中午午睡或晚上临睡前拍打头部，则可健脑，防治高血压、脑栓塞及失眠等病症。老年人坚持拍打头部还可防治动脉硬化、老年痴呆等病症。

拍打头部还可以促使局部组织温度升高，加快血液、淋巴液的循环和新陈代谢，有助于减轻呼吸道及心血管疾病的症状。同时，还可防治老年人肌肉萎缩，促进局部肌肉健康、增加肺活量、增强机体免疫力。

老年人最容易出现肚腩，这个拍打手法对减掉腰腹部赘肉也很有帮助。其实，经常做腰部旋转摆动，也可收腹降脂、预防腰部肥胖，再加上拍打手法，效果更佳。

这组拍打动作有利于双腿的血液循环，让久坐不动的双腿得以舒展，防止腿部疾病发生。尤其是水湿型肥胖者，最容易出现下肢浮肿的症状，还可能伴有腰痛和膝痛。这组拍打动作，既可以改善腰部和下肢血液循环，又可以拍走水湿症状，防治下肢浮肿，而且对腰痛和膝痛也有不错的疗效。

锻炼平衡能力防摔倒

老年人由于运动系统功能与神经系统功能衰退，导致肌肉老化，特别是背部肌力减弱，使身体重心前移，容易造成前倾而跌倒，以致产生严重后果。但若平时就坚持进行平衡锻炼，不仅可增强四肢的能动性及屈曲性，而且能改善平衡功能，防止摔跤。

下面介绍一套平衡锻炼的具体方法：

（1）站立，全身放松，排除杂念。先将重心移到左腿上，慢慢从 1 数到 20，再将重心移到右腿上，慢慢从 1 数到 20，重心交替在左右腿上移动，重复做 10 次。

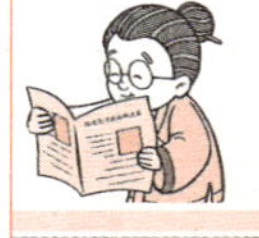
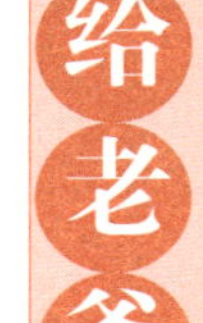
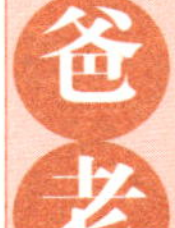
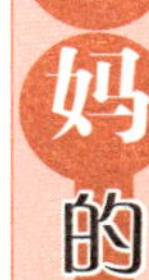

（2）坐在凳子上，全身放松，排除杂念。两手慢慢上抬，至与肩平时，转动上身，两手随之转动，上身先转向左，两眼注视左侧片刻，然后上身转向右，两手随之转向右，两眼注视右侧片刻，反复做10次。

（3）坐在凳子上，凳脚高与膝齐平，上身慢慢下俯，先伸出左手触摸右脚趾，然后恢复端坐姿势，接着再上身慢慢下俯，伸出右手触摸左脚趾，如此反复，两手交替触摸两脚趾，做10～30次。

（4）站立，身前放置桌、椅各1张，慢慢地从桌子上拿起一个物体，把它放在椅子上，然后再把它放回桌子，如此反复搬动物体，连做10～30次。接着，将这个物体在桌子与地面间上下搬动，连做10～30次。

（5）双眼微闭，采取站立姿势，双手自然下垂，放在身体两侧，任意抬起一只脚，放松身体。

（6）双眼微闭，采取站立姿势，双脚分开，与肩同宽，双臂向两侧平举，慢慢向左摆动身体，然后再慢慢向右摆动。反复练习，熟练后，逐渐将双脚靠拢，以增加锻炼难度，提升平衡锻炼效果。

（7）双眼微闭，采取站立姿势，右脚脚尖轻轻抵住左脚脚跟，注意呈直线，双腿不要弯曲。两臂侧平举，尽量坚持10秒以上。如果动作熟练了，双臂可以自然下垂，放于体侧，也要尽量坚持10秒以上。

（8）采取站立姿势，沿顺时针方向旋转3圈，停下后闭上双眼，维持30秒。然后沿逆时针方向旋转3圈，停下后闭上双眼，维持30秒。

这里需要提醒老年朋友的是，在开始做这些动作的时候，可以先睁开双眼练习，等稍微熟练以后，再进行闭眼练习。因为闭眼练习是通过调动大脑神经来平衡身体，动作难度较大，而睁眼练习则是通过眼睛和参照物之间的协调来寻找平衡点，进而达到平衡身体的目的，难度相对较小。另外，老年人开始锻炼时，身边最好有人陪护，以免发生意外跌倒。

日常运动

散步是最好的运动

世界卫生组织对各项运动进行充分的调查研究后，最终得到这样一个结论：步行是最好的健身运动，它具有保健防病的神奇作用。

关于步行的保健防病作用，人类在很久以前就有了认识，中国民谚就有“饭后百步走，能活九十九”的说法。但“步行对人来说是最好的运动方式”这一认识，是近几年才形成的。

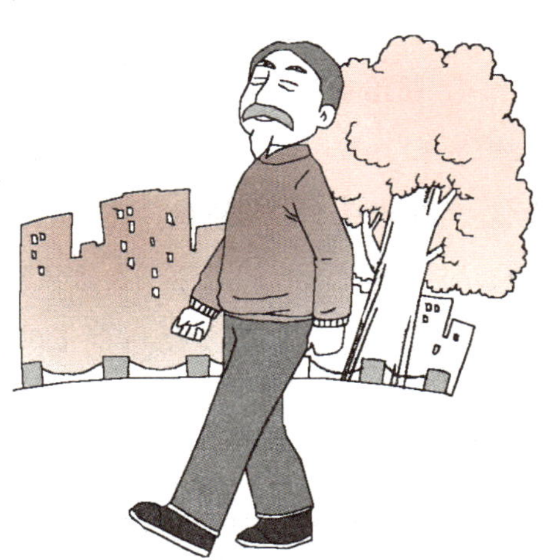

散步是最能促进体内各种节律正常的全身运动，有节奏的双腿、双臂的交替运动，与心跳非常合拍。古往今来，有很多名人都是以散步作为陶冶性情、强健体魄的良好方法。进化论奠基人达尔文说过：“我只求有健壮的身体，以便进行我曾欣然决定终身从事的那些项目。”散步是他中老年和晚年时期最主要的锻炼方法，不论春夏秋冬、刮风下雨，他都要出去散步，而且一定要走完规定的路程才返回家。

对于很多老年人来说，每天散步成了他们雷打不动的锻炼方式。的确，老年人散步好处多多，可以保持关节的灵活性，同时增强腰部肌肉和韧带的张力与弹性；加速血液循环，有益于心血管系统；使全身肌肉周期性收缩，加速代谢过程，提高机体免疫力。

除此之外，散步还有很多好处：

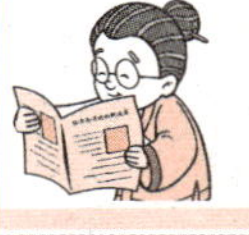
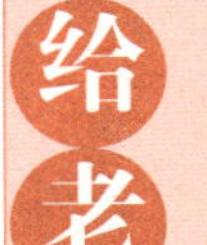
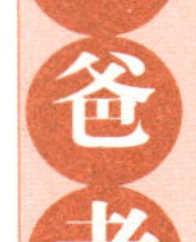
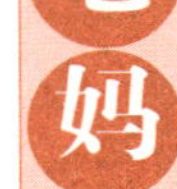
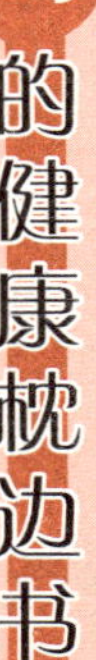

1. 适用于任何年龄层 散步动作简单，且节奏、时间、路线完全都由自己控制，选择余地很大。因此可以自由发挥、随心所欲、可谓老少咸宜。

2. 适用于任何地点 散步没有空间、时间的限制，不受环境影响。无论在山区、平地还是草原，无论艳阳高照还是刮风下雨，只要你想，随时都可以实现。

3. 增强心脏功能，加快新陈代谢 散步时，心跳会加快，这样就促进了血液循环。如果心率提高并保持一定时间，会大大增加心脏和血管的韧性和强度，从而增强了心脏功能。如果坚持每天以每小时 3 千米的速度散步 2 个小时，可使代谢率提高 50% 左右。对冠心病等多种心脏疾病有很好的防治作用。

4. 防治疾病，塑体美形 散步可以有效锻炼腿部关节，对各种骨质疏松和关节疾病有一定的预防作用。研究发现，每天散步 4 千米，可额外消耗 300 千卡的热量。通过散步大量消耗体内的热量，减掉多余脂肪，对于体型偏胖的老年朋友来说是不错的选择。

5. 放松大脑 散步是一种正确缓解压力的方式，人们可以通过散步放松处于紧张状态的大脑皮层，使大脑得到休息，从而缓解不良情绪，保持愉悦心情。

6. 有益供氧 进行适度运动（包括散步）时，毛细血管会大量张开，供给肌肉组织的营养物质也大大增加，肺活量增高，保证脑细胞需要的氧气供应充足。

7. 使血糖正常 糖尿病患者每日三餐，饭前饭后 6 次散步，120 步、500 步、1000 步各占 1/3。两个月后，血糖就可维持在正常范围之内。

8. 排除有害物质 徒步快速行走 5 ~ 10 公里路，即能增强腿力，还可将铅、镍、锶等有害物质随汗液带出体外。

9. 强心减肥 每天散步 3 千米，可将冠心病发病率降低一半。即

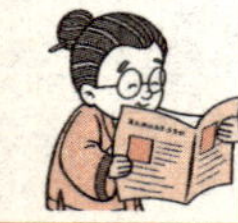

使不能天天坚持，一星期安排3～5次，每次30分钟，也可达到强身健体的目的。如果减肥则把步伐加快，每分钟不少于140步，每次散步至少延续20分钟，姿势以模拟竞走为佳，这样才能消耗体内多余的脂肪。

然而，老年人身体素质各有差异，散步也要因人而异。比如：

身体素质较弱的人每小时走5千米以上可达到强身健体的功效。只有步子大、胳膊甩开，才能促进新陈代谢，而且最好选在清晨进行，每次30分钟以上。

易失眠者可在睡前30分钟散步。每分钟走80～100米为宜，每次15～20分钟，会有较好的镇静效果，有利于安睡。

冠心病患者散步时速度不宜过快，以免诱发心绞痛。应选在饭后1小时再缓慢行走，每日2～3次，每次30分钟。长期坚持可促进冠状动脉侧支循环形成，有效改善心肌代谢，并可减轻血管硬化。

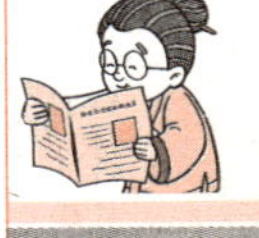

糖尿病患者行走时步伐尽量加大、挺胸摆臂、用力甩腿，时间最好在餐后进行，以减轻餐后血糖升高，每次行走30分钟为宜。但对于正在用胰岛素治疗的患者，应避开胰岛素作用的高峰时间，以免发生低血糖反应。行走一般选择在餐后30分钟进行，而且活动时间最长不要超过1小时。

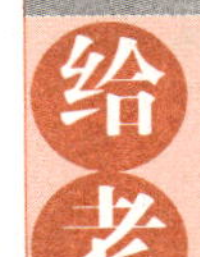

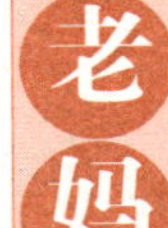

散步的时间很随意，何时都可以，但是最佳时间应该选择在饭后，这是因为饭后食物会停留在胃中，如能缓行数百步就可以帮助胃更好地受纳水谷，并将腐熟后的水谷输送到脾，使食物得到进一步的消化吸收，然后输送到全身。

《蠡海集》记载：脾与胃都属土，土地一定要经过精心耕锄，庄稼才能长得好；不耕作则为荒土，荒土是长不好庄稼的。所以散步就如同在帮助脾胃耕作一般，脾胃运化好了，食物消化得好，也就更容易吸收，人的身体就会健壮。简言之，就是饭后散步有助于消化。唐代医学家孙思邈在《千金要方》里记载：“饮食后应慢行数百步，以手按摩腹

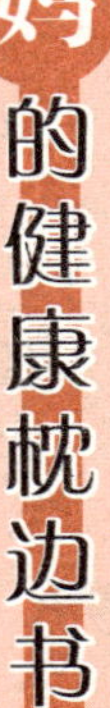

部数百遍，以消食畅气，不但使人能食且百病不生，有所修为而精神愉快。”古时的老年人饭后都有散步的习惯，通过散步来帮助消食。所以后人将饭后散步称为“逍遥”。逍遥，也就是很舒适的意思，消化好了，人自然是很舒适的。

选择适宜散步的时间

散步的最佳时间是饭后，还有几个时间段也很适合散步，同样具有养生保健功效：

1. 早上 早上空气比较清新，休息了一夜的筋骨可以在早上得到自由舒展。但是注意不要空腹运动，因为这样容易出现低血糖，对身体健康造成伤害。

2. 午饭前 食物在人体内的消化时间是四五个小时，早上的食物已经被消化，所以午饭前是身体能量供应比较充分的时间段。在这一时间段内进行行走锻炼，不仅可以增强体质，还可以促进食欲。

3. 晚饭前 在晚饭前运动，能够起到很好的减肥效果。这是因为晚饭前运动能够提高血液中的血糖含量，减少空腹感，降低食欲，而且这时候锻炼，脂肪燃烧会更充分。晚饭后，人们很少运动，摄入的能量很容易以脂肪的形式储存起来，而且晚上睡觉时机体的所有器官进入休息状态，它们的活动都会减缓，人体新陈代谢相对缓慢。如果晚饭吃大量的食物，不仅容易消化不良还容易长胖。如果晚饭前进行步行锻炼，自然很容易避免这种情况的发生。

4. 睡觉前 睡觉前可以适当地缓慢行走，这样有利于放松大脑，安定神经，帮助睡眠。由于晚饭后人们的运动会很少，所以睡觉前走一走、运动一下，可以避免过多脂肪的囤积，对于减肥有很好的效果。需要注意的是，睡觉前的运动量不能太大，也不要从事剧烈的运动，那样会提高神经的兴奋度，反而不利于睡眠。

老年人散步自然是最好的运动，但也要根据自身具体情况选择合适的时间、合适的地点、合适的运动强度，不可盲目地散步，否则不仅养生保健效果达不到，还会伤了身体。

有氧运动：慢跑

有氧运动也叫有氧代谢运动，是指人体在氧气充分供应的情况下进行的体育锻炼。也就是说，在运动过程中，人体吸入的氧气与需求相等，达到生理上的平衡状态。因此，它的特点是强度低、有节奏、持续时间较长。要求每次锻炼的时间不少于 1 小时，每周坚持 3 ~ 5 次。这种锻炼，氧气能充分酵解体内的糖分，还可消耗体内脂肪，增强和改善心肺功能，预防骨质疏松，调节心理和精神状态，是健身的主要运动方式。常见的有氧运动项目有急走、慢跑、滑冰、游泳、骑自行车、打太极拳、跳健身舞、做韵律操等。与举重、赛跑、跳高、跳远、投掷等具有爆发性的非有氧运动相比较，有氧运动更适合老年人。

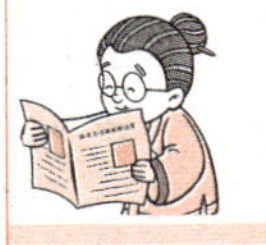

经常进行有氧运动可以使人体内氧气的吸入、输送和利用的功能进一步增强，心肌收缩更加有力，心脏每分钟排出的血量因此变得更多。它还能增加全身的循环血量，特别是肺部的血量，增加氧气的输送能力。

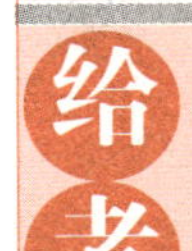

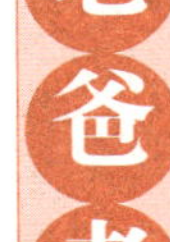

有氧运动可调节物质代谢。经常进行有氧运动可使高血糖患者血糖降低，脂质异常症者血脂减少。同时，它还能提高血液中对冠心病有好处的高密度脂蛋白的含量，增加骨骼密度，防止骨钙流失，预防骨质疏松症。

有氧运动可增强人体免疫力。大家知道，血液循环是靠着心脏的功能来实现的，而人体的淋巴系统没有运输动力，淋巴液只能在肌肉运动的带动下在身体里流动。因此，身体锻炼对于淋巴循环更加重要。淋巴液畅通，淋巴细胞才能正常工作，免疫功能才能实现，坚持做有氧运动可降低病毒性感冒、呼吸道传染病以及各种癌症的发病率。

有氧运动可以使人体内碱性增强。有氧运动可以使人体肺部大量吸入新鲜空气，并使肺部内的二氧化碳大量呼出。众所周知，二氧化碳是酸性氧化物，它的减少可使人体血液的碱性提高。

慢跑作为强身健体的一种运动项目，现在很流行，也很适合老年人选择。慢跑还被作为现代生活中的一种防治疾病的方式，越来越多的老年人喜欢上了慢跑，并从中受益。

老年人慢跑时也要有所注意，以免发生意外：

（1）初次锻炼时，可慢跑 5～10 分钟，逐步适应后可增至 15～20 分钟。最好是每日坚持锻炼 1 次，有困难者每周至少锻炼 3 次，每次逐渐增加跑步时间。

（2）跑步时脚步要轻快，步子宜小，不要脚跟先着地，要脚尖逐渐过渡到脚跟；落地要有弹性，步伐要有节奏；双臂自然摆动；要用鼻子吸气，用嘴呼气，呼吸要深长、细缓有节奏，每跑 2～3 步吸气 1 次，再跑 2～3 步呼气 1 次。

（3）跑步速度切忌过快，一般可用 120～130 米/分钟的慢速度进行，以边跑边和同伴说话聊天、不喘粗气、不面红耳赤为宜。

（4）跑步的距离应由近到远，以自觉全身舒畅为宜。开始可以从走、跑数十米、数百米入手，适应后慢慢增至两三千米，切忌操之过急。如遇雨雪、大风天气或因其他原因不能外出锻炼时，可在室内进行原地跑。

（5）要掌握合适的心率。一般 60 岁的人跑完的正常心率为 96～112 次/分钟，65 岁为 93～109 次/分钟，70 岁为 90～105 次/分钟，80 岁为 84～98 次/分钟。

（6）慢跑结束后不宜马上停下来，要逐渐减速，可以缓慢步行或原地踏步，做一些放松整理活动，慢慢恢复到安静状态。

(7) 慢跑前要进行身体检查。为了确保安全，老年人在参加慢跑锻炼前最好征得医生同意，并做一些必要的身体检查。自己也可这样检验一下，即用较快速度急走3千米后，若没有不舒服的感觉，才能开始练习健身慢跑。已有慢性病的老年人更应在医生指导下进行慢跑锻炼。

(8) 慢跑时以是否感到乐趣为度。如果负荷适当，会感觉精神愉快、心情舒畅、趣味无穷；如果烦躁不安、难受苦恼，说明慢跑负荷超重，就应停止。

(9) 呼吸是否顺畅。呼吸要自然、深长、协调，不应有憋气感觉，还要和慢跑的步伐节奏相配合。如果跑时呼吸急促，上气不接下气，就可能是跑速过快或身体不适应，应降低跑速或停跑。

(10) 戒除争强好胜心理。健身慢跑的目的不是得冠军、夺锦标，而是为了健身防病，益寿延年。因此在和同伴或家人一起练慢跑时，不要有争强好胜的心理，应该心平气和、量力而行，按自己最适宜的速度及距离进行锻炼，确保安全。

老年人经常慢跑，有助于锻炼心肺血管功能：

(1) 慢跑会吸入很多的氧气，约是平静状态下的8倍，肺活量会明显增加，肺泡会得到充分的活动，有效阻止肺组织弹性的减退，显著改善并提高肺脏的功能。

(2) 慢跑可以调节大脑皮质和内脏的联系，改善各系统器官间相互的协调性，改善大脑皮质的功能。还能调节血管的收缩和舒张功能、增加血管弹性、维持血压平稳、促进血压下降。高血压患者可以尝试慢跑运动，对降低血压很有帮助。

(3) 慢跑可以加强并改善心脏的泵功能，提高心肌的兴奋性，让心脏收缩力增强、心跳变慢、心排血量增加。还可以扩张冠状动脉和促进冠状动脉的侧支循环，增加冠脉血流，改善心肌营养，可以防止或减少心绞痛的发作，达到预防冠心病的目的。

（4）慢跑有助于降低体重、减肥。慢跑可以改善脂肪代谢，降低血中甘油三酯和胆固醇的含量，并且能够促进已经沉积在动脉壁上的胆固醇慢慢消融，有助于预防高脂血症、肥胖症、冠心病、动脉硬化、高血压等疾病。所以老年人应该经常进行慢跑，可以显著预防并改善一些老年常见病。

爬楼梯锻炼宜忌

生活中，很多老年人每天都要上下楼梯，认为这就是顺便锻炼了，而且爬楼梯随时都在进行，还不受天气的影响，刮风下雨下雪都在爬楼梯锻炼。这看起来似乎是件不错的事情，但是也要科学合理，有所禁忌，才能达到运动保健的目的。

事实上，上下楼梯的确有很多好处，现代研究证实，平均每爬一层楼，可以延寿 10 秒钟。爬楼梯是一种很好的体育锻炼，据科学家测定，爬楼梯是“运动之王”，这可以从爬楼梯所消耗的热量来说明。用一般速度爬楼梯，每 10 分钟要消耗热量 845 焦（202 卡），下楼消耗为上楼消耗的1/3，而且，爬楼梯时所消耗的热量比静坐时多10 倍，比散步多4 倍，比游泳多2. 5 倍，比打羽毛球多 5 倍。爬楼梯作为一种全身性运动，的确有两个好处：

（1）经常爬楼梯的人比乘电梯的人心脏病发病概率要少 1/4，每天上下六层楼 3 ~5 次，比那些不运动的人死亡率低 1/3。每天爬楼梯不但能增强心肺功能，而且能增强肌肉与关节的力量，还能提高髋、膝、踝关节的灵活性。这是由于爬楼梯时加强了心肌的收缩，加快了血液循环，促进了身体的新陈代谢。另外，爬楼梯时静脉血液回流的加快，可以有效防止心肌疲劳和静脉曲张。爬楼梯时腰部、臀部、大腿部用力较大，从而使这些部位的脂肪消耗加快，有利于减肥。

（2）爬楼梯能够增强人体细胞的新陈代谢，有效增强肌肉的活力。

这种有氧运动可以改善血液循环与呼吸系统，还可以提高骨髓的造血功能，这样一来，人体内的红细胞与血红蛋白数量就能明显地增多，有助于提高人体免疫力。

然而，爬楼梯也会带来一些副作用，由于身体的重量几乎全部集中在膝关节上，将爬楼梯作为锻炼身体的方式，频繁上下楼梯，较长时间重复一个动作，会使膝关节受到磨损的次数增多，受压强度也会增大。人们经常看到有老年人登山时出现不能下山的情况，就是因为老年人爬山时，关节负重是正常情况下的四五倍。俗话说“人老腿先老”，老年人骨质老化加速，较长时间爬楼梯反而使肌腱、韧带、骨、软骨、关节、肌肉受到损伤的可能性增大。如果长了骨刺，再爬楼梯，骨刺会刺激周围软组织神经，引起炎症，甚至造成关节肿胀、活动不便。

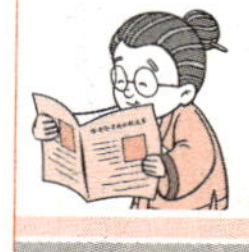

按照现行的建筑标准，每层两个楼梯组，每一个楼梯组一般是10～20级，每级高18～20厘米。如以一个楼梯组12级，每级高20厘米为标准，一般人1分钟可登6个楼梯组，经过6个转弯处设平台。老年人在开始上楼或登山时，可采用1分钟登4个楼梯组的速度，即大约1秒钟登1级。这样的速度较为稳健，节奏合理，不会引起内脏器官的不良反应，也容易掌握。

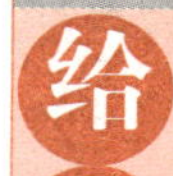

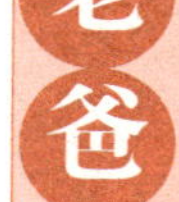

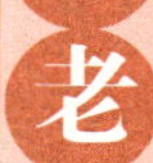

一般可每次练5分钟，即用3分钟登12个楼梯组，上到七楼，再用2分钟时间下楼，休息一会儿，再重复上下。开始可以只重复1次，渐渐增加到2～3次，最后可稳定在5次左右。少数体质较好的老年人也可以考虑重复7次。

下楼时，为了防止摔倒，应前脚掌先着地，然后过渡到全脚掌着地，以缓冲膝关节的压力。锻炼活动前应针对膝、踝关节先进行热身活动，避免出现关节活动不协调的现象发生。平时最好经常做做下蹲、起立等练习，使关节得到充分的运动，防止锻炼开始时出现僵硬强直，也就是人们常说的“流水不腐，户枢不蠹”的道理。只要您注意这些原则，爬楼梯锻炼的确应该是中老年人一种非常好的健身方法。同时，爬楼梯锻炼应与步行、慢跑等健身锻炼相结合，不要以此取代其他锻炼方法。

腿部运动不可少

俗话说，“人老先老腿”。人上了年纪，腿脚一般很容易出现毛病，所以，坚持腿部运动才能避免过早步入“步履蹒跚”的行列。

老年人一旦出现腿部收缩、僵硬时，就说明腿部已经开始老化了，这就更要注重腿部的运动了，否则会越来越僵硬，以致走路都会觉得困难。这里简单介绍几个适合老年人的运动：

1. 脚伸直 平躺仰卧，右脚掌向地板方向弯，然后左脚尖压右脚尖，尽量把右脚尖压到地板上。伸出右脚时不必用力，照前面的方法做3次以后，再换右脚压左脚。这种运动能养成脚伸直的习惯，每天做这种运动，对防止腿部老化有所裨益。

2. 按摩腿 双手紧紧抱住左侧大腿根，稍用力从大腿向下按摩，一直到足踝的部位，然后再从足踝部按摩至大腿根，用同样的方法按摩另一条腿，重复10～20遍。这种方法可以使关节灵活，增强腿肌与步行能力，预防下肢静脉曲张、水肿及肌肉萎缩等症。

3. 揉腿肚 双手紧紧扶住左腿的小腿，旋转揉动，然后换腿重复这个动作。每条腿揉动20～30次为一组，共做6组。这种方法可以疏通血脉，增强腿部的力量，还能预防腿脚酸痛。

4. 甩小腿 双手扶墙，先向前甩左腿的小腿，使脚尖尽量向前向上翘起，然后向后甩动，尽量绷直脚面，脚尖用力向右。然后换腿，甩动右腿。每条腿甩动80～100次为宜。这种方法可以预防下肢萎缩、软弱无力或麻木，能有效治疗小腿抽筋等症状。

5. 扭双膝 双脚平行靠拢，屈膝微微下蹲，双手放在膝盖上，先

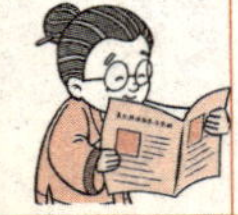

按照顺时针方向扭动10次，然后按照逆时针方向扭动10次。这种方法能疏通血脉，能够有效治疗下肢无力、膝关节疼痛等症。

6. 扳脚趾　两腿伸直，头低下，身体向前弯曲，用双手扳脚趾20～30次。这种方法可以强健腰腿、增强脚力。

7. 搓脚心　双手掌心相对，相互揉搓。手掌揉搓热了之后，揉搓脚心，双脚各搓50次。这种方法具有降低虚火、舒肝明目的功效，可以防治高血压、晕眩、耳鸣、失眠等症。

8. 暖双足　每晚睡觉前用热水泡脚，15～25分钟即可。这种方法可以使全身血脉流通，舒缓腿脚疼痛。

9. 蹬腿　晚上睡觉之前，平躺在床上，双手抱紧后脑勺，进行蹬腿练习。蹬腿过程中要注意速度应该由慢到快，反复练习3分钟。这种方法可以促进血液循环，伸展下肢肌肉，还可以缓解失眠。

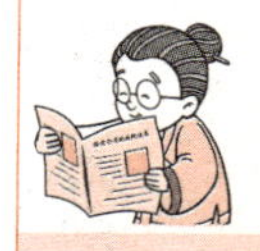

除了以上的方法，还有一套可以锻炼腿脚的运动：

1. 卧位趾与踝运动　仰卧床上，下肢平伸，双足一起做屈趾、伸趾交替运动30次，五趾分离、并拢30次，然后屈髋、屈膝、伸屈旋转踝关节30次，这是整套运动的热身阶段。

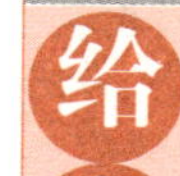

2. 坐位蹬滚子运动　把长40厘米、直径10～20厘米的圆木或石滚子，放在地板上，人坐在床边，双足蹬在滚子上前后滚动100次，可以达到舒筋活血的效果。

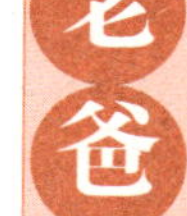

3. 踮脚走路练屈肌　踮脚走路，就是足跟提起完全用足尖走路，行走百步，有利于通畅足三阴经。

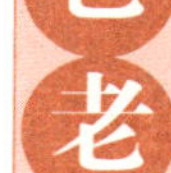

4. 侧方行走练平衡　侧方行走可使前庭的平衡功能得以强化，有预防体脚失调的作用。先向右移动50步，再向左移动50步。这种方法可以促进腿部血液循环，改善睡眠质量。

腿脚部有很多关联身体各个部位的重要穴位，腿部肌肉是否结实是衡量一个人是否健康的重要标志。双腿运动可以加速心脏的血液循环。

如果心脏的血液循环正常，全身的四肢百骸、五脏六腑和大脑都会受到心脏良好的血液供应，各种器官才会正常地运转并健全发展。所以人上了年纪后，一定要注意腿部保健，让腿部充满活力，预防腿部衰老或延缓腿部衰老。

不妨练练爬行

国外有研究证明，爬行锻炼可带动全身活动，能让老年人食欲增加、睡眠安稳，明显增强老年人体质。还可以防治腰肌劳损、颈椎病、心脑血管病、痔疮、下肢静脉曲张等疾病。人在爬行时全身重量分散到四肢，大大减轻了直立状态下脊柱的承重，尤其是腰椎的承重，放松腰部，拉开椎间隙，减少椎间盘压力，从而避免了椎和腰部肌肉过度疲劳，减少腰椎疾病的发生。还能让平时很少有机会锻炼的腰腹肌力量增强，这对腰肌劳损、腰椎病等有一定防治作用。爬行时心脏、头、颈位置与躯干几乎水平，有利于全身血液循环，比直立时血液循环流畅得多，从而增加心脑血管及颈部的血液供应，有效防治心脑血管病、颈部疾患等。爬行对血液回流障碍导致的痔疮、下肢静脉曲张等症状，也有改善的作用。爬行还需要四肢协同运动，这就锻炼了颈、肩、背、双臂等部位的肌肉。

爬行健身的方法主要分跪爬和手足爬两种。

1. 跪爬 头部抬起，五指分开着地，两臂与肩同宽，两手和两膝着地，手膝依次交替爬行。跪爬可以增加头部血液供给，适合心脑血管疾病患者选择。

2. 手足爬 头部抬起，五指分开着地，两臂与肩同宽，双足着地分开约一肩半宽，脚前掌着地，膝微屈，手足交替依次爬行。手足爬有利于促进消化和改善睡眠质量，患有腰肩颈部或脊椎疾病的老年人可以选择此种爬行方式。

然而，老年人进行爬行运动也要有所注意：

1. 场地的选择　应该选择比较松软的地方，可以在家里宽敞的地方或在草地上进行，爬行者衣服要轻便，最好戴上护膝。选择场地还要注意空气流通，爬行前清理好场地杂物，注意安全。

2. 爬行的距离　建议每次爬行 20～30 米，5 分钟左右。随即俯在地上休息 2～3 分钟。连续重复 3 次为 1 组，共做 3 组。速度应该先慢后快，以不感觉到喘和累为宜，一般时间控制在 20 分钟之内。爬行运动的量，应该因人而异，老年人根据自身具体情况选择，呈逐渐递增的趋势。爬行前后可以测量脉搏，爬行后 5～10 分钟的心率比安静状态下增加 10～20 次/分钟为宜。

3. 适合爬行的时间　爬行的时间最好是早饭后 30 分钟左右，饭前和饭后不宜进行，以免影响消化吸收。

爬行运动时姿势宜多变，方式要灵活多样。可选用直线向前爬，也可慢速向后爬，或左右爬、曲线爬、环形爬等。这样既可以减少枯燥感，也可以让身体越来越灵活。

爬行运动虽然很简单，不怎么费力气，但是也要注意爬行前的准备活动，徒手操或热身跑都可以，一般热身 5～8 分钟，慢跑 40～50 米；爬行过后也要做整理运动，自我按摩或放松练习，一般时间是 3～5 分钟，慢走 50 米。爬行速度不能太快，想要站立起来时，千万不可马上站起，要先由爬行式改为坐式，慢慢站起来，以免突然的站立造成大脑瞬间缺氧，而致眩晕或晕倒。爬行时还应注意防止上肢损伤，因为人上了年纪，上肢支撑躯体重力的功能已开始退化，若以双手爬行于地，支撑重力，会加重手腕及双臂的负担，尤其是手指和腕部承重增大，会给指关节、腕部肌腱、韧带增加额外的压力，锻炼不当会使手指和手腕等关节发生病变，引起劳损性疼痛等。

坚持爬行运动，对大脑的好处也十分明显。老年人随着年龄的增

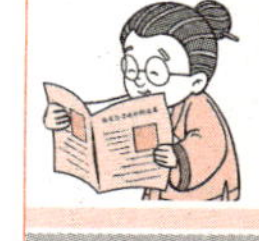

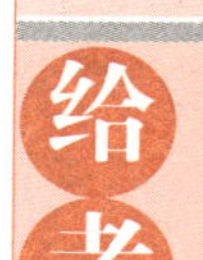

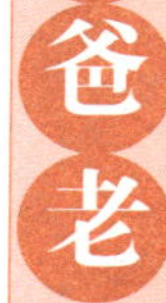

长，动脉硬化就会逐渐形成，而经常练习爬行可以有效减少动脉硬化的发生。有实验证明，60 岁以上患有动脉硬化、冠心病、痔疮、下肢静脉曲张等病的患者，若每天在地上爬行 20～30 分钟，经过一段时间后，这些患者的状况有明显的好转。可见爬行主要有这几点好处：第一，改善了全身血液循环，延缓了衰老。第二，由于腹式呼吸增大了肺活量，心肺功能得到加强。第三，头部供氧得到明显改善。第四，下肢静脉压降低了，治疗了静脉曲张，且有特效。

爬行很好，但并不是所有老年人都适合。患有严重心脏病、高血压和眼部疾病患者，手、足、膝部有炎症、坏疽、感染、化脓性疾病患者，手术后伤口未痊愈者均不宜做爬行运动，以免加重病情、发生意外。

气功是防病治病首选

气功是一种以呼吸的调整、身体活动的调整和意识的调整（调息、调形、调心）为手段，来强身健体、防病治病、健身延年、开发潜能的一种身心锻炼方法。气功的种类繁多，主要可分为动功和静功。动功是指以身体的活动为主的气功，如导引派以动功为主，特点是强调与意气相结合的操作。无论是预防还是治疗，或者只是用作日常的保健，比起有毒副作用的药物来讲，气功不失为老年人的首选。

1. 练功方法 气功从练功方法上讲，分为动功和静功两大类。老年人以练静功为好，可根据身体状况，选择适合自己的锻炼方法。

（1）练功前 10～15 分钟停止一切活动，排空大小便，做好练功准备。

（2）练功时要心情平静、全身放松，做到松静自然、动静结合、练养相兼、意气相依、循序渐进。

（3）要排除思想杂念，将意念集中在某一点上，如意守丹田。能

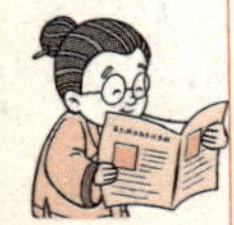

否将意念集中是练功成败的关键。

（4）调节呼吸，做到意气合一。

（5）练功应由易到难，不要急于求成，要做到循序渐进，持之以恒，持久必见成效。

（6）练功时间一般为 20 ~ 30 分钟，每天早、晚各 1 次。

（7）空腹和饭后不应马上练功。

（8）练功时如出现头痛、头晕、胸闷、呼吸不畅等，应查找原因、加以纠正，如症状继续加重，则应暂时停止练功。

2. 收功原则　气功作为一套完整的功法，不论是动功、静功，还是动静结合功，都应有预备式和收功式。气功家说：“练功不收功，不如不练功。”可见，收功是练功过程中重要的一环，初练气功的老年人更不容忽视。

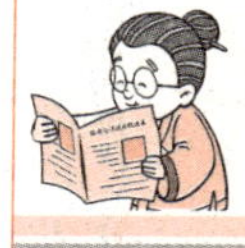

老年人在收功时应遵循以下三个原则：

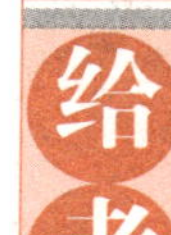

（1）须收通经络。练功时由于病情、体质、功法掌握程度不同，经脉和气血的收通并非每次都很理想。故收功时做按摩、拍打动作，不仅有利于收通经络，还可消除因站桩、盘坐带来的双脚酸痛。

（2）应引导元气归元。气功是锻炼元气的过程，练气功时在意识的支配下，气在体内运行和外界交流，练气功后若放任元气散乱运行，则不仅起不到培育真气的目的，有时还会出现气流上冲胁部胀痛的异常反应，故收功时应多做几遍开合呼吸，引导元气下聚丹田。

（3）应顺动静逐渐转化。练功时是由静转动、由动转静的缓慢适应过程，若一下子走向两个极端，则与人体生理规律不相适应。所以，老年人在收静功时应先轻轻活动肢体，再慢慢收步。

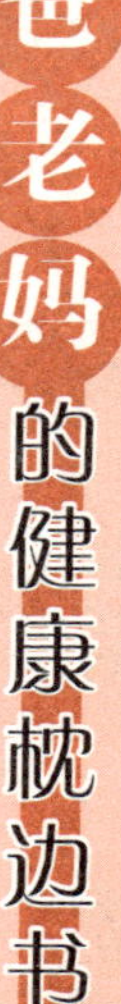

练气功的好处主要有以下几点：

1. 可延缓人体脏器衰老　人到中年脏器就开始衰老，老年时脏器老化或发生病变，主要是因为血液循环受阻而致。胆固醇高、血脂高、血液黏稠度高等均可造成动脉硬化、血液循环不畅，这都属于中医气滞瘀的范围。常练气功可降低人的血液黏稠度，降低胆固醇和血脂，增强人体内脏的功能，延缓人体脏器的衰老。

2. 能增强人的免疫能力 气功练到一定程度，口中津液增加，唾液中含多种免疫细胞，可增强人的免疫力。研究发现，练气功的人与不练气功的人相比，血液中各种免疫细胞有所增加，人体免疫能力有所增强。实验证明，通过练气功能减少感冒、感染以及中老年疾病的发生。

3. 能通经络排病气 不少练气功者都有过气冲病灶的反应，如有头痛的患者，在练功中气通经络时会感到病处有胀、跳等感觉，等经络疏通时会明显感到一股暖流沿经络走向通过，从此头痛症状消失了。长期练气功的健康人在用经络探测仪测试时比不练气功者经络畅通的部分多，这说明气功可以使人体经络更畅通。患病的人经络不畅通的部分多，通过练气功可逐步使经络一一疏通，这样病就会逐渐痊愈。

但是练完气功之后，也有一些注意事项：

（1）不应立即蹲坐休息。运动后立即蹲坐下来休息，就会阻碍下肢血液回流，影响血液循环，加深肌体疲劳。

（2）不应立即吃冷饮。运动后一般都会大汗淋漓，随着水分的大量消耗，运动后会口干舌燥，总想喝水。但若立即吃冷饮，就易引起胃肠痉挛、腹痛腹泻等症状。

（3）不应立即吃饭。运动时神经中枢处于高度兴奋状态，此时管理内脏器官活动的副交感神经系统，就会加强对消化系统活动的抑制。而且，运动时全身血液会进行重新分配，腹腔内各器官的供应就相对减少。这就造成了胃肠道蠕动减弱，各种消化腺的分泌减少。此时吃饭，就会增加消化器官的负担，引起胃肠功能紊乱，甚至造成多种疾病。

跳舞有益身心健康

跳舞是一种舞蹈和音乐结合在一起，有益于老年人身心健康的文化娱乐活动，也是一种适宜的体育锻炼。老年人可以跳交谊舞、老年迪斯科，在欢快、悠扬动听的音乐旋律中翩翩起舞，会使人精神愉快，心旷神怡。在欢乐的气氛中，还可消除大脑的疲劳和心理的紧张，使全身感到轻松和协调。

跳舞是一种全身性的运动，可使各器官系统得到锻炼，增强机体新陈代谢，使心跳及呼吸加快，心脏输出更多的血液到全身。可增加食欲，促进胃肠蠕动，提高消化吸收功能。使关节灵活性增加、肌肉强壮，步态稳健有力；对防治冠心病、高血压病、骨关节病、肥胖症、便秘等，都有一定的益处。

以老年人跳交谊舞为例，具体分析一下跳舞的好处：

跳交谊舞可延缓生理机能的衰退，对防止机体早衰有很好的功效。可以刺激机体免疫系统，使免疫系统中的天然细胞、淋巴细胞、T 细胞、巨噬细胞的活性明显增强，从而起到抵抗病毒、细菌的感染，抑制体内突变癌病细胞的作用。同时，跳舞可以加速体内新陈代谢，提高心肺的功能，减少外周血液循环的阻力，预防心脑血管疾病。而且，跳交谊舞还能使人心情愉悦、情绪高涨、精神振奋、缓解压力，为生活增添情趣。

老年人开始学习跳舞的时候，应该努力提高自己的节奏感，舞蹈是音乐的灵魂和身体语言的优美结合；跳舞时要保持舞姿优雅，上体尽量保持自然直立，充分领略舞伴的眼神和动作，尽量做到读懂舞伴的肢体语言，体会舞蹈的乐趣。当然，也要根据自身具体情况选择舞蹈的难度和强度，不要让身体超负荷。

跳舞的好处很多，但是老年人跳舞应该有所禁忌：

（1）老年人跳舞应该选择空气流通较好，人员较少的场所。

（2）老年人随着年龄的增大，心血管弹性慢慢变差，因此不宜跳

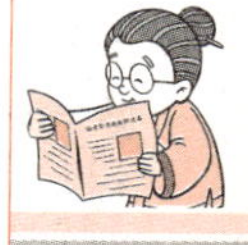

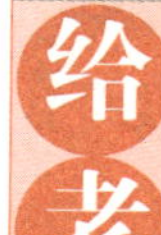

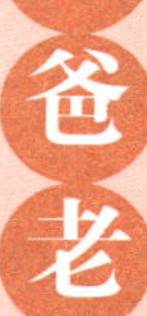

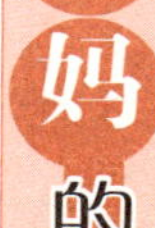

太过激烈的舞蹈，否则容易让交感神经过度兴奋，造成呼吸急促、心跳加快、血压骤然升高，会诱发或加重心脑血管病的病情。

（3）老年人随着年龄的增大，消化功能远不如从前，跳舞前不要吃得过饱，以免导致胃肠道疾病的发生。

（4）老年人跳舞时的着装应该轻便，鞋子不要太硬太滑，以免发生摔伤或扭伤。

（5）跳舞后身体会出汗，不要着急脱掉外套，也不要着急吃冷饮，以免造成感冒、胃肠道疾病等的发生。

（6）不要选择酒后跳舞，酒会刺激大脑，加速心跳、扩张血管，此时跳舞会加重或诱发心脑血管疾病。

（7）患有心血管疾病、胃下垂、疝气、脱肛、眩晕、颈椎病、传染性疾病等的老年人不宜跳舞，以免发生意外事故，造成危险。

游泳宜忌

游泳是一项很好的全身性健身运动，适合老年人，可带来诸多益处：能使老年人恢复呼吸肌的力量，提高呼吸深度，增加肺活量，有助于预防呼吸系统疾病；能提高体温调节的功能，增加肺活量，有助于预防呼吸系统疾病；能提高体温调节的功能，增强对气候变化的适应性；能改善血液循环，提高代谢功能，增强肌肉力量和关节的灵活性，推迟皮肤的老化，减少皮肤病的发生。

游泳的姿势多种多样。竞技性游泳分为自由泳、仰泳、蛙泳、蝶泳和混合泳五种。作为锻炼身体的运动，可根据自己的爱好，选择适合自己的游泳姿势。

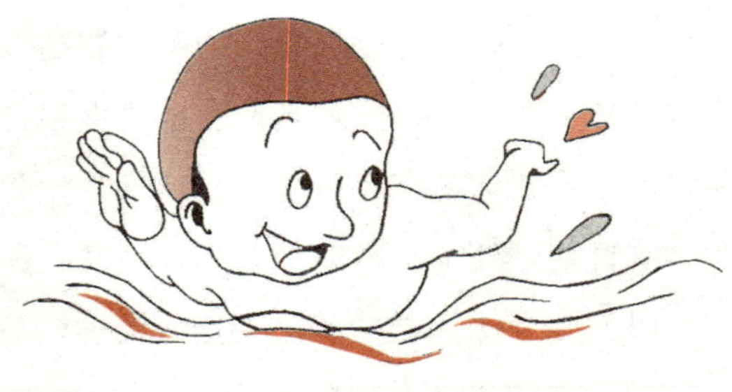

自由泳时，泳者在水中成俯卧姿势，两腿上下交替打水，两臂轮流划水，动作很像爬行，故又称爬泳。仰泳时人体仰卧在水中，呼吸自如进行，有时也可作为水上休息的一种方式。仰泳时仍采用两臂同时向后划水，两腿做蛙泳的蹬水动作，即所谓“反蛙泳”。蛙泳时，模仿青蛙游泳动作的一种姿势，其特点是比较省力，速度较慢。蛙泳时双臂在水中从前往后做划水动作，两腿分开，做两膝较宽的蹬夹水动作。蝶泳则是由蛙泳动作演变而来的，两臂划水到大腿后提出水面，再从空中前移。

游泳还有很多保健作用：

（1）游泳可以有效地活动全身肌肉和各个关节，经常坚持游泳的人，会让腰围减小，让肩、臂得到扩张，胸、背、腿的肌肉得以发达，同时也得到健美的效果。

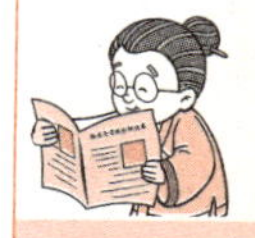

（2）游泳可以舒筋活血、松弛肌肉，老年人如果经常腰痛、背痛，或者腿脚扭伤，可以借助游泳来辅助治疗。

（3）游泳可以提高人体的抵抗力，患有冠心病、胃肠病、高血压等的老年人可以借助游泳来辅助治疗。

（4）游泳是一项节奏感很强的运动，水具有浮力，会摩擦各个关节，让人的动作得以舒展，还能提高人的肢体的灵活性、敏捷性。

（5）游泳的水温可以加强血管的收缩功能，促进血液循环，增强心脏的功能。水压可以增大肺活量，明显改善和加强心肺功能。

（6）游泳可以改善老年人的精神状态，丰富精神生活，延缓细胞的衰老过程，能够让老年人保持开朗乐观轻松的心态。

虽然游泳的好处很多，但是老年人游泳时还是应该注意以下事项，以免发生意外：

（1）游泳前要做好准备活动，这样可以灵活一下比较僵硬的肌肉、韧带、关节等，有效减少游泳中引起的肌肉痉挛和关节损伤，还会提高神经的兴奋性，增强心血管系统和呼吸系统的适应能力。游泳前的准备活动不一定要太长，一般建议 3 ~ 5 分钟即可，然后再用稍低温度的水冲洗或擦洗身体，让身体逐渐适应后再下水，以免引起感冒、咳嗽等症状。

（2）老年人游泳时要有严格的安全措施，最好结伴或集体去游泳，不要单独行动，以免发生溺水或其他意外。

（3）老年人动作比较迟钝，游泳中要根据自身的具体情况权衡游泳的力度和时间，动作应该缓慢，游泳速度不要太快，每次游泳以不超过 500 米为宜，还应注意休息，不要让身体处于过度疲劳状态。老年人游泳的时间不宜过长，因为游泳要泡在水里，老年人的体温调节功能较差，在水中浸泡时间太长，容易引起感冒等症状。

（4）游泳的水温要适中，因为老年人血管脆弱，血压偏高，游泳时的水温过低，会引起血管骤然收缩，血压幅度突然上升，这就会加重心脏的负担，容易导致意外的发生。

（5）老年人不要为了追求游泳的质量而进行憋气训练，憋气会增加肺部的压力，加重心脏的负担，对身体健康没有益处。

（6）游泳运动结束后，应该用毛巾及时擦干身体，穿好衣服，以免感冒着凉。

（7）游泳是一项消耗体力的运动，患有严重心脏病、活动性肺结核、高血压、病毒性肝炎等的老年人不要去游泳，以免加重病情，导致危险。

很多老年人喜欢冬泳，这是一种强烈的冷水锻炼法，会增强肌体对外界环境变化的适应能力，提高抵抗力和耐寒能力。但是选择冬泳的老年人一定是要经过了多年的游泳训练，有冷水锻炼的基础，身体完全可以适应在自然水域里游泳，而且身体素质强，没有其他疾病。否则不建议老年人冬泳，以免发生危险，就得不偿失了。

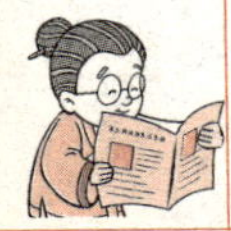

登山是很好的运动

我国的传统节日重阳节，又称“老人节”，也是登高远眺、插吴茱萸、饮菊花酒、吃重阳糕的节日。重阳节恰在晚秋时节，秋高气爽、寒热适宜，正是郊游、登山的好时节，尤其值得一说的是，登山运动是一项很好的健身运动，应该大力提倡。

登高爬山是一项有益于身心健康的体育活动。体育专家认为，登山与游泳是两项最全面的健身运动，在一步步向上攀爬、跨越时，上下肢反复屈伸，能量消耗极大，可有效地防止老年性肝病和高脂血症。攀爬时心跳加速，心输出量加大，心肺功能得到增强，这样可有效地预防心脑血管疾病和呼吸系统疾病；也有助于提高关节、肌肉的灵活性，增强韧带和肌腱的力量，可防止僵化和早衰。

然而，登山毕竟是一项耗氧量很大的运动，老年人一般都腿脚不太灵便，视力不太好，动作迟缓，还有的患有心脑血管病、糖尿病等慢性疾病，如果把握不好就可能在登山时发生猝死、掉崖、摔伤等意外事件。因此，老年人在登山时，一定要根据自己的身体状况注意安全。

登山有很多注意事项：

（1）登山前应该看好天气，对山上的气候有所了解。登山前要准备好登山的衣服、鞋子等物品，还应备好食物和水。登山过程中如果要吃饭，应该选择背风处，先休息会儿再进食为宜。

（2）不要太早去登山，应该等到太阳出来后再去，尤其是冬天。冬季天亮得晚，还会有晨雾，晨雾中弥散着大量的有害气体，登山费力，容易引起呼吸急促，吸入过多的有害气体，损害呼吸系统，而且老年人由于视力下降，山路一般又不会太平坦，摸黑出门容易造成意外发生。而且早晨气温低，室内外温差较大，老年人自身的温度适应能力差，受到冷空气的强烈刺激，会让血管痉挛，容易诱发心绞痛，发生心肌梗死等意外。

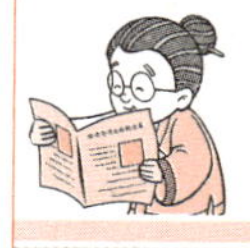
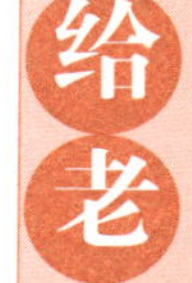
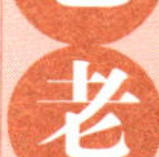
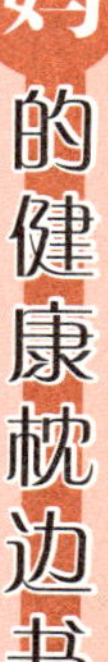

（3）登山前应该做准备活动，活动一下肌肉、组织、关节、韧带。应该根据自己的身体情况选择登山的高度和时间，坡度不宜太陡峭，时间不要太长，速度也不能太快，以免造成体力不支，以身体感觉良好，没有明显的喘息为度。一旦感觉疲劳或是心慌、胸闷、出虚汗等，应该立即停止，找个平整的地方坐下休息。

（4）登山前喝一杯水，以冲淡血液，以免引发心脑血管疾病，还能有效避免登山运动的缺水程度。登山途中，也要注意随时补充水分，最好是带有适量糖分或电解质的饮料，有助于快速消除或减轻疲惫感，快速恢复体力。

（5）登山应该选择有路标指示、经常去的山。不要去野山，不要走荆棘的小路，更不要去悬崖峭壁，要选择人相对多一些的山，发生意外情况时也好有个照应。登山中最好带上手机，以便及时联系家人或救急人员。

（6）登山要注意科学地休息，登了一段路程后就应该休息，以站着休息为主，时间控制在 10 分钟之内。如果需要长时间的休息，时间控制在 20 分钟之内，先站一会再去休息最好。

（7）登山中要注意防止摔倒，老年人身体的各个器官都在退化，腿脚大多不太灵便了。尤其是下山时，千万不能走得很快，否则会让膝盖和腿部肌肉承受过重的张力，让膝关节受伤或造成肌肉拉伤。最好拿上拐杖，慢慢登山，以安全第一。

（8）患有心脏病、心脑血管疾病、中风、癫痫、眩晕、高血压、肺气肿、肝肾功能障碍、肢体障碍、精神疾病等的老年人最好不要登山，体质虚弱的老年人也不要登山，否则易让身体处于超负荷状态，易加重病情或引发意外。如果患有其他疾病的老年人，要根据自身具体情况，也要根据医生的嘱咐，不让登山的绝不可去登山，以免发生危险。

退步走要注意安全

时下，很多老年人都非常钟爱一种时尚的健身方式——退步走。清晨或黄昏的公园里，退着走的身影随处可见。用他们自己的话来说，“退步走不受场地限制，不受天气影响，不需专用器材，是一种既能锻炼身体，又能欣赏风景的运动方式。”

退步走与向前走使用的肌群不同，可以弥补后者的不足，给不常活动的肌肉以刺激。退步走可增强反向的活动力量，调节两脚长期向前行走的不平衡状态。退着行或退着跑可改变人体习惯性运动方向，促进血液循环，加快机体内乳酸等造成疲劳的物质代谢，有利于消除疲劳。退步走可调节两脚运动平衡，达到健身目的。现代医学研究证实，退步走可以锻炼腰脊肌、股四头肌和踝膝关节周围的肌肉、韧带等，从而调整脊柱、肢体的运动功能，促进血液循环。长期坚持退步走对腰腿酸痛、抽筋、肌肉萎缩、关节炎等有良好的辅助治疗效果。更重要的是，由于退步走属于不自然的活动方式，可以锻炼小脑对方向的判断和对人体的协调功能。

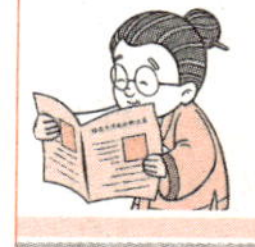

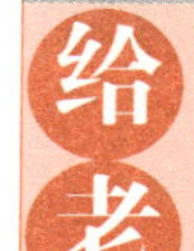

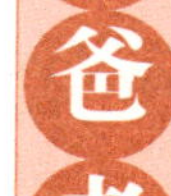

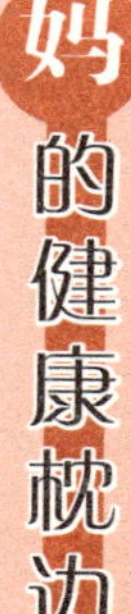

从运动保健方面来说，退步走确实有很多好处，不单是上面提到的一些好处。退步走的时候，身体稍微向后仰，骨盆向后微微倾斜。迈出的每一步，都是由腰背肌、臂大肌线收缩发力，而身体前倾的肌肉群成为对抗平衡的肌肉群，退步走就锻炼了背侧主管后身的肌肉群，可以有效防止腰肌劳损和腰椎间盘突出。退步走还可以锻炼身体的灵活性和平衡能力，增强膝盖的承重能力，预防老年痴呆症。

退步走练习的时候要选择一处相对平坦、安全、安静、没有障碍物，而且宽敞的地方，最好是直道。先进行一些简单的准备活动，膝关节、踝关节、足部都要活动开，然后原地踏步 1 分钟，再高抬腿 2 分钟左右。一开始速度要慢，时间要短。等到熟练了，就可以适当加快速度，时间稍长些，步子可以稍微放开一些。保持心情平静，抛开杂念，全身放松，双手自然垂于身体两侧，直线退步走或退步小跑，速度不宜太快，动作不要太大，时间建议 20～30 分钟，100 步左右即可，以免造成疲劳。

退步走一定要注意安全，老年人腿脚开始不灵便了，记忆力和身体平衡能力相对较差，进行退步走时，最好有人照顾着，以免摔倒发生危险。患有心脑血管疾病的老年人，最好不要选择退步走运动。患有其他疾病的老年人，进行退步走运动前应该咨询医生，不要盲目进行此项运行，以稍微出汗、不觉胸闷为度。总之，老年人退步走应该注意安全第一。

第五章

心理健康，不容忽视的细节

养心

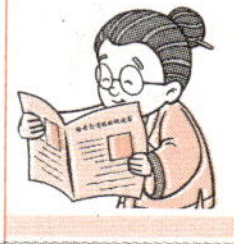

心理健康了身体才健康

一提起健康，人们往往只重视生理方面的健康，而忽视了心理方面的健康。实际上，心理健康和生理健康是同等重要的，两者是相互联系、相互制约，且相辅相成的。

在现实生活中，一个人如果身体上出了毛病，会有明显的症状和体征，容易被人发现和重视，而一个人心理上有了问题却不是一下子就能看出来的。人们往往也不注意心理健康的保健，如少数老年人甚至自己发现了明显的心理障碍也不说出来，儿女也很难感觉到。其实不健康的心理，不仅可以引起身心疾病，还会影响老年人的生活、学习和工作。老年人在心烦意乱、焦虑不安、精神紧张时，平时很熟悉的事情做起来也常出差错，甚至会思虑过度、头痛失眠、心悸健忘，最终抑郁寡欢、精神失常。

据相关研究发现，天气突然变冷的秋季是抑郁症的高发期。在这个时期，人体的生物钟不适应季节的变化，导致生理节律紊乱和内分泌失

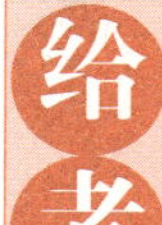

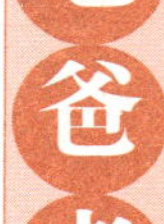

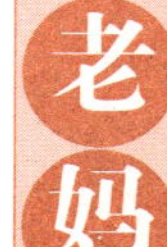

调，因而出现情绪与精神状态的紊乱，再加上生活的压力，人就会出现“情绪感冒”，产生情绪低落、记忆力下降、失眠等症状。一些老年人面对花木凋零、草枯叶落的深秋景致，更易“悲秋”产生凄凉、苦闷、垂暮之感。再加上老人面临退休、跟子女之间出现代沟、抚养下一代的方式方法上发生矛盾冲突等，也会相应地出现心情不畅的问题。

医学研究证明，人的健康与性格有密切关系，性情忧郁、急躁者多患慢性病，甚至悻悻而死。如三国时期的周瑜，因妒忌诸葛亮的才能和胆识，气愤过度而病死。英国化学家亨特爱发脾气，在一次医学会上被人顶撞，盛怒之下心脏病突发，当场死亡。在现实生活中，老人悲愤发怒过度，导致“卒中”或死亡的例子，常有所闻。

良好的心理素质有益于增强体质、提高抵抗力。所谓心理健康，是指说话办事、认识问题、逻辑思维、人际交往等都处于良好状态。主要表现为具有正常的社会人的心理；智力基本正常，有工作和学习的需求，没有老年痴呆的倾向；情绪稳定、心情舒畅、有正常的娱乐需求；言谈符合逻辑、行动协调统一，可以恰当解决问题；具有独立的、清晰地、自觉的意志。

因此，老年人不仅要经常锻炼身体，还要时时陶冶情操，让自己的心理处于健康的状态。

陶冶情操就是要使思想情绪经常处于恬静的环境气氛中，要心胸开阔、豁达大度、有所作为，培养自己的爱好和情趣，遇事心平气和，忧愁要释放，人生就会快乐无忧、健康长寿。

健康长寿是历代人们的夙愿。国内外学者的调查研究找出了长寿者一些共性的规律特点，如饮食习惯、锻炼方式、环境卫生、生活方式等，其中最重要的一条就是他们都拥一颗积极向上、乐观开朗的心。我国长寿保健谚语就有：笑口常开，青春常在；遇事不恼，长生不老。对于中老年人来说，要想长寿，就要从拥有健康的心理开始。

服老才更快乐

在日常生活中，经常可以见到这种现象：许多老人“不服老”，他们自觉身体还很“壮实”，经常把下棋、玩扑克等娱乐活动当作比胜负争高低的活动。好胜心很强，常常赢的不满足，输的更是不服气，于是双方都甘愿再“酣战”影响身体休息。人体的生长发育和衰老是逐渐产生的，是“潜移默化”的，当事人处于不知不觉之中。如自己无法知晓头发正在生长，血液正在流动，胆汁、胃液正在分泌。随着年龄的增长，体内组织、器官的生理功能却在日益减弱。尽管这是一个自己也不愿意承认的事实，却又不得不承认自己的衰老，这样就产生了不服老的好胜心理。

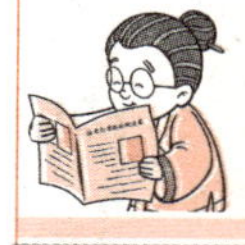

《老老恒言》云：“年高则齿落目昏，耳重听，步蹇涩，亦理所必致，乃或因是怨嗟，徒生烦恼。须知人生特不易到此地位耳！到此地位，方且自幸不暇，何怨嗟之有?”也就是说，人到老年，牙齿脱落、两眼昏花、耳朵听不清，又举步艰难，这都是很自然的现象。面对这些现象有些老人就会产生怨恨的情绪，其实这不过是徒增自己的烦恼罢了，因为人必然老去，这是自然规律。人要面对和接受逐渐衰老的事实，不能因此成为心理负担。应该明白，人活到这个年纪已经不容易了，应该觉得庆幸，还有什么可以怨恨的呢?

人到老年，在生活起居各个方面就需要量力而行。人步入老年，每个老年人都应承认现实。所以，在生活起居方面，特别是在体力劳动和体育运动方面要服老，决不可争强好胜。进行运动健身，也要遵循“循序渐进、量力而行”的原则。如青壮年时可以登山、远足，年纪大了可以散步、遛弯；青壮年时可以溜冰、潜水，年纪大了可以打太极拳、做广播体操……不少老年人因为不服老，参加中青年强度较大的体育活动，结果出现膝骨性关节病、腰椎间盘突出症、肩周炎等。

著名作家李国文先生说得好："不要怕被人遗忘；不要怕受到冷落；不要不识时务地抛头露面，还要插手管事；不要怕失去讲话的机会，产生令人厌恶的指导癖；不要怕后来人否定自己，长江后浪推前浪，这是必然的真理……"老年人应保持一颗平和、淡泊之心，不以物喜，不以己悲，用超然物外的眼睛，淡看人世间的功名利禄，远离凡尘中的牵累，才能真正拥有最宝贵的生命养料——宁静。

关于"老"，《黄帝内经》中曾有黄帝和岐伯的一段对话：帝问："人年老而无子者，材力尽邪？将天数然也？"岐伯曰："女子七岁，肾气盛，齿更发长；二七而天癸至，任脉通，太冲脉盛，月事以时下，故有子；三七，肾气平均，故真牙生而长极；四七，筋骨坚，发长极，身体盛壮；五七，阳明脉衰，面始焦，发始堕；六七；三阳脉衰于上，面皆焦，发始白；七七，任脉虚，太冲脉衰少，天癸竭，地道不通，故形坏而无子也。丈夫八岁，肾气实，发长齿更；二八，肾气盛，天癸至，精气溢泻，阴阳和，故能有子；三八，肾气平均，筋骨劲强，故真牙生而长极；四八，筋骨隆盛，肌肉满壮；五八，肾气衰，发堕齿槁；六八，阳气衰竭于上，面焦，发鬓斑白；七八，肝气衰，筋不能动；八八，天癸竭，精少，肾藏衰，形体皆极，则齿发去。"

人到老年，脑力与年轻人相比也明显下降，很容易遗忘事情，对外界事物反应迟钝，而且在新形势下应付问题的能力也不一定比年轻人强。所以，老年人要知老，了解自身的特点，这样在处理问题、做事时就会量力而行。如单位让退下来时，就不会想不通；单位请去当顾问，就会注意到这仅是荣誉，是实际需要，而不会对在任者的工作指手画脚；至于在家里，当与小辈的看法、爱好不同时，不会把自己的观点强加于他们，而老人自己的心胸也会变得宽阔，更不会因子女不听话而耿耿于怀。

老年人要学会服老。服老是一种智慧，并不是让你认输，而是教会你要面对现实，用一种适合你年龄段的新的生活方式，让你活得更健康、快乐、长寿。

警惕人未老心先老

我们经常会看到时尚杂志上的一些女明星，年过半百依然风采不减、美丽动人，令人赞叹不已。她们为什么可以抵挡岁月的侵蚀，对年龄说“不”？仅仅是因为那些昂贵的化妆品或者美容费用吗？当然不是。关键是因为她们的心态。

每个人都有要面对老年的时候，但是每个人都可以选择延缓衰老。如果一个人认为他只有 20 岁，那么即使他长到 50 岁也依然会有 20 岁的风采，因为他有一颗 20 岁的心。美国著名心理学家华生说过：“一个人就像他自己想的那么老。”说的正是心态对于人的年龄的影响。

有些人身体健康尚可，亦无重大疾病和体衰苍老征象，但是他们自感老态龙钟、体弱气微、体力不支、思维迟钝、老眼昏花、暮气沉沉，自认为成了社会上的“废物”和家庭的累赘。遇到困难和生活上不遂心的事，就感到无法克服，思想负担沉重，沉缅于失败和挫折的情境，对生活缺乏兴趣，对人对事淡漠、空虚无聊。这些人常常是与世无争，消极对待人生和世界。且处事优柔寡断，没有社会责任感。

精神衰退是使生理年龄加快衰老的催化剂。老年人大多经历了一世的辛苦，在工作岗位上，由于工作压力、事务缠身、精神状态还很振奋，而一旦离开了工作岗位，有的人就会感到精神上若有所失。这时就需要为新的生活建立一套新的程序，如有的人利用晚年著书立说，有的人撰写回忆录，有的人做一些力所能及的社会工作，也有人栽花、养鱼、赏鸟、绘画写字、练功打拳、帮助子女料理家务等。

保持一颗年轻的心，警惕人未老心先老，生活中要忘记自己的生理

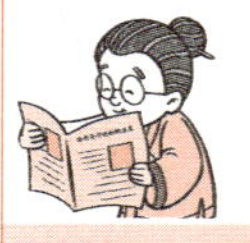
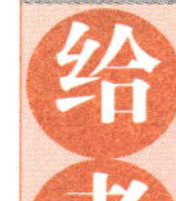
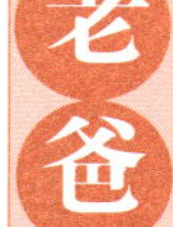
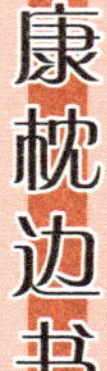

年龄，让心理年龄小一点，整个人看上去就会很有活力，很阳光年轻。那么生活中应该怎样预防“心先老”呢？

(1) 宽容待人。看看周围的长寿星，你有没有觉得他们格外慈祥。宽容可以使自己健康，曾有一位百岁老人说：那些厌恶我的都比我先走了。试想一下，如果凡事都苛刻地对待，那么就会使自己经常处于紧张的状态，这时就会很容易导致机体的内分泌功能失调，从而造成血压升高、心跳加快、肠胃功能紊乱。为了健康，保持你宽容的心态吧。

(2) 遇事要积极思考，不要让大脑“闲”下来。遇到事情，善于思考，冷静分析，让自己可以正确地判断事情。

(3) 正确对待自己，洁身自好保持晚节，愉快地享受晚年生活。老年人作为人生的楷模，应将自己优良的品格、丰富的经验传给青年一代。做到洁身自好、晚节高尚，始终保持乐观的生活情趣，这样才能焕发歌德所称颂的“第二次青春”，才能真正认识到晚年生活的价值和意义。

(4) 性格开朗，时常保持情绪乐观。情绪对老年人的身心健康具有重要意义，研究认为：最能致人短命的要数不良的心境和恶劣的情绪，如忧虑、颓丧、惧怕、嫉妒、憎恨、怯懦等。因此老年人要做到遇事不惊恐、不急躁、不过喜、不过怒，始终保持一种平和的心境对待生活和工作。

(5) 勤奋好学，活到老学到老。大脑要经常用，才能延缓衰老；丰富日常生活，培养多种兴趣爱好；经常动手，活动身体；经常参加社区活动，与人多交流……这些都可以预防心理衰老，让人看上去更年轻，更有活力。保持一颗年轻的心，对社会上的新鲜事物和现象也要关注，并不是上了年纪，就什么都不关心、不学习了。保持积极的心态，多和年轻人接触、聊天，了解年轻人的想法，理解年轻人的行为，保持思想上进。年轻不在于年龄的大小，而在于心态。

幽默的心态抗衰老

美国曾经做过一个关注百岁老年人的项目，即关注了500多位百岁老人，目的是找出这些百岁老人长寿的秘诀。大多数百岁老人说道：保持轻松愉快的心情，遇事保持幽默的态度，不给自己惹麻烦。

幽默被认为是一种伟大的智慧，日常生活中，人与人之间难免会发生磕磕碰碰的小摩擦，发生一些不愉快的事情，但是如果双方非要争出个你死我活，非要证明自己是正确的，这个事情就会闹得很不愉快，而且双方心情都不会好。如果有一方心胸豁达，懂得运用幽默来化解这个事情，一般都会得到圆满的解决，还能化敌为友、摆脱窘境。所以说，幽默是一种智慧，更是一种境界。

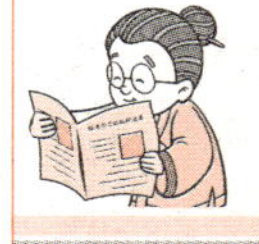

生活中，对上了年纪仍心胸开阔、幽默风趣、爱好玩乐的老年人称为“老顽童”。而事实也证明，那些长寿的人大多都是这样。老年人如果能够幽默一点，可以让本来相对平淡的生活变得丰富多彩。生活中有了乐趣，就不会显得那么单调、枯燥了。

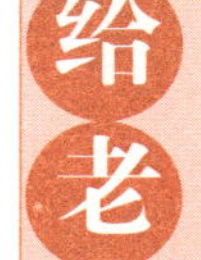

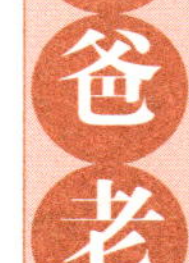

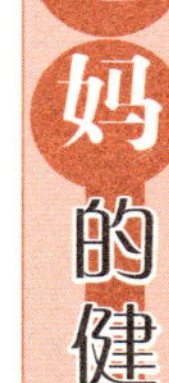

然而，生活中很多人遭遇逆境的时候，往往显得很激动，情绪波动非常大，这会引起血压上升、心跳加快，有的人甚至会不思饮食、失眠等。这样就会打破人体内的平衡，这种平衡被打破后，身体各个脏器的状态就会随之失去平衡。轻者会引起上火、牙龈肿痛发炎；重者很容易引发高血压、心脏病等。可以预防并解决这些症状的方法就是保持幽默，保持良好的心态。

列宁曾说过：“幽默是一种优美的、健康的品质。”幽默是具有智慧、教养和道德上优越感的表现。幽默轻松，表达了人类征服忧患和困难的能力，它是一种解脱，是对生活居高临下的“轻松”审视。一个浑身洋溢着幽默感的人，必定是一个乐天派。人们在现实生活中，一定会遇到各种困难和矛盾，若以幽默待之必会增添乐趣。医学研究表明，幽默是一种积极的心理预防形式，善用幽默的人最健康，因为幽默能使人心情舒畅，能够调节人们的神经中枢，有利于排泄积郁，解除疲劳和烦恼。所以，生活在幽默风趣的气氛中，脸上经常会显现出健康轻松的微笑。

幽默可以减轻压力，有助于人们更好地交流；帮助人们克服恐惧，让人感觉舒坦、放松；可以减轻肢体的疼痛，提高免疫系统的功能。人性善良是幽默的根本，用幽默这种善意的方式去解决矛盾和冲突，是智慧的一种体现。幽默还具有改变人心境的作用，可以让人从烦恼郁闷的情绪中走出来。然而，幽默最大的好处就是可以延年益寿，减少疾病的发生。

既然幽默的好处这么多，肯定大家都愿意做一个幽默的人，但是，老年人如何才能成为一个幽默的人呢？首先，你要知道到底什么才算是幽默。可以机智而又敏捷指出别人的缺点和优点，在微笑中加以肯定或否定，就是幽默。只会嘲笑别人的错误，一直说别人，这就不是幽默。其次，幽默在本质上是严肃的，但又超出严肃，只有当主体在精神上对客体能够驾驭自如的时候，才能产生幽默。幽默需要智慧，甚至需要深思熟虑，可以说，幽默是智慧的自然流露。幽默是建立在丰富的知识基础上的，要想学会幽默，就要多多充实自己，多学些知识。拥有了丰富的知识，就能够恰到好处地运用幽默。幽默需要机智、敏捷的反应，只有迅速捕捉到事物的本质，才能知道幽默该怎么去表达，诙谐风趣的语言，也能给人轻松舒适的感觉，从而更好地与人相处。

生活中，培养自己做一个幽默的人，用幽默去对待身边的人和事，让自己处于放松的状态中，就可以常常笑口常开，还会减轻患病率，拥有健康，何乐而不为呢？

好奇心是防老妙药

没有好奇心，代表“你真的老了”。这并不只是心理作用，越来越多的研究证明，当人们对某一事物产生兴趣时，体内就会分泌某种激素，让皮肤不容易长皱纹，器官也不容易出问题。不过，无论什么原因，“敢尝鲜，老得慢”都是事实。

巴金年过70依然笔耕不辍，爱因斯坦70多岁还每天摆弄他的那些“小玩意”，好莱坞著名影星英格丽·褒曼在63岁时出演了《东方快车谋杀案》，并因此获得了奥斯卡最佳女配角的殊荣……这些人虽然年龄、国籍、性别各有不同，却有着“老当益壮”的共同经历，都少不了一种了解事物的强烈动机，也就是“好奇心”。

年轻时期，一些人拥有好的头脑，愿意去探索并接受新鲜事物，然而随着年龄的增长，人就会变得越来越保守，很多东西没有见过，没有尝试过，也不想去认识和尝试，认为那些都是年轻人该去懂去做的事情，自己没有必要接触。如果一直是这种心态，那很快就会落伍了。

日常生活中，老年人可以像小孩子一样，没事多问问，这个是什么，这个怎么做，时刻保持好奇心。对新鲜事物充满了期待，可以培养自己丢失的好奇心。对于感兴趣的事情，都可以尝试去做，只要没有危险就可以，这有助于锻炼大脑思考，还可以提高动手能力。

好奇心其实就是一种探索精神，一种求知欲的体现。有的老年人总觉得自己老了，跟不上时代，甚至连生活的这个时代都不是自己认识的了。其实，只要保持好奇心，多去了解一些外面的世界，多关注时事动态的发展，多和年轻人交流，完全没有跟不上时代这一说法。而且，好奇心还是防止衰老的妙药，有助于老年人延年益寿。因为好奇心会激活人体的脑细胞，让老年人依然保持丰富的想象力，有探索的需求、展示的冲动、表达的欲望。大脑又是人体各个生理系统的总指挥，大脑活跃、兴奋，全身就跟着活跃、兴奋了，大脑具有了生命力，全身也跟着具有了生命力。通常来说，保持好奇心的老年人长寿指数比缺乏好奇心的老年人高出了近30%。

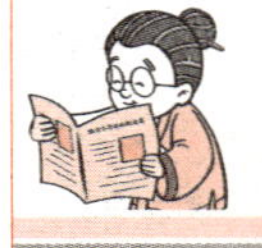
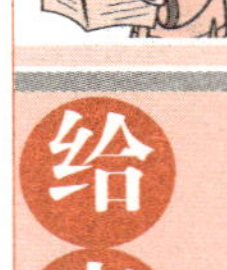
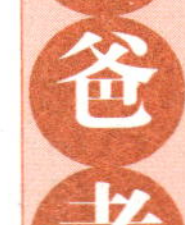
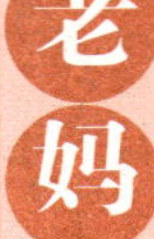
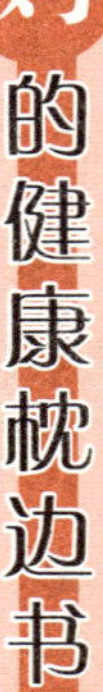

老年人随着年龄的增长，记忆力会随之下降，信心也会随之削减，在和年轻人交流新鲜事物的时候，很多时候会话到嘴边就是说不出。年轻人此时不应该着急，更不应该不耐烦地打断，因为老年人比我们更着急。年轻人应该引导老年人的思路，帮助老年人想起要说的事情，不要打击他们学习新鲜事物的积极性，否则很容易造成老年人再也不想接触这些新鲜事物了。

保持好奇心固然是很好的，但是也不能对所有的事情都充满了好奇心，什么都想管，什么都想问。时间久了，就会造成多疑的性格，反而会影响心情和生活。

多疑要不得

每个人都有不同程度的猜疑心，但是有些老年人非常多疑，对子孙、邻居、同事、朋友、熟人的态度和言行都非常敏感，经常捕风捉影，听到人家说了一句话，回去乱猜疑，然后影响家庭和睦、人际交往，长此以往，可能会损害身体健康。

还有一些老年人，只要自己身体有点儿不适，就怀疑是不是得了什么不治之症，把自己弄得很紧张。可能本来没有多大的毛病，天天胡思乱想，三天两头去医院作各种检查，甚至跑好几个大医院检查。最终的结果是没什么大毛病，可能只需要注意饮食、注意情绪就好了。但他们却不甘心，还总是担心是不是医生不告诉我，子女瞒着我，我的真实病情一定到了没法挽回的地步。越想越担心，最后非得让医生开点药，才能放心。这就是过分多疑了，也是人们所说的“疑病症”。其实这是完全没有必要的，其不仅会消耗大量的精力，也会影响家庭和睦。

疑病症就是一种以多疑敏感为主要临床特征的躯体形式障碍。患者总是处于怀疑、焦虑、痛苦中，到处寻求帮助，却怎么也得不到解决，就会越来越痛苦，陷入死循环。

老年人为什么会出现多疑的现象呢？随着年龄的增长，人就会出现一系列的生理功能衰退现象，视力下降、听力下降、记忆力减退、行动迟缓等，正因为如此，有些老年人就爱反复发问，得不到满意的答案时，就会心生疑虑，觉得别人告诉他的肯定不是真的，甚至怀疑会在背后说他坏话等。多疑其实就是精神衰老的一种现象。

老年人会产生多疑的主要原因是平时缺乏与人的交流，长久孤僻造成的。老年人应该放下心理负担，心胸开阔些，多与人交流，多去参加集体活动。有什么怀疑的事情及时说出来，也许事实根本不是自己所想的那样。如果把疑心常常藏起来，就会加深误会和矛盾，影响感情。而且要心怀好意，不要把所有人都想得那么坏。

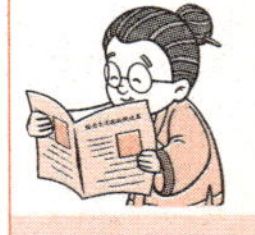

老年人要想改掉多疑的坏毛病，就应该从心理上去调节。人的生老病死是一件正常的事情，如果真的担心自己的身体有什么问题，不如去医院做个全面检查，一定要相信医生的话，没必要怀疑，看检查结果说话。知道自己有多疑毛病的老年人，也可以看看心理门诊，让心理医生帮助疏导这种心理，早日恢复健康。多疑也会引起身体的一些疾病，消除多疑后，精神就会放松，身体的疾病症状也就随之消失了。

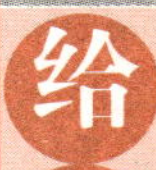
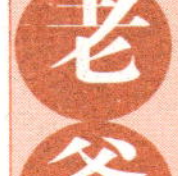
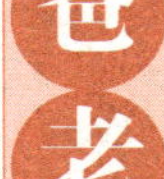
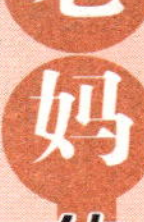

消除多疑还需自我调节。要心情放松，不要莫名地杞人忧天。可以学僧人打坐的方式，端坐不动、闭上双眼，放松地想想生活中的美好。处在完全放松平静的状态下，心情也会得到放松。整个人看上去会神清气爽的。还可以去做一些有益的事情代替疑虑，培养自己更多的兴趣爱好，就不会去想这些没用的事情了。要培养一个良好的心态，知足常乐。不要总去回忆过去，应该往前看。保持心理情绪的基本稳定，不要大起大落、大喜大悲，放宽心才能感受生活的美好。

过度恐惧没必要

少数性格内向的人，到了老年，会产生一种莫名其妙的恐惧心理，处处胆小拘谨，总感到忐忑不安，发展到严重时，还会自感心神不定、坐立不安、焦躁烦闷，甚至陷入不能自拔的痛苦境地，也会由此而引起血压升高、心跳加快、食欲减退和头痛失眠。这种恐惧症，其实是神经官能症，是一种较轻的心理或精神障碍，但还不是精神病。

老年人的恐惧可以表现在生活的各个方面，常见的如对死亡的恐惧、对鬼怪的恐惧、对疾病的恐惧等。相比之下，对死亡恐惧的老年人更多。

对于老年人来说，距离死亡比年轻人要近得多。因此，对于一无所知的“另一个世界”的恐惧，自然也要比年轻人更多一些。从社会心理学的角度来说，人到老年，死亡的概率开始上升。也许自己的身体还算健康，但当与周围同伴聊天时，发现自己当年的同学、同事、老伙伴相继过世，难免不胜唏嘘。人也许可以不怕死，但是没有人会喜欢孤单和寂寞。同样，从自己的角度来说，死亡意味着要和老伴、子女的诀别，如果家庭关系和睦，谁也舍不得离开谁，自然也会害怕死亡将他们永远地隔开。对于老年人来说，死亡带来的孤寂感，也是让人害怕的原因。人是想象力丰富的动物，当人们从电视剧、新闻报道等节目中看到那些濒死者的挣扎、呻吟以及亲属的哀号时，往往会想：“自己死的时候会不会也是那样”？这种对痛苦的害怕，会不由自主地转移到对死亡的恐惧上。

还有比较常见的是对食物的恐惧。随着年龄的增长，人会越来越关注自己的身体健康，知道很多食物吃了会引起某些疾病，就不敢吃了，加上一些食物并不适合老年人吃，就一点也不敢吃。但是每个人的身体素质都不一样，如鸡肉，并不是所有的老年人都不适合吃。有些老年人是因为看过相关的资料，认为鸡肉会对老年人的身体健康不利，所以就不敢吃。其实这是完全没必要的，除非医生特别告诉你什么食物是千万不能吃的，其他的都可以稍微吃一些。只要吃完之后没有什么身体不适

就可以了。那些不适合老年人吃的食物，虽然要控制量，可少吃一些完全没有问题。注意营养的均衡最重要。

人到老年机体各器官会产生一系列的生理变化，这些都是客观现象、自然规律，疾病的发生也是情理之中的事。过分地担心和恐惧，只能加快衰老过程。正确的做法是加强锻炼、营养，预防疾病的发生，减缓机体的衰老步伐。一旦发生疾病要及时配合治疗，以使机体尽快康复。

对于老年恐惧症的治疗，必须以心理方法为主，适当辅之以药物治疗。而最为重要的是，老年人要注意培养乐观的性格，减少焦虑和紧张的情绪，还要破除迷信思想、相信科学、尊重科学，按照科学的道理去争取延年益寿。

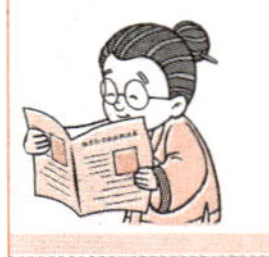

排除不良情绪

不良情绪有很多种，包括愤怒、忧郁、伤心等，不管如何，不良情绪得不到排除，就会成为危害健康的一大潜藏杀手，尤其是对于老年人来说，非常有必要及时排除不良情绪，以恢复心理健康和身体健康。

未解决的情绪问题和消极态度会使内心长期处于矛盾之中，这种矛盾会对身体系统造成强大的压力，最终导致免疫系统的崩溃。许多种形式的有害情绪都会造成这样的矛盾，如每次感觉到担忧、疑虑、恐惧、憎恨或者排斥时，这些情绪都会让身体的自然修复过程暂时中止。首先承受压力的是肾上腺，接着受到影响的是神经系统，最终造成了激素水平的异常。如果这样的中止不断重复，身体的自然修复断断续续，各种机能失去原有的“韵律”。被称为“疾病”的过程就开始了。

老年人要想排除不良情绪，其实有很多方法：

1. 情绪转移法　这种方法包括情绪转移和环境转移。情绪转移指老年人在忧愁烦恼时，可参加一些有兴趣的活动，如听曲调优美、舒畅

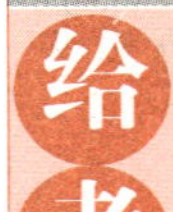
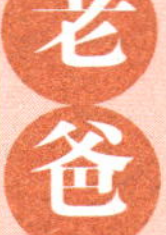
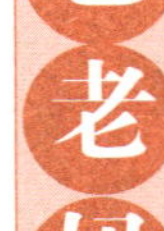

的音乐，以排遣心中的忧闷，使不良的情绪得以转移。环境转移，是指老年人离开或回避令自己悲伤的环境和场所。开辟新的生活天地，是使情志得以调节的好方法。

2. 疏导排泄法 当不良情绪处于萌芽状态时，老年人应主动找人宣泄积郁心中的忧伤愤怒之事，一吐为快，并可得到安慰和劝告。

3. 乐天知足法 老年人要有“大肚能容天下难容之事”的雅量，淡泊名利，不因失意而苦闷。知足可以使老年人心安理得，坦然面对人生、安度晚年。

4. 暗示法 老年人可以通过自我暗示的方法疏导心中种种不快之事，暗示自己有乐观向上的应变能力，有消除不平之事的心，从而保持心理上的青春常驻。

名利是产生不良情绪的主因，一旦得不到满足，内心便会产生挫折感，心理便会不平衡。

孟子云“养心莫善于寡欲”，俗语也说“知足者常乐”，所以老年人要想获得内心平衡，就不要对他人或对自己太过苛求，患得患失之心一去，心理就能保持平衡。

当一个人发怒、忧虑或情绪不佳时，其思维方式往往主观片面，只见树木不见森林，“我”成为思维的全部中心，过分地强调自己的所谓“理由”。这时，最好来一个换位思考，忘掉自我，设身处地站在事物另一方，或者身处事外，站在旁观者角度，客观、全面地分析与观察事物的因由和全貌，静心思考，这样就会轻而易举地找到客观、公正的答案。

宽容对人对己

《老老恒言》云：世情世态，阅历多了，也就看透了人世间的人情冷暖。如今年纪大了，心态改了，应该更加达观。俗话说：求人不如求

己。生活中要谦和宽容待人、少生气，别人讲什么，由他去不要计较，否则就会产生愤怒的情绪，而愤怒会伤肝，最终只能伤害到自己，而对别人却毫无影响。用一句话来说就是“生气是拿别人的错误来惩罚自己”，何必呢？

清代大学士、礼部尚书张英的家人在故乡桐城修建府邸，与邻居方家因地界发生争执，告到官府。在北京的张英悉讯后，立即写下一首诗寄回家中。诗云：“千里修书只为墙，让他三尺又何妨？万里长城今犹在，不见当年秦始皇。”他的家人收到诗信后，立即主动让出三尺土地。方家一见，顿觉惭愧，马上也让地三尺。这样，两家之间便形成了一条六尺宽的胡同。假如当年两家针锋相对、互不相让，很可能酿成悲剧，更不会留下这段宽以待人的千古佳话。

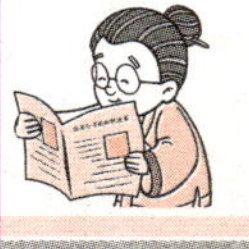

宽容待人待己，就会减少不必要的烦恼；宽容待人待己，就会让你更好地与人相处；宽容待人待己，就会变得心胸开阔、健康长寿。

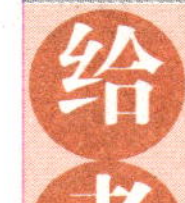

很多的时候人不宽容，是因为觉得生活对自己不公平，其实就因为你的想法和情感不一致。当你做的事情在想法上不能被接受，如帮助别人没有得到感激，如投入很多没有获得回报等。可事情已经发生了，就要尽量从情绪上去平衡。如果我们能宽容一些，多站在对方的立场上去思考，就算在逻辑上说不通，自己的心情和别人的心情也会平和、愉快。

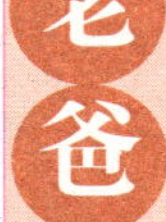

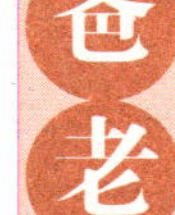

随着年龄的增长，老年人身边的朋友相继离去了，但是自己依然生活在这个美好的时代，过着美满的生活，安度着幸福的晚年，这是着实令人感到非常幸福的事。每当想到这里，就更应该懂得宽容、学会宽容，也就能够宽容待人待己，更加珍惜眼前的一切。老年人经历了很多，苦过、累过、笑过、哭过、让人伤过、被人宽容过。活到现在能安享晚年、实属不易，所以生活中没有必要事事较劲。生活让老年人学会了宽容，懂得了宽容。宽容对待别人，等于善待自己。宽容会让我们的生活变得美好、轻松、愉快。

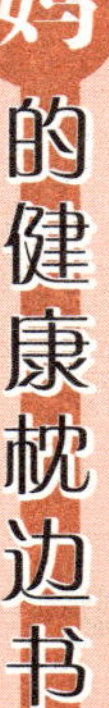

退休后的心理自我调适

老年人在退休前长期习惯于繁忙的工作，虽有时也会抱怨，但毕竟工作是生活的重要组成部分。退休后过起悠然自得的生活，这种事物、环境、工作、生活等突然的改变，会产生短暂的情绪反应，导致心理上的淡漠。经过一段时间的调整后，如不能顺应角色的改变，未完成心理上的自我调整，终日闷闷不乐，无法控制情绪，排除孤独寂寞之感，心理上会转向"内攻"，从而引起生理上的应激状态。此外，当人进入中老年期，机体正处于退化、衰老的阶段，若对退休这一重大生活事件产生了强烈的情绪体验，则很容易破坏人体的内环境稳定，造成内分泌功能紊乱、中枢神经功能失调而使身心功能发生障碍。

有的老年人退休后会发生退休综合征，主要原因就是因为生活环境的突然变化，心理上还不能适应。退休综合征的表现为：轻者，全身上下都不舒服，头晕眼花，晚上睡不好觉，夜里还会做噩梦；重者，有的老年人罹患高血压、心脏病、前列腺肥大、胃炎等。工作当中和同事说说笑笑，按时上下班，有工作可以做。而退休之后整天就是做饭、休息，无所事事，自己会非常不适应，感到孤独寂寞。尤其是看到了晚辈天天去上班的时候，自己也想去上班，现实却没有班可以上了，心里自然不舒服，甚至变得自卑、忧郁、易怒、嫉妒等，这会导致疾病的发生。

老年人要防治退休综合征可以做以下事情：

(1) 面对退休，老年人一定要做好准备，因为总有一天会退休，不可能一直工作。有的老年人工作了几十年，都已经习惯一直在工作岗位了，突然退休闲下来却不知所措，有一定的失落感。老年人退休前就应该做好准备，等到退休之时就会觉得轻松很多，也容易接受了，因此而产生的失落感和孤独感也就相对会平衡一些。有了准备后，就会把退休视为自然会发生的事情，心里也不会有太大的落差。退休之前，可以

试着放手一些工作上的事情，让年轻人多去练手，自己的工作一点一点减少，等到退休的时候，也就习惯多了，这其实就是一个缓冲过程，会让老年人更容易接受这个事实。老年人退休去享受国家的社会保障制度，安度晚年是本应该要做的，这是国家给老年人的福利，老年人应该享受这种权利。

（2）退休后，不要让自己太闲，既然还想去工作，那就说明还是想学习的。可以去接触一些新知识、拓展新视野、多学习新鲜事物。这样既可以锻炼大脑，让大脑保持灵活，延缓智力减退，又可以通过学习新知识，了解社会的变迁，跟上时代的步伐，与时俱进。

（3）退休后，老年人还可以继续发挥自己以前掌握的知识，多去寻找机会，发挥自己的一技之长。多为社会做贡献，实现自我价值。同时精神上也有了寄托，可以增进身心健康。还可以多去参加公益活动，尽自己的一份力量。

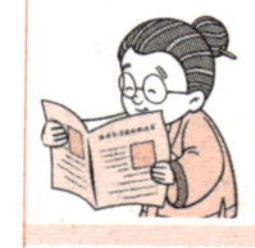

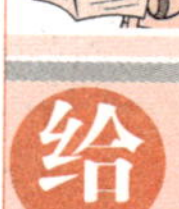

（4）退休后，老年人可以多去外面走动，结交新朋友，扩大社交圈。良好的社会关系有助于开拓新的生活领域，排遣孤独寂寞，增添生活的乐趣。在家中也要和家庭成员搞好关系，营造和睦的家庭氛围。

（5）退休后，可以培养自己的兴趣爱好，从前上班时没有时间去做的，现在空闲下来正好有时间可以去实现了。工作时可能兴趣爱好都被搁置了、放弃了，现在有时间培养新的兴趣爱好，丰富和充实自己的生活。

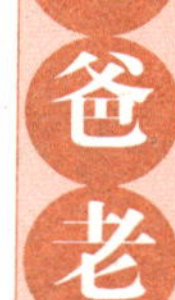

（6）退休后，还要和上班一样养成规律的作息习惯。制定一个作息时间表，按时起居。生活中，可以多做一些运动，早睡早起，建立一种新的生活节奏。趁此机会改掉以前的坏习惯，如吸烟、酗酒等。

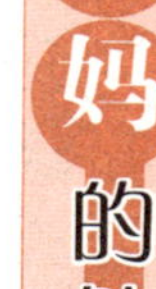

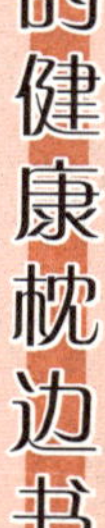

（7）退休后，要学会随遇而安。当遇到难以解决的问题时，可以试着去接受，坦然接受比一直冥思苦想好得多。要学会忘记不愉快的人和事，过好自己人生接下来的每一天。学会幽默，用幽默的方式和人相处，会让自己和别人更快乐。要善待自己，尽情享受生活的美好。如果身体健康的话，可以去旅游，领略世界的风光。如果实在是身体不适、心情不好、情绪低落，可以寻求别人的帮助，多和别人聊天谈心，随时检查自己的身体状况，必要时接受心理治疗。

退休，对一个人来说，不仅失去了工作、权力和地位，而且还丧失了与原来角色紧密相连的情感和环境，以及几十年来已形成习惯的行为模式。因此，感到失落是一种正常的现象。做好退休后的自我心理调适，尽快适应退休后的全新环境，对退休后的老年人至关重要。

平常心对待丧偶

暮年丧偶，可谓老年人的一大不幸。俗话说："少年夫妻老来伴。"在经过了几十年的沟沟坎坎和磕磕绊绊之后，两个人正应心手相携，安度幸福晚年，这时，倘若有一方先走一步，必定会给另一方在精神上造成巨大的创伤，甚至会丧失继续生活下去的信心和勇气。

据心理专家分析，丧偶老年人的精神世界，一般都要经历三个阶段：

1. 自责 与老伴洒泪告别之后，总觉得对不起逝者，甚至认为对方的死自己负有主要责任，于是精神恍惚，心理负担沉重，吃不下饭睡不好觉，在言行上还会出现一系列反常现象。

2. 怀念 老伴逝世后，生者在剧烈的情感波涛稍稍平息之后，会进入一个深沉的回忆和思念阶段，在头脑中经常出现老伴的身影，时而感到失去他（她）之后，自己是多么的凄凉和孤寂。

3. 恢复 在亲朋好友的关怀和帮助下，自己终于领悟了"生老病死乃无法抗拒的自然规律"这个道理。于是，理智战胜了感情，身心渐渐恢复了常态，从而以坚强的毅力面对现实，又开始了全新的生活。

当丧偶老人情绪极度悲伤时，可大哭一场，或者向别人倾诉，以便

发泄心理上的消极情绪。如果把忧伤深深地藏在心里，独自一个人冥思苦想，只会增加心理压抑。久而久之，就容易引起身心疾病。

老年人自己应该认识到人的生老病死都是自然的现象，失去了几十年朝夕相处、休戚与共的老伴，确实是一件令人心痛的事情。可既然已经发生了，悲伤之余还要劝慰自己，如果老伴还在世的话，也是希望自己过得很好，要努力调适心理的落差，早日接受这个事实，更好地生活下去。其实在老伴患重病期间，就要做好心理准备，因为可能终有一日会离去，等到老伴真正去世的时候，也会觉得好受一些。

孤独凄凉、生活无助，常常是丧偶老人后阶段的主要困境。子女亲友应尽力帮助居丧老人摆脱旧日的恋念，尽快开始新生活、适应新生活，这是健康长寿的基本保证。为避免触景生情，可先将家中的布置做调整，给老人以新的感觉。子女亲友要主动给予更多的陪伴和关怀，减少老人的孤寂无助感，使之逐步习惯新的生活。鼓励老人扩大活动圈，与人多交往。培养老人新的业余爱好，如养花、种草、集邮等。指导老人做一些力所能及的家务活，主动参加社会公益活动。若老人有再婚之念，应给予支持和帮助，使其余生之年重添乐趣。

丧偶老人要学会平常心对待，试着用转移注意力的方法从悲伤的情绪中走出来，多去外面走走，与别人聊聊天，放眼未来的生活。还要勇敢挑起家庭的重任，坚强、乐观地生活下去。

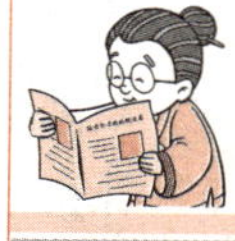

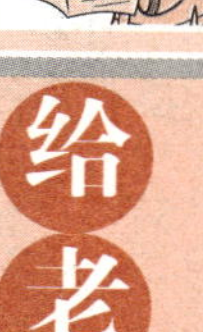

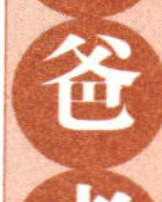

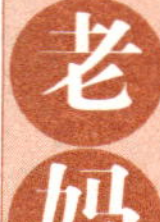

空巢老人要学会摆脱孤独

空巢老人是指没有子女照顾、单居或夫妻双居的老人。一般分为三种情况：一是无儿无女无老伴的孤寡老人；另一种是有子女但与其分开单住的老人，即“独居老人”；还有一种就是儿女远在外地，不得已寂守空巢的老人。据调查，与高寿老群体相比，这些人占据了老年人更大的比例。由于孩子留学或升学到外地，“空巢家庭”已经不再只是老年人的专有名词，它已出现了新的流行趋势，目前正向“中年化”发展。

导致空巢发生的原因主要是由于代际观念的差异，即与子女存在代沟。社会经济发展和生活方式变革，不但使家庭结构发生变迁，也使家庭代际交换关系悄然变化，即父母辈思想偏传统，而子女思想却偏流行，甚至国际化。家庭亲密度下降，子女离家或者对父母的态度不良，易引发“空巢”中老年人自觉幸福度下降和心理健康受损。例如，有的老人退休后，经常给在外地的子女打电话，没想到却遭到抱怨：太清闲，根本不理解自己的压力。

空巢老人的主要表现是：在一个经济飞速发展的时代，越来越多的老年人感觉自己落后了，年轻人谈论的话题自己已经不能参与讨论了，社会认同感越来越差。儿女纷纷离去，导致空巢老人觉得精神空虚、孤独寂寞，有的甚至已经形成了心理障碍。尤其是退休在家的空巢老人，都不知道自己整天该做些什么了。情绪开始低落、闷闷不乐、唉声叹气。时常进行自我反思，可都把问题归结于自己身上，然后就是自责。也有抱怨子女的，认为子女对自己关心不够、照顾不够、不在意自己。空巢老人还经常会回忆过去与子女一起生活的快乐时光，并沉浸其中，可回忆过后还是面对空荡荡的房间，就会无限感伤。空巢老人也经常会失眠、夜里做梦，睡不好，有的甚至会出现食欲不振、无精打采，终日以泪洗面等。

空巢综合征的预防很重要。老年人对子女离家独立生活要有一个正确的认识，要有思想准备，注意调整自己的生活节奏，不要总是围着孩子转。孩子离家后，老年人要注意培养业余爱好，如种花、养鸟、练习书法、欣赏音乐、适度的体育锻炼等，使自己的生活丰富多彩，有助于排解心中的孤独和思念情绪。夫妇之间应给予更多的关心、体贴和安慰，建立新的生活规律和情感支持系统。子女要了解父母的心情，常回家看看，这是对处于孤独和空虚中老人最大的安慰。对较严重的空巢综

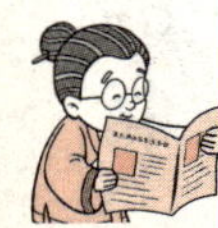

合征，如抑郁、失眠，有自杀观念和行为者，应及时寻求心理或精神科医生的帮助，切不可讳疾忌医、延误病情。

老年人普遍怀旧、念旧。总是喜欢回忆过去的美好，空巢老人更是如此。这时应培养自己新的兴趣爱好，多去户外参加集体活动，结交朋友，与兴趣相投的新朋友一起谈天说地，互相倾诉不快与压抑，可以很好地排遣内心的孤独苦闷。

空巢老人要对空巢有正确的认识，这是社会发展的一种必然趋势，要减轻对子女的心理依恋，扩大生活圈子，多出去运动，找些事情做，不让自己很空闲。空巢老人必要时还要接受心理治疗，因为孤独抑郁久了，就会患上心理疾病，应该积极治疗，早日接受现实。

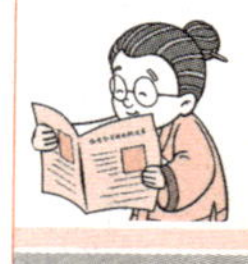

放手儿孙的幸福

俗话说，儿孙自有儿孙福，莫为孙儿做马牛，这就是让老年人放手儿孙的幸福，不必过度去担忧他们的未来。子孙自有他们的福分，长辈没有必要去操劳、奔波、忧虑。这句话在养生学中也很重要，老年人要想延年益寿就必须懂得放手，终日操心、忧虑，时间久了自然会生病。

《老老恒言》写道："凡事择人代劳，事后核其成可也，或有必亲办者，则毅然办之，亦有可姑置者，则决然置之。办之所以安心，置之亦所以安心，不办又不置，终日往来萦怀，其劳弥甚。"这段话告诉我们，不必事必躬亲，凡是可以找人代劳的，即可找人代劳，事后检验结果就行了；如果有必须亲自去办的事情，那就毅然决然地去做；如果事情不是很着急，也可以放置一边。最忌讳的就是不放手，不去办又放不下，心里总是惦记，长此以往就会使人疲惫不堪。

对子女小时候的养育，是做父母应尽的义务和责任，所以会用全部的心血和精力来抚养照顾他们，时时牵挂他们。而子女长大后，组建了各自的家庭，他们既有双方的父母，还有自己的子女，期望他们能像过

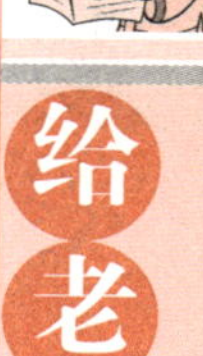

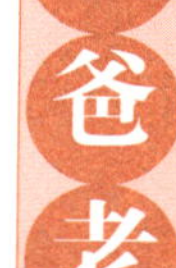

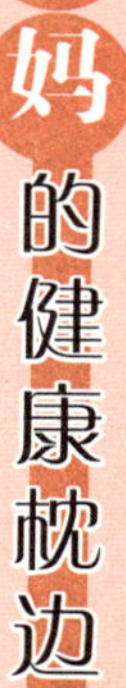

去对待他们那样牵挂和孝敬是不可能办到的。想想当初对自己的父母，不是也有很多事情心有余而力不足没有做到吗？因此，只要他们对父母有孝心，老年人就不要有过多的期待，更不应要求回报，这样心理就会平衡，既有利于身体健康，也有利于家庭和谐。

现实生活中总有很多一直担忧儿女问题的老年人。他们总是担心，子女会不会犯错误，遇到问题是不是能处理，唠唠叨叨，总是操心着晚辈的事情。家里家外的一切大事小事，都要去管。虽然老年人觉得自己这样很好，什么事情都替子女办好了，可是子女却并不乐意，甚至会很反感。因为他们也是大人了，可能也已经为人父母了，父母再这样，就会让他们觉得自己一无是处。而老年人本身也会活得很累。

老年人生活经验丰富，可以根据自己的人生经验，传授给儿女一些为人处世的道理，但是不要过度操心子女的生活，也不用总担心他们会犯错误。应该明白，自己总不能陪伴子女一辈子吧，应该放手儿孙的幸福，让他们早日长大，早日能自己做主，经历了挫折、经过了失败，才会成长得更好。放手其实是另一种更高度的爱。

老年人放手儿孙的幸福，去把自己的生活过得更好，培养兴趣爱好，享受生活、运动锻炼、健康身体，不给子女增添额外的负担，这就是对子女最好的爱了。而且，放手儿孙的幸福后，会有更多的时间去调养身体，老来无病，生活才更美好。

远离抑郁情绪

据有关资料表明，在55岁以上老年人中罹患抑郁症的比例高达10%～15%，我国约有3600万人患有不同程度的抑郁症。其中老年抑郁症患者占了三分之一，且女性高于男性，这与她们激素分泌的“非常时期”较男性多有关，如哺乳期、怀孕期、绝经期等。而更年期的女性一旦患有更年期综合征，则大多数会出现程度不等的抑郁症状。老年抑

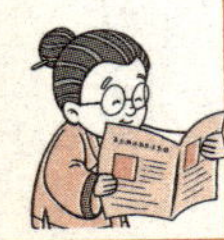

郁症十分隐蔽，老年人和家里人都不易察觉到，早期常被误诊为心情不佳引起的郁闷，或被怀疑患有神经衰弱。如果轻度老年抑郁症不及时发现和治疗，就可能发展为重度抑郁症，后果不堪设想。因此，为了保证老年人能够以一个健康愉悦的心情度过晚年，对老年抑郁症应提高警惕，做好防治措施。

老年郁抑症的症状基本有以下几个特征：

（1）兴趣丧失，对任何事都提不起兴趣。

（2）一天中的大部分时间都闷闷不乐，什么事情也不能让自己感到快乐。

（3）说话减少，不爱与人交流、喜欢独处。

（4）精力减退，总觉身体疲劳无力、无精打采。

（5）常常自责，自我评价相当低，觉得自己一无是处，有愧疚感。

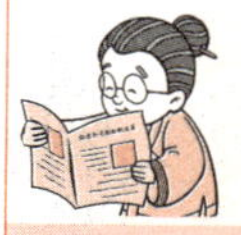

（6）疑心病很重，经常会坐立不安、精神焦虑。

（7）悲观厌世，对生活一片渺茫。

（8）睡眠减少、失眠、早醒，睡眠困难。

（9）食欲减退、腹胀、便秘、体重明显减轻。记忆力下降、反应迟钝。

（10）出现轻生或自杀的念头。约有10%的老年抑郁症患者会采取自杀行为。

引起老年抑郁症的因素主要有：

（1）随着年龄增长，中枢神经系统会发生各种生物化学、神经内分泌及神经递质的变化。

（2）老年人脑组织结构发生改变，不少老年人有脑室扩大的倾向。

（3）遗传因素。其比环境因素大得多，是老年人抑郁症的潜在病因。

（4）心理社会因素。随着年龄增长，人对身体疾病和精神挫折的承受能力逐渐减弱，遭受的心理刺激也越来越多，这也是诱发老年抑郁症的很重要的因素。

有的老年人和子女认为抑郁症没多大事，调整一下就好了。甚至医生诊断为抑郁症，建议立即接受抗抑郁治疗。儿女们却还觉得没多大事，以为换换环境、调整调整就好了，还带着老人出去旅游，没想到回来后病情却更重了。因此，老年人若情绪不好时，通过各种方式调整放松，是可以改善情绪。如果已发展到了抑郁症，调整不会有太大效果，而应立即接受抗抑郁治疗。从理论上来讲，个别抑郁症患者病情未经治疗也可以自愈，但这些患者病情恢复需要很长时间，在病情自行恢复过程中，需要忍受长时间的痛苦。而对于绝大多数抑郁症患者而言，如果未得到及时治疗，病情只会逐步加重，患者痛苦到一定程度会出现自杀倾向。对老年抑郁症，一定要及早发现、及时治疗，尽快解除患者的痛苦，恢复健康。

抑郁症的治疗有多种方法，目前很常见的药物治疗方法，是利用抗抑郁药物来治疗抑郁症，主要有单胺氧化酶抑制剂、杂环类抗抑郁剂、三环类抗抑郁剂等。

此外，心理治疗也很有帮助。帮助患者打消顾虑，树立治愈信心，寻找并分析致病因素，有针对性地进行开导和安慰，合理释放压力，缓解其紧张抑郁情绪。并让患者多与家人朋友聊天，协助解除矛盾，获得精神支持，缓解精神创伤，恢复心理平衡。

抑郁症的治疗很关键，但预防更重要。

要增加家庭成员之间彼此的理解和尊重，多进行心理沟通。老年人从工作岗位上退下来以后，接触社会的机会自然减少，更多的接触就是家庭成员。因此，更应搞好这个小天地中的人际关系，其中有老夫老妻之间的关系，也有父与子、婆与媳等关系，互相之间要多谦让、多谅解，子女更应理解老年人的性格，尊重老年人的爱好和习惯，合理地安

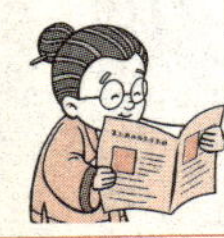

排老年人的衣食住行，帮助老年人适应新的环境。

老年抑郁症患者还应该培养健康积极的生活态度，改变悲观消沉的心理。多和人沟通交流，忘掉不愉快和伤心的事情，培养更多的兴趣爱好，热爱生活、享受生活。还可以经常去参加运动锻炼，强身健体的同时改善情绪、排解压力和忧愁，尽情释放自己，享受身心的愉悦。对于身体的疾病，要积极治疗，以减轻肢体的痛苦和心理的压力。

保持心理平衡

据联合国卫生组织调查，心理健康问题是 21 世纪人类最严重的问题。《黄帝内经》说：“百病生于气也。怒则气上，喜则气缓，悲则气结，惊则气乱，劳则气耗。”现代医学研究也表明，除饮食起居外，情绪的好坏也与人的健康密切相关。当人遇到精神压力而处于紧张、愤怒、焦虑等不良的心理状态时，会引起生理上的异常改变，若持续时间较长、反复发生，便可能由功能性改变逐渐演变成器质性损害。有关专家对很多脑卒中病人调查发现，75% 以上是由心理因素而诱发。心理专家认为，人都会有心理问题，关键是如何去面对。由于情绪会影响人体生理机能的运转和内分泌系统，中老年人一定要保持心理平衡，充分认识自我，接受现实的自我，寻求良好的方法，既不自卑，也不自傲，心平气和地对待一切。

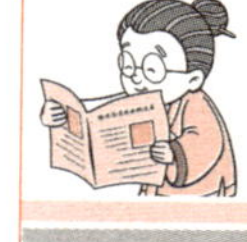

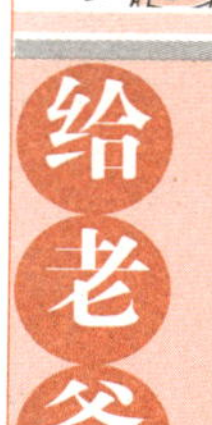

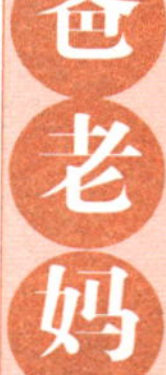

生活中充满了矛盾，老年人若是时时生气、郁闷，对身体一点好处都没有，还可能发生意外情况。老年人应该根据社会现状，毕竟不可能事事如意。调整心理状态，努力保持心理平衡，就不会徒增烦恼和忧愁。

老年人的不良情绪会扰乱体内的正常生理过程，从而降低身体免疫力，容易诱发或加重心脏病、早衰、胃肠功能紊乱、癌症等，对老年人的健康影响很大，老年人应该尽量保持心理平衡，才会健康、快乐。

很多老年人喜欢回忆过去，对过去念念不忘，有时候与人谈论起来慷慨激昂，或是愤愤不平，讲到激动时甚至会哭泣，这会给生活带来许多不必要的麻烦、伤感。时间久了，就会危害健康。

老年人要学着平淡看待一切，保持心理平衡：

（1）对家人、伴侣的期望不要太高，顺其自然就好，否则容易引起很大的失落感，带来痛苦。

（2）要有一颗知足的心，所谓知足者常乐也。

（3）有问题、有想法的时候及时和家人、朋友等沟通交流，敞开心扉、尽情畅聊，有什么说什么，不要把话憋在心里。

（4）经常运动，保持身体健康，最好是到户外多运动，每天呼吸新鲜空气，多开阔视野，心情也会快乐。

（5）遇到事要有一定的控制力，冷静思考，不要着急，凡事都会有解决的办法。三思而后行，以免做出让自己后悔的事情。时刻保持清醒，不要盲目去做事。

（6）放松身体，多做有意义的事情，培养更多的兴趣爱好，让自己有事情做。

（7）正确对待自己。每个人都有不同的理想抱负，应该去追求自己有能力完成的事情，多点自知之明。不要打肿脸充胖子，凡事不要追求十全十美，对自己好一点，做事只要觉得轻松愉快就好。

（8）生活中难免会遇到挫折，如果遇到实在跨不过去的坎，不如先放下，等到心情平静之时，也许就可以解决了。

（9）有人需要自己的帮助时，就应该乐于助人、帮助别人，也能体现自己的价值。人格得到了升华，心灵便得到了净化。

（10）生活中不要斤斤计较，得饶人处且饶人。

（11）不要抱有一颗好斗的心，人和人之间应该和平相处，才会快乐和谐。

难得糊涂

老年人心理比较脆弱，记忆力与感知功能衰退，降低了其判断力、控制力及反应灵敏性，也降低了他们对社会的适应能力。这些都可使老年人在性格上变得古怪，如嫉妒、任性、固执、猜忌、发牢骚及不愿接受新鲜事物，形成所谓的抑郁型、冲动型或猜疑型等性格。生理上的衰老又使老年人的神经、肌肉功能减弱，从而动作笨拙不协调，容易疲劳和易发生意外事故。体弱多病的老年人更易出现焦虑、忧伤与失望等情绪。患有难治之症的老年病人还可能产生自怜、自杀等绝望心理。

郑板桥有句名言说得好："难得糊涂"。这句话背后隐藏的意思就是让人们要心胸开阔、乐观豁达，不要太去计较。只有理解生活，才能拥有健康的身心。

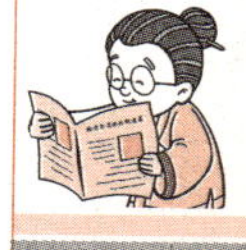

据传说，郑板桥在山东任上，有一次游览莱州的去峰山，本想观赏其山中的郑文公碑，但因盘桓已晚，便借宿于山中一茅屋，茅屋主人是一儒雅老翁，自称"糊涂老人"。主人家中陈列一方桌般大小的砚台，石质细腻、镂刻精良。郑板桥大开眼界，赞叹不已。次日晨，老人请郑板桥题字，以便刻于砚背。郑板桥即兴题写了"难得糊涂"四个字，后面盖上"康熙秀才、雍正举人、乾隆进士"方印。因砚台大，尚有余地，郑板桥就请老人写上一段跋语。老人提笔写道："得美石难，得顽石尤难，由美石转入顽石更难。美于中，顽于外，藏野人之庐，不入富贵门也。"他也用一块方印，字为"院试第一、乡试第二、殿试第三"。郑板桥见之大惊，方知老人是一位隐居于此的高官。感慨于"糊涂老人"的命名，郑板桥又提笔补写道："聪明难，糊涂难，由聪明而转入糊涂更难。放一著，退一步，当下心安，非图后来福报也。"两人如遇知音，相见恨晚，遂谈文说词、畅谈人生、结为挚友。

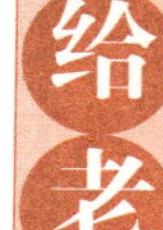
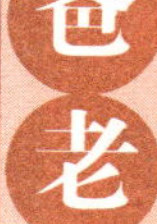
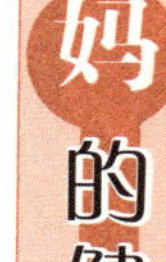

人随着年龄的增长，很多事情都力不从心了，有时候不妨糊涂点，学着控制情绪和思维，分清日常生活中的大事小事，把握生活中关键的

问题。放手那些可管可不管的事情。日常生活中本来就充满着各种矛盾、纠纷，大多数都是因为鸡毛蒜皮的小事引起的。对于那些不想看见的事情，就装作看不见；不想听见的话，就装作听不见；不愿意面对的问题，就引开话题……很多事情都是难得糊涂，装得糊涂一些，别人也不会说什么，反而大家都会心情愉快。

老年人应该学会清心寡欲、淡泊名利、知足常乐，这样就不会时常感到不快乐。老年人要学着改变生活规律，建立全新的生活方式，减少因为生活规律的改变而产生茫然无措感。强化自己的兴趣爱好，以填补内心的空虚。看淡荣辱得失、人来人去，享受当下的生活最重要。

一般来说，喜欢装糊涂的人都心胸豁达、不爱斤斤计较，无论是在家庭，还是在工作中都比较会成功，而且有乐观向上的生活态度，身体也就跟着健康了。糊涂也是一门大智慧，多一些糊涂，就少一些烦恼，多一些快乐，也就多一些健康。

养性

花鸟怡情

鲜花总是与美丽相提并论。无论是谁，只要看到鲜花，烦躁的心情也会平静下来，露出会心的微笑。当前，人们崇尚回归自然，人人都想把自然移入居室，营造室内绿色氛围，以缓解现代生活所带来的紧张与压力。同时清新室内空气，可舒展人的情绪，有益于人的身心健康，这些功效是其他任何装饰物所不能替代的。

现代研究证明，花卉除了给人以视觉上的享受，带给人们更多的快乐外，或浓或淡的花香还是一剂保健良药，使人怡情、醒脑、安神和祛病。如芍药花含芍药苷，其气味有助于平抑肝阳，缓和肝阳上亢所致的

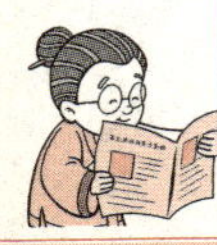

头痛、眩晕等症；杜鹃花含花色苷、黄醇酮类，是缓解老年支气管炎的天然“保健品”；茉莉花芳香化浊，有助开窍，其气味能减轻头晕、目眩、头痛、鼻塞等症；菊花含有龙脑等挥发性香物，对头痛、头晕者有益。

老年人养花既可延年益寿，又其乐融融。只不过，花如人类也分好坏，在花卉之中也存在着天使与魔鬼的区别。健康的花卉搬进家中，既宜人又怡心；而把花卉中的小恶魔请进屋内时，不仅对健康不利，更会生出许多烦心之事。

花草树木具有很强的吸附粉尘和解毒能力，同时在育种、培土、施肥、修枝、除虫、浇水等过程中需要付出一定的劳动，这也是一种适宜老年人的体力锻炼。一项调查表明，经常从事园艺劳动的人较少得病。因为经常忙于种植、培土、灌水、收获，易忘却其他不愉快的事，可以调节机体的神经系统功能，有利于防病。

养鸟可以使人得到精神上的愉悦和享受。在家庭养的观赏鸟中，论鸣声，有的高亢激昂，有的清灵流畅，有的甜润婉转，有的缠绵悠扬；论羽色，有的艳丽无比，有的纯净如洗，有的能边飞边舞，有的能表演技艺，有的则善学人语，这些可爱的小鸟，也可消除老年人生活中的单调感和烦躁感。

许多老年人喜欢养鸟，每天清早手提鸟笼，来到路边的花坛，放下鸟笼，一边欣赏美丽的鲜花，呼吸着清新的空气，一边谈天说地，倾听着各种鸟儿的歌唱，真是难得的享受。老年人每天提鸟笼散步，对两手、双臂、下肢以至全身都是很好的运动，能促进全身的血液循环，使新陈代谢加快，恢复和增强老年人的心肺功能，祛病延年。此外，老年人茶余饭后遛遛鸟或逗逗鸟，教它们说话或者训练它们其他的本事，能愉悦身心。当老年人看到自己费尽心思喂养训练的小鸟可爱、懂事又听话的时候，他们会产生一种强烈的满足感，这对于老年人的精神健康极

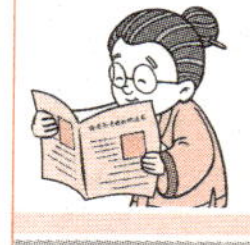

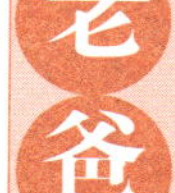

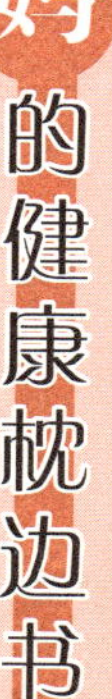

有好处。

“生命在于运动”，这个道理对鸟类同样也适用，让鸟多运动，有利于鸟的健康，但鸟笼中的空间太小，鸟不能在天空中自由飞翔，运动量极小，易发胖和导致生病。怎样让鸟运动？方法很简单，即每天早晚“遛鸟”时，让鸟笼随着人的走动而有节奏地前后摆动，鸟为了保持身体平衡，全身的肌肉就会进行自我调节，起到运动的作用。“遛鸟”不仅使鸟达到运动的目的，而且养鸟人也可得到锻炼，一举两得。

书画自得

习作和欣赏书画可使人精神愉快、身心舒畅。专工书画时凝神一致、排除杂念。学然后知不足，知不足乃能立志进取，学习书画理论，研读画册、碑刻字帖，观摩欣赏书画展，以书画诗文会友、交流心得。用功学好书画，才能提高鉴赏能力，识别字迹及绘画的优劣，才能写好字、绘好画。一旦有了进步，便会自得其乐、心情愉快。好的书画应做到内容与形式的完美统一，才能相得益彰。人们可以从修身养性的名言、警句、诗文、书画中汲取精神食粮。如画中林、竹、山、云使人心灵升华在天地之间，有成仙脱俗之感，大大有益于心理健康。此外，研习书画还可以求德、修德，使人具有高尚情操、乐于助人，与人和睦相处。在获得内心温暖的同时，也调节了情绪、缓解了焦虑，从而有助于提高免疫力，所谓“德高者长寿”由此而来。

《老老恒言》说：写字作画是人生中最快乐的事情，擅长书画的老年人，兴趣来时，不妨偶尔为之。现在很多都市老年人都参加了老年大学，学习书法、学习绘画，挥洒笔墨、陶冶性情、增添了生活情趣，这是一件非常好的事。但老年朋友要注意，不要在饱食后提笔，因为人低头伏案，会妨碍胃气的运转，影响人体的消化吸收。更不可将书画作为应酬，仓促而作对身心都是不利的。

千百年来，我国书画艺术久盛不衰，原因就在于其对身心健康的益处。一是能使人宁心静气、杂念消失、有养心助心之功能，与太极拳、气功有异曲同工之妙。当静坐作楷隶行篆之书，有衿躁俱平的感觉；若任意挥洒，作章草狂草大革之书，或泼墨作画至痛快淋漓之时，实乃焕发灵心之术。二是能使人产生“万事销身外、生涯在镜中”之感，养神健脑益心，是积极的消遣娱乐之法。当提笔临池疾书之时，心中繁乱之事全消，大脑得到休息，从而在工作和学习时效率倍增。三是能消除人的精神紧张。中老年人在繁忙而紧张的工作之余，静心作书，会使人产生舒适愉快的心理。四是可以磨炼意志。修炼气质、启发智慧，以达到宽心之效、强心之益。

书画艺术能调节人的情趣，使人情志舒畅。书画是一种高尚的爱好和娱乐，它可以陶冶人的性情，可以使人的业余时间及中老年生活更加充实有意义。如绘画中，山水画的意境、花鸟画的情趣、人物画的神态，无不充满着美和情趣，雅俗共赏。当完成一幅新画挂在家中墙壁上后，确实是赏心悦目、怡然而乐。书法的形象性，同样给人以美的力量。如书法风格，有的刚健有力、有的如行云流水、有的粗犷奔放、有的则秀丽娟美……这无疑也会激起人们的乐趣，使人情志舒畅，精神愉快，同时可以缓解或医治各种心理创伤。

书法也是纸上的音乐运动，是心灵的洗涤剂，能改善老年人的身心健康。学习王羲之秀美挺拔的字体，可以使性格变得开朗活泼；学习颜真卿端正的字体，就好像聆听一首抒情小调，可以使性格朴实、厚重；学习张旭、怀素那逸势奇状、连绵回绕的字体，就像是一首豪迈的进行曲，可以使心情舒展豪放……

练习书法还可使老年人的手臂肌肉得到锻炼，调节呼吸。被毛泽东誉为“红军书法家，党内一支笔”的舒同，在与外国朋友交谈时曾说：“我平均每天坚持写一个多小时的字。这对我的身体很有好处，经常写

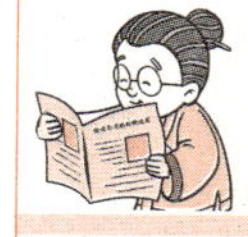

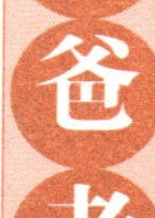
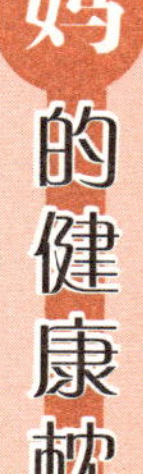

字气血畅通，疾病也少。”

作为养生的方法之一，老年人临摹图画，宜选色彩鲜艳、造型美观、格调清新、内容健康的图景，如山清水秀、桃红柳绿以及梅、竹、苹果、葡萄等，这会使人赏心悦目、心旷神怡，排除思虑和寂寞无聊感。所以说，绘画是养生益智、维护身心健康的一种妙法。

读书健脑

读书显然是合理用脑的最佳方法。读书能给人一种好心情，排除忧愁烦恼的情绪。阅读知识性、趣味性、实用性强的图书，好像是和良师益友在交谈，心情特别愉快。有些离退休的老年人，容易出现孤独、郁闷、悲观失望的情绪，而读书有较强的解郁作用和宣泄效果，能够调整人的心理状态。当人们的注意力集中到书籍上时，就像进入了另外一个世界，一切忧愁烦恼和不愉快的感觉，顿时烟消云散，有利于增进心理健康。读书还可使人们珍惜人生，重视养生保健，更好地生活下去。有些人老了后，感到精神空虚、无所企盼，甚至觉得活在世上没意思，往往产生厌世和轻生的念头，而书籍是生命的“激活剂”，它劝解人们珍惜人生，能鼓励老年人坚强地活下去，体验人生价值，焕发青春活力。

古人对读书益于养生的问题早有论述。汉代文学家刘向曾说：“书犹药也，善读之可以医愚。”此处医愚，从养生保健而言，指读书可使人开朗、消怒和解忧，提高对人生意义的认识。清代钟菱先生则是一言以蔽之：“忧愁非书不释，愤怒非书不解，精神非书不振。”

现代医学研究证实，人的衰老从大脑开始，而读书是积极的思维方式，能使大脑充分活动起来，使大脑产生一种叫做神经肽的物质，增强细胞免疫力，健脑益智。读书时犹如做大脑保健操，能使脑细胞得到很好的保养，保持长久旺盛的活力，进而使大脑能够灵活自如地指挥全身各部位进行正常的工作。

读书能治疗疾病。我国古代对此早有认识，春秋时期的政治家管仲就曾说过：“止怒莫若读，去忧莫若乐。”而千百年来，中国向来有读杜甫诗可以治病的说法，据《龙文鞭影》记载，“杜甫博览群书，尤善诗赋，涵泳汪洋，千姿万状，忧时即事，世称诗史。客有病疟者，甫曰‘诵吾诗可疗之’，果然。”其实，病体痊愈的原因在于“取所爱读之，则心恬神适，疾不觉自忘”。现代医学专家发现，精神刺激可调节人体的免疫功能。德国有一家病人图书馆，让那些患慢性病，尤其是神经系统及心理系统障碍的人，阅读不同感情色彩的书，病人康复得很快。美国心理学家勒纳倡导“诗歌疗法”，认为吟诵诗歌能改变一个人的心境，能让一个人的恶劣情绪得到舒缓，有益于身心健康。

对于老年人来说，读书已不是一项任务，尽可以根据个人的文化水平、社会阅历、兴趣喜好，有选择地读一些书。先读一些感兴趣的书，以增强读书的欲望，逐渐培养读书的习惯，然后再深入下去，系统地读某一范畴的东西。读书要边读边分析、思考，品味书中妙处，思考其中的道理，从而提高自身的思想水平、艺术修养，同时还可以写点读书笔记或制作读书卡片，还可适时与他人交谈读书心得，加深理解。

为了坚持读书，老年人可根据自己的生活习惯安排时间，每天两次读书，每次 1 小时左右。晨练之后吟诵、朗读诗词美文，既扩大了肺活量，又可激励老年人的思想感情，产生心理效应；午睡之后，清茶一杯，静坐阅读，心无旁骛界，一片清明，完全进入书里描述的境界，更是一件乐事。

棋弈养生

一些老年人，因为年龄和身体的原因，有很多慢性病缠身，不能做剧烈的运动，也不宜久走动，儿女们大多又忙于事业，没太多的工夫照顾老年人。老年人的社会活动就会减少，从而增加孤独感、无聊感，整

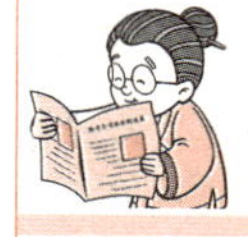
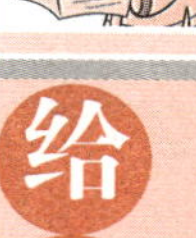
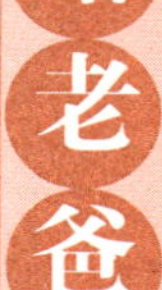
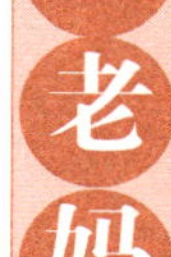
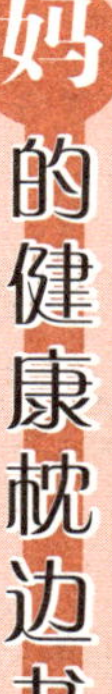

天无所事事，实在是烦躁。这时不妨试试棋弈，下棋不仅是一种很好的娱乐活动，还是一种体育运动。下棋中还能交朋友，增进友谊，联络感情，让人心胸开阔、心情愉悦，下棋的好处很多。

下棋是一种充满乐趣的智力游戏。人在下棋时，需要开动脑筋，能够对大脑产生有益的刺激，使大脑进入高度活跃的状态，使人的思维更具有逻辑性和敏捷性。老年人经常下棋，既可以提高思维的速度和效益，又可防止大脑功能过早衰退，有益于延年益寿。

下棋时，由于一心扑在棋局上，凝神专注，可使人忘记生活中的烦恼。下棋时棋外俱忘、棋我合一，既能转移意念、振奋精神，又能排除杂念、放松身心。获胜时会有成就感、满足感、幸福感，愉快的情绪油然而生；失败时也会感到自己棋艺的不足，于是告诫自己应向更高的棋艺水平努力。如此良性循环，情绪可在胜负中更加调节，胸襟可在胜负中得到开阔。

下棋还能帮助老年人恢复记忆力，提高理解和判断能力。在下棋的过程中，老年人为了取胜会不断加强算度。算度越深，获胜的机会就越大。老年人纹枰（棋盘）而坐，从容谈兵，虽然棋子不多，却奥妙莫测、变化万千，自然而然地走入丰富多彩的世界中，享受到无穷的乐趣。

下棋更能养生怡性。下棋时双方必须精神集中、全神贯注、头脑冷静、深思远虑、心平气和、杂气全消、谋定而动，才能在谈笑之中决出胜负，这对老年人意志的锻炼、品格的修养、性情的陶冶无疑都具有极大的帮助。下棋虽然好，但也不可沉迷。

下棋时间太久，势必会减少活动量，使运动系统的功能减退。在棋逢对手、竞争激烈时，全神贯注、目不斜视，颈部肌肉和颈椎长时间固定于一个姿势，造成局部循环不良、肌肉劳损，易发生紧张性头疼和颈椎病，还会降低胃肠的蠕动，导致消化不良和便秘。心肌的收缩力以及

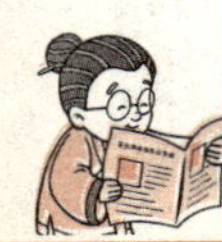

身体的免疫功能都会减弱，更有损于健康，尤其是对老年人。即便是身体好的老人，有兴致时可下一两盘，但每次不宜超过2小时，消遣消遣则已。

棋弈对战，要动脑子，但是没必要争强好胜，更不能因此发生争执，悔棋就更不应该。否则会让神经紧张，心跳加速，血压突然升高、导致心肌缺血。对于患有高血压或隐性冠心病的老年人来说，很容易发生意外，这就得不偿失了。棋弈，本就是一种娱乐消遣的方式，没必要较真，输赢本不重要，开心就好。

下棋还要选择好场地，不要随意找个路边，或是席地而坐，观棋者也要选择合适的位置，不要伸长脖子观战。大风天气以及太过寒冷或太过炎热的天气里，更要注意选择场所。选择场所不当，容易引发疾病。棋子本来就被很多人接触过，容易被细菌感染，要注意经常清洗棋子，或下棋后洗手以免染上病菌。

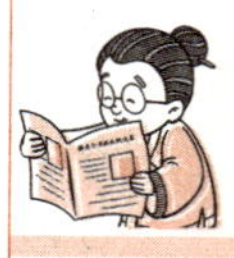

琴瑟和谐

人到老年，喜欢鼓、琴以自娱自乐在其中，其实这也是养生健脑的好方法。现代医学研究认为，音乐通过听觉、视觉，直接作用于大脑边缘系统的中枢网状结构，再传给大脑皮层，能够改善情绪和行为，调节心脑血管、消化、呼吸、内分泌等生理活动。音乐是生活中不可缺少的乐事，会给人无穷的力量，让人健康快乐地生活。

音乐对人心理的影响可直接而迅速地表现出来，对生理的影响，如心率、血压、血流状况、胃肠蠕动等也显而易见。一支威武雄壮、高昂激越的乐曲，可使人热血沸腾、激情满怀，产生积极向上的力量；一支哀怨缠绵的乐曲，则会令人愁肠百结、伤心落泪；而一支节奏明快、悦耳动听的乐曲会让人乐而忘忧，体内的神经体液系统也会处在最佳状态，达到调和内外、协调气血运行的效果。

音乐欣赏可以令人心情舒畅、气血调和，通过演奏不同的乐器再伴随优美的乐曲翩翩起舞，有利于健身。吹、拉、弹、拨各种不同的乐器，可以心手并用，既抒发情感，又活动肢体。而且，手指的活动还可以健脑益智。在音乐旋律的境界中，舒展身体、轻歌曼舞，使人情动形动，畅情志而动筋骨，从而达到健身的目的。

唱歌还能增强人体的免疫功能。美国加州大学的研究人员发现，唱歌班的成员在每次排练后，他们体内一种名为 IgA 的免疫球蛋白含量增加了 150%，而在一次公开演出后，这种免疫球蛋白更是增加了 240%。这项研究的负责人贝克表示："虽然我们不能说唱歌能抵御感冒，但在适当的情况下，唱歌确实能够增强一个人的免疫系统。"

常听音乐对于老年人的身心健康有很大的好处。我国中医古籍《寿世保元》中说："脾好音乐，闻声即动而磨食。"道家也有"脾脏闻乐则磨"的说法。听柔和轻松的音乐，可以配合进食。而饭后欣赏音乐，可以使元气归宗，乐以忘忧、健脾消食。从现代医学角度来看，音乐能起到延缓大脑衰老的作用。人到老年，包括大脑在内的一切组织器官从形态到功能都会逐渐退化，使用越少、退废越快。经脑电波测定发现，当一个人听了 30 分钟古典音乐后，其脑电波的波形变化即预示着大脑变得更加机敏，思维活动与接受能力均得到加强。瑞典医学家的研究证明，对老年人播放旋律优美的乐曲，能够推迟大脑衰退过程。

老年朋友应该选择听一些健康、高雅、曲调优美、节奏轻快舒缓的音乐，以达到消除疲劳、怡情养性之目的。老年人体质往往相应地减退，各组织器官的活动能力降低，如果多用音乐来调理，不但可以激发其生活情趣、振奋心情，而且能使组织器官的机能活跃起来，促进新陈代谢，有利于强壮身体、延年益寿。

垂钓寻乐

现在，不少老年人喜欢去垂钓，享受这份宁静，享受垂钓的快乐。垂钓也是一种超然脱俗的运动，是一种境界极高的养生方式，经常垂钓有利于老年人保持身体健康。

垂钓又叫钓鱼，它可以修身养性。“西塞山前白鹭飞，桃花流水鳜鱼肥。青箬笠，绿蓑衣，斜风细雨不须归。”这首诗生动地体现了垂钓的情趣。春天垂钓，沐浴着阳光，面对粼粼清波和两岸随风飘荡的垂柳，鸟语花香蝉鸣，呼吸着清新的空气，临风把竿，心旷神怡。《列子·汤问》曾说：“临河持竿，心无杂虑唯鱼之念；投纶沉钩，手无轻重，物莫能乱。”可见垂钓兼有赏画的情趣、吟诗的飘逸、弈棋的睿智和游览的旷达，可以陶冶性情，培养稳健的性格，克服急躁轻浮，具有修身养性的作用。

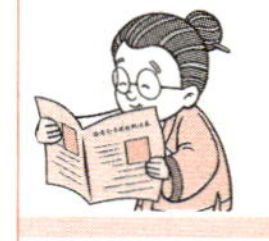

垂钓是一种行之有效的自我精神疗法。当一条活蹦乱跳的鱼儿被钓上来后，会使人欣喜万分，心中的快乐自然是难以言表；鱼儿进篓，又装饵抛钩，重新寄托新的希望。这些乐趣会冲淡老年人精神上的忧虑，必然有利于疾病的医治和病情的好转。

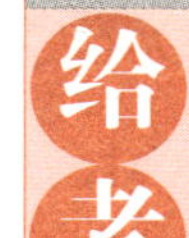

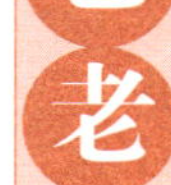
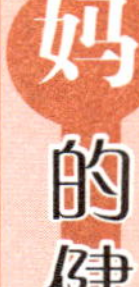

从垂钓的姿势上看，垂钓者时而站立，时而坐蹲，时而走动，时而振臂投竿，静中有动，动中有静。静时可以存养元气、松弛肌肉、聚积精力；动时可以舒筋活血，按摩内脏、产生抗力。动静结合、刚柔相济，使人体内脏及筋骨、肢体都得到锻炼，增强体质，保持内壮外强，拥有健康活力。垂钓时形体上的动作，可使韧带、肌肉、筋膜、颈肩、肘、踝乃至手指等各部位关节得到均衡的锻炼；内心和精神上的动，则可促使神经系统的兴奋和抑制得到平衡，新陈代谢旺盛，达到振奋精神、防治疾病的目的。

垂钓可以去除杂念，舒缓紧张的神经。垂钓的时候，人的眼睛、大脑、心都要专注于浮标的动静，一切的杂念都会被抛弃，只是等待浮标

的动静，这样可以很好地放松身心。垂钓者的心境是闲适而安静的，手脑的活动完全归于自然，意识和动作相互统一，这也是很多人苦苦追求的境界。

垂钓能让人保持良好的情绪，心情舒畅开朗了，精神就会受到潜移默化的影响。有利于控制情绪，调节精神状态。参加垂钓的老年人会提高生活情趣，活跃各项生理机能，保持生理健康。

垂钓还能磨砺人的性格，提高涵养，有利于消除暴躁、易怒等情绪，从而也就间接减少了脑出血、高血压、心肌梗死等疾病的发生。垂钓者不能着心急，应该静静享受这份安静的快乐，娱乐身心、自得其乐。

适合垂钓的地方多在郊外，经常到郊外去走走，本身就是一种锻炼。在水边河畔，空气异常清新，负离子含量高，让人感到悠然自得、心旷神怡，有利于人体的新陈代谢，能起到镇静、催眠、降压、减轻疲劳的作用。另外，垂钓时静等鱼儿上钩，欢快轻松之情溢于言表，从而达到“内无思虑之忧、外无体疲之患”的最佳养生境界。

第六章

预防疾病，是更智慧的养生

预防基础

定期体检的重要性

随着年龄的增长，人的全身各大系统器官的功能和结构都在发生着退行性变化，很多疾病也就会逐渐爆发出来了，尤其是年轻时不注意身体保养的人。为了保持健康，有了疾病应早发现，老年人应该随时关注自己的身体状况，没病先预防，有病早发现。其实随着身体的逐渐衰弱，每个老年人都会有或大或小的疾病，有的疾病如果发现得早，容易治疗，有的发现晚了，就失去了最佳治疗时间，很可能也没办法完全康复了。所以，老年人应该定期体检，做到有了疾病早发现，这也有利于疾病的治愈，减小疾病的治疗难度。就算是比较严重的心血管疾病，也能通过定期体检观察病情的变化，让病情得到及时有效的控制。即使是没有病的老年人，也可以根据定期体检的结果全面评估自己的身体状况，听取医生的建议，为以后的生活保健做好准备，及时调整自己的生活习惯、饮食习惯等，提早预防疾病。

很多老年人对体检都没有正确的认识，或认识得不够，认为自己的

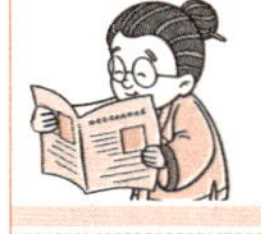
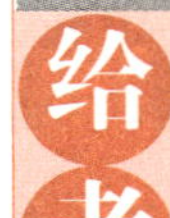
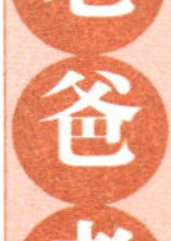
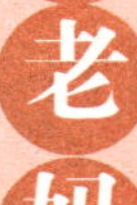
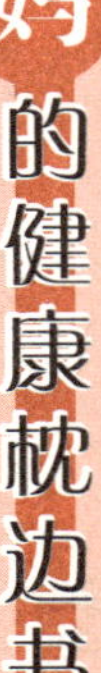

身体好着呢，完全没有必要定期去体检，既浪费钱又浪费时间，这是错误的想法。如果真的生病了，自己还完全被蒙在鼓里，毫不知情，非得等到无法挽回的地步才得知，就太可惜了。

老年人最好每年做一次全面的体检，已经患有疾病的老年人应该针对患病的部位进行重点检查，如果能每半年做一次体检就更好了。即使做不到全身的全面体检，也至少应该对心、肝、肾、肺、脑、胃、直肠、前列腺、乳腺等老年人常患病部位进行一次检查，以便及时发现病情，采取防治和保健措施。

老年人定期体检的重点可以按照以下实行：

1. 量体重 老年人超重、肥胖会加重心脏负担，易造成心血管疾病的高发；体重太轻的免疫力和抵抗力就会降低，容易感染其他疾病。

2. 量血压 血压经常偏高的老年人，容易造成高血压、脑血管意外的高发，而高血压是诱发冠心病的一大高危因素；血压经常偏低的老年人也要注意，可能引发其他疾病。

3. 测血糖 要测量餐后血糖。一般都是要求测量空腹时的血糖，但空腹时的血糖没有问题，并不代表身体健康。餐后血糖值很高的，就达到了糖尿病的标准；也有的老年人餐后葡萄糖耐量低，这是大血管病变的先兆。

4. 验小便 验小便可以发现肾脏病、糖尿病。而对于高血压、冠心病患者，验小便可以发现有没有肾细动脉硬化。

5. 查肝功能 可及时发现脂肪肝、肝硬化、肝炎、肝癌等。

6. 心电图 用来检查心脏，可以发现冠心病，以及心肌缺血、心律失常等。

7. X 线胸透 可以发现肺结核、肺癌，经常吸烟的老年人尤其应该检查此项。

8. 肛门指检 有助于发现直肠癌、男子前列腺癌、前列腺肥大等。

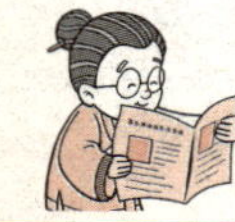

9. 大便隐血检验　可以发现胃癌、直肠癌、消化道疾病等。

10. 查眼底　可以发现老年性白内障、原发性青光眼。患有高血压、冠心病、糖尿病的老年人，查眼底可以了解脑动脉硬化的程度。

11. 乳腺及妇科检查　及时发现乳腺病变、宫颈糜烂、子宫癌等。

12. 检查骨骼密度　老年人容易患骨质疏松，应该定期检查。

13. 皮肤检查　内部疾病很可能通过皮肤病变表现出来。而且随着年龄的增长，皮肤癌的发病率也在逐渐升高。

不少老年人对体检还存在着一些误区：

（1）正常的体检只是做一个疾病筛查，不要期待一次体检就能确诊，想要确诊还要做进一步的检查，不要太过紧张。如并不是一次体检时血压偏高就认定自己是高血压了，还应该做进一步的详细检查。

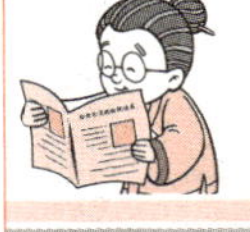

（2）体检时一定要和医生说实话，曾经有过某种病史的一定要告知医生，不要刻意隐瞒。因为体检时医生会根据既往病史、家族病史、年龄等因素综合分析之后，提出一个适合您的治疗方案。

（3）不要看到体检结果都正常，就随手扔掉体检报告。体检报告是一份详细的身体情况记录，有的老年人即使现在没有表现出病症，身体也存在着问题，医生会根据这份体检报告告诉您接下来的生活习惯、饮食习惯等应该怎么处理。

（4）老年人体检时应该按照体检的项目逐项进行体检，不要只挑自己觉得重要的项目体检，所有的体检项目都应该重视，以免耽误了疾病的及时发现。

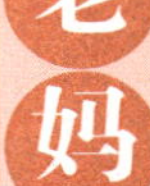

（5）现在很多人被辐射吓住了，不愿意去做透视。其实，X 线检查的辐射剂量远远低于国际上规定的人体器官可接受的射线剂量标准，而且一年也就一次两次、一次只有几十秒的 X 线检查，对人体造成的危害程度根本不用担心，可以放心接受检查。

老年人定期体检的时间和项目也要根据医生的建议来定，但是一定要养成定期体检的习惯，做到有病早发现、早治疗，特别是50岁以上的老年人。为了自己的身体健康，老年安乐，这都是值得的。

疾病自测信号

随着人们生活水平的不断提高，生活质量的不断提升，越来越多的人开始关注自己的身体健康问题，其实很多疾病都有一些提示信号来警示身体可能出现疾病了，只要稍加注意就能发现。

头发发黄、没有光泽，是B族维生素缺乏。

盗汗是发热的征兆。

口臭，可能是胃病。

早晨起床时身体疲倦，脸色发黄，可能是黄疸。

早晨起床，头晕头痛，高血压或脑动脉硬化的征兆。

眼睛的颜色改变，充血、呈黄色，应该立即去医院检查。

读书看报眼睛痛，可能是青光眼。

手发抖，可能是甲亢或帕金森病。

上楼时心跳明显加速，必须停下休息才可以恢复，是心脏功能较弱。

健忘，可能是动脉硬化。

经常打瞌睡，不一定是睡眠不足，应该检查是否有器官发生病变。

经常口渴，可能是糖尿病。

脖子肿胀，可能是结核病、甲状腺疾病或淋巴癌。

肩部弯曲，可能是骨质疏松、内分泌障碍。

背痛，除了肌肉痛，也可能是脊椎或内脏有毛病。

单纯的头晕，应该检查甲状腺。

头发经常大量脱落，是养分不足或荷尔蒙分泌异常。

黑痣变大或长出新痣，有可能发展为皮肤癌，应该及时检查。

皮肤出现红斑，是肝病的前兆。

指甲反翘，是贫血、甲亢、甲状腺机能减退或者营养不良。

指甲发白，是贫血或肝肾出现了问题。

指甲呈半剥落状态，是糖尿病的征兆。

打鼾严重，是肥胖或呼吸系统有问题。

常做噩梦，是心脏功能不好。

腿脚抽筋，是动脉硬化的征兆。

安静状态下，总觉得胸闷或心悸，是心脏功能不好，应该即时去医院检查。

超过一星期不想吃饭，是胃部和消化系统出现问题的征兆。

进食发噎，若没有咽炎，应考虑食道肿瘤的征兆。

排便异常、肠道功能紊乱，是大肠或直肠出现问题的征兆。

痰中带血，是肺热或肺部病变。

四肢经常发麻，是脑卒中的征兆。

忽然连续咳嗽，是肺部病变的征兆。

咳不出痰，是支气管炎。

体重明显减轻，是出现肿瘤的征兆，应该尽快去医院做全身检查。

口腔白斑，是口腔癌的征兆。

排尿异常，是前列腺肥大或前列腺肿瘤。

下肢经常浮肿，并伴有高血压、头痛、腰酸背痛，是肾脏病的征兆。

空腹或饥饿时胃疼，吃东西可缓解，是十二指肠溃疡。

面部一侧或上肢软弱无力、麻木、嘴歪、流口水，突然说话困难或听不懂别人的话，短暂性意识不清，突然眩晕，持续性头痛，呕吐恶心，是脑血管疾病的征兆。

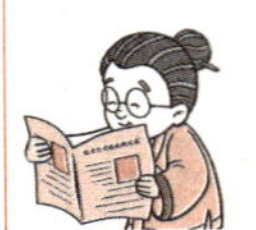

四季防病各不相同

春季天气转暖，致病细菌、病毒等也随之生长繁殖，因而流行性感冒、麻疹、水痘、流行性脑脊髓膜炎、腮腺炎、猩红热、肺炎等传染病容易发生。尤以外感较多，老年人更应重视。早春的气温和大气压变化比较大，易导致人体交感神经过度兴奋，导致血管收缩、血压升高、血液变稠，尤其是老年人血管硬化，更易诱发或加重心脑血管疾病。

俗话说，未病先防，只要在生活中多注意，一定可以防患于未然。

1. 注意保暖 应避开风寒对面部的直接袭击，尤其是年老体弱、病后、过劳、酒后及患有高血压病、关节炎、神经痛等慢性疾病者，尽可能避免迎风走。

2. 增强体质，提高抗病能力 正气内存、邪不可干。春天，风和日丽、气候宜人，正是参加体育锻炼的大好时光，不同年龄、不同体质的人，可选择不同的锻炼项目，如散步、跑步、体操、打太极拳、爬山等。

3. 多吃果蔬 冬季进食新鲜蔬菜较少，摄入维生素不足。在春天应多吃蔬菜和水果，如韭菜、春笋、芥菜、油菜、香椿芽、香菜、马兰菜等，既可增强体质，又可增强抗病能力。

夏季天气炎热，感冒、腹泻、中暑是夏季常发生的疾病。夏季感冒一般是暑湿感冒，也就是热伤风。夏季出汗多，消耗大，容易让人阳气外泄。炎热的天气会影响人的食欲，造成抵抗力下降，就容易感冒了。夏季应该多注意补充营养，多吃祛湿防感冒的食品。夏季腹泻也是常见的。阳气盛、天气热、食欲差、营养缺乏，而且很多人喜欢贪凉，更易导致腹泻。大蒜可以预防急性肠道感染疾病，可以常食。夏季很多人还经常会中暑，冒冷汗、头晕、恶心、呕吐、体力不支，这就是天气太过炎热造成的。

夏季应该准备一些常用药品，上述疾病发生的时候及时吃药，一般即可缓解。

（1）板蓝根冲剂：清热解毒、凉血利咽、消肿止痛。可以防止感冒、扁桃体发炎、咽喉肿痛等。

（2）藿香正气水：解暑化湿、理气和胃，可以治疗感冒头痛、恶心呕吐、腹泻、中暑等。

（3）金银花露：清热解毒，有利于治疗感冒、中暑等。

（4）香薷饮：发汗解表、祛暑化湿。可以治疗夏日受寒后发热无汗、腹痛腹泻。

秋季是发病较多的时期，常见的有鼻、咽、气管、支气管、急性或复发性哮喘、肠胃疾病、意外损伤等。秋季早晚温差较大，干燥，秋雨频袭，哮喘、支气管炎、气管炎就容易多发，尤其是有旧病的人，很容易复发。体质较差的人容易患上呼吸道感染疾病，过敏体质的人也容易在秋季发病。秋季又是阴气长、阳气弱，肠胃免疫力下降，病原微生物会趁虚而入，有胃病的人，要特别注意腹部保暖，饮食定时定量，少吃冷饮，少吃过热、过硬、过辣、不易消化的刺激性食物，注意保暖。秋季保暖也要注意不要过早加很多厚衣服，以免热伤风。

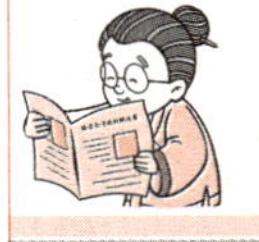

秋季气候干燥，特别要注意咽喉的保护，以免患上咽喉炎，不易治疗。可常吃滋阴清热、清理咽喉的食物。天气干燥，还要防止手足干裂，避免使用碱性过强的香皂等产品，以免刺激皮肤显得更加干燥。

中医认为，冬季在饮食调养方面，应少食咸，多吃点苦味的食物，理由是冬季为肾经旺盛之时，而肾主咸，心主苦，从五行理论来说，咸胜苦、肾水克心火。若咸味吃多了，就会使本来就偏亢的肾水更亢，从而使心阳的力量减弱，所以应多吃些苦味的食物，以助心阳，这样就能抗御过亢的肾水。

冬季饮食切忌黏硬、生冷食物，因为此类食物属阴，易使脾胃之阳受损。但有些冷食对某些人亦可食，即脏腑热盛上火或发烧时。如上焦蕴热上火、症状为舌尖红赤、苔黄，多见于风热型感冒、咽喉炎、扁桃

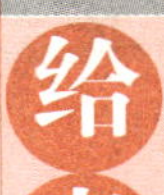

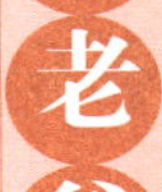

体炎或心火上升等情况。中焦热盛上火：症状为尿黄赤、量少、便秘燥结、喜冷饮、苔黄厚。下焦热盛化火：多见于患有肾盂肾炎、膀胱炎、尿道炎等泌尿系统感染，舌根部质红、苔黄厚。在上述情况下，均可适当进饮冷食，如冰淇淋、汽水、果冻、果汁露等，可清热，化滞通燥、通便、利尿、解毒和改善人体新陈代谢功能。但需要注意的是，每次吃冷食不宜过多、过量，以防损伤脾胃。

冬季天气寒冷，阴气闭藏，人体的吸收能力较好，是进补的大好时节。老年人可以选用温补肾脏、养血益胃、润肤止痒的食物或药物。多吃些新鲜蔬菜和水果，多吃大豆及豆制品。禁食辣椒、大蒜、生姜等刺激性食物和煎炸、油腻、燥热的食物。

提高免疫力有方法

随着年龄的增长，老年人各个生理器官都在发生着退行性变化，体质也较弱，容易患上感冒、咳嗽、疲劳、呼吸道及消化道感染、泌尿系统感染等疾病。一般把疾病的病因归咎于细菌与病毒，但是细菌和病毒只会在人体免疫力低下的时候侵入人体，制造疾病。各种慢性疾病，也是由于免疫力降低趁虚而入的。所以，提高老年人的身体免疫力就非常重要了。

1. 多吃抗氧化食物 人体会不断产生自由基，损害体内的细胞，破坏免疫系统，而只有抗氧化营养物质才能清除体内的自由基。抗氧化剂，是阻止氧气不良影响的物质，人体内的抗氧化剂有的是自身合成的，有的是从食物中获得的。抗氧化剂可以有效预防某些疾病，是非常重要的一种物质。对人体有特殊意义的抗氧化营养物质包括：维生素 C、维生素 E、胡萝卜素、铜、硒等。这些可以从花椰菜、牛奶、鱼、土豆、绿茶、小麦、草莓、樱桃、番茄等食物中获得。提高人体的抗氧化能力非常重要，特别是居住在环境污染严重的城市里，更要即时

补充抗氧化剂，否则就易引发一些疾病。平时应多吃新鲜水果、多吃蔬菜，避开污染、吸烟的场所，不要暴晒在强烈的日光中，尽量不吃油炸食物；适量进行运动，但是切忌过度运动；适时注意补充抗氧化剂或者复合维生素制剂。这些方法都有利于预防抗氧化剂缺乏。

2. 均衡营养　营养是免疫力的基础，做到均衡营养搭配，每种营养都要摄入一些，身体就不会缺营养了，免疫力自然也就提高了。优质的蛋白质，可以从豆制品和动物性食品中获得，大豆及其制品、牛奶、鱼等都可以补充蛋白质。新鲜的蔬菜和水果含有丰富的维生素、多种矿物质和膳食纤维。适量的脂肪和碳水化合物能给人体提供能量，也要适当摄取一些。

3. 保持心情愉悦　人体的免疫器官，如胸腺、脾、淋巴腺、骨髓上都分布着神经纤维，所有的神经都受大脑的指挥，大脑活动直接影响免疫系统的功能。而积极乐观的心态、愉悦的心情有助于促进免疫细胞数目的增加，激发免疫系统活力，充分保护机体。

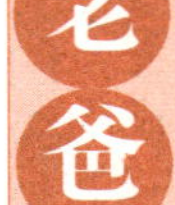

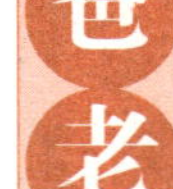

4. 行为科学规范　不良的行为和习惯，是包括癌症在内的一系列疾病的病因和诱因。消极的生活会长期而持续地作用于机体，过度刺激免疫系统，就会扰乱正常的生理功能，导致免疫力下降。老年人应该养成良好的生活习惯，起居有常、劳逸结合，戒掉不良的生活习惯和生活态度。

5. 适量的运动　老年人不要因为身体虚弱、腿脚不便就不去运动了，应该坚持运动，以改善中枢神经系统的功能、心脏的营养和脂质的代谢，促进全身血液和体液循环，促进新陈代谢、延缓机体组织的老化和免疫系统功能的衰退。

按摩防治疾病

人吃五谷杂粮，想要不生病很难。尤其是老年人，随着身体逐渐减弱，更容易生病。应该做的并不是等到生病了才想起治疗，而应该提早预防疾病。其实简单的按摩就可以防治疾病。

1. 指压少商穴止呃逆 少商穴位于大拇指外侧，距离指甲 0.1 寸。用拇指压紧少商穴，有酸痛为度，按压 30 秒钟至 1 分钟即可以止呃逆。

2. 指压内关穴止呕吐 内关穴位于手掌后 2 寸，尺桡骨之间，按压至有酸痛感就是按中了穴位，按压 1 分钟即可止呕吐。

3. 按揉足三里穴止胃痛 足三里穴位于膝盖下 3 寸，胫骨外侧一横指处，按揉其穴位，有酸胀感后 3～5 分钟，胃痛可以明显减轻或不再疼痛了。

4. 掐中指甲根缓解心绞痛 心绞痛发作时，一般是服用硝酸甘油片，找不到硝酸甘油片的时候，可以用拇指掐患者中指甲根部，让其有明显疼痛感，也可以一压一放，坚持 3～5 分钟，心绞痛即可缓解。

5. 捏压虎口治晕厥 用拇指、食指捏压患者的虎口，捏压十几次，一般晕厥的人就可以醒过来。

还有一些不按摩具体穴位，按摩面积稍大的，也可以达到预防疾病的目的：

1. 按摩头顶 两手手掌紧紧按摩头顶，从发际向后微微用力抚送，一直到脖颈处，呼吸自然匀速，做 8～12 次。可以降低血压、祛虚热，治疗头昏脑涨。

2. 搓揉鬓角 用左手从右眉梢向鬓角斜着来回摩擦，再换右手做，呼吸自然匀速，左右各做 12 次。可以活血润肤。

3. 搓面 用双手掌紧贴面颊，五指并拢上下搓，呼吸自然匀速，反复搓 12 次。可以活血润肤。

4. 搓鼻 双手合十，用大拇指下部，从泪囊向鼻梁两侧向下搓，呼吸要自然匀速，做 12 次。可以预防感冒、疏通泪囊。

5. 运揉耳膜 用两手中指紧紧接在耳门上，同时用食指尖点住耳后翳风穴（在耳后骨缝中间），闭目静心，揉搓耳门 60～100 次。可以

预防耳聋。

6. 搓双目 两手掌相对摩擦，发热后按在眼睛上轻轻揉搓，由大眼角向小眼角推送，呼吸自然匀速，做 20 ~ 40 次，可以提高视力，防治昏花、消除困乏。

7. 搓大鱼际 大鱼际位于大拇指下方肌肉隆起处，两手上下交替搓摩。可以防治感冒。

8. 揉拍前胸 用双手掌上下揉拍前胸，上到颈部，下到心窝处，做 100 ~ 200 次，可以激活胸腺，起到防癌防病，健身延年的作用。

9. 按脊柱 双手按揉脊柱，从上到下，每天数次。脊柱是人体两条最大的经脉之一，经常按摩督脉的行经之处，可以疏通经络，让气血运行通畅。

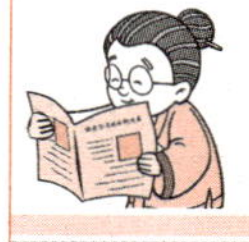

10. 揉肚脐 肚脐为神阙穴，每天按揉数次。可以防治便秘、脑卒中等。

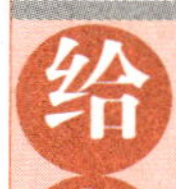
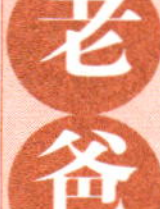
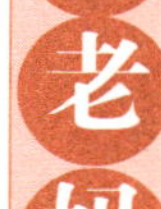

11. 搓腿 左腿向前迈半步，双手掌紧贴膝盖向下用力推送，直到脚踝骨；然后转手向后抱后踝骨，向上回搓到腿窝处，上下为 1 次，再换右腿，做法同上，做 8 ~ 16 次。可以加速下部气血流量，防治腿肚抽筋、静脉曲张、解除困乏。

12. 搓脚底 脚底有很多穴位，用双手天天揉搓数次，可以增进全身各内脏器官的功能，以祛病健身、延年益寿。

还有很多穴位可以按摩，老年人闲下来的时候可以学一些按摩的知识，没事就按摩按摩，享受的同时还可以防治疾病。

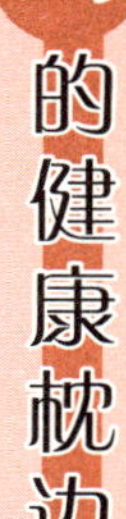

防病从生活点滴入手

《老老恒言》云：石上日色晒热，不可坐，恐发臀疮，坐冷石恐患疝气。汗衣勿日曝，恐身长汗斑。酒后忌饮茶，恐脾成酒积。耳冻勿火烘，烘即生疮。目昏勿洗浴，洗浴必添障。凡此日用小节，未易悉数，俱宜留意。

很多生活中看似小小的细节，正是造成疾病的潜在杀手，想要拥有一个健康的身体，就要注重生活中的小小细节。就像《老老恒言》中说的那样，被太阳晒热的石头不能坐，否则容易生臀疮。太冷的石头也不能坐，否则容易患疝气。不能穿着汗湿的衣服在太阳底下暴晒，否则容易长汗斑。喝酒之后不要立即喝浓茶，否则容易伤到脾胃。耳朵受冻后，不要用火烤，否则容易生冻疮。眼睛昏花时不要洗澡，否则容易视物不清。

生活中的很多小细节都会危害到健康，因此一定要注意这些问题。曾经有过这样一个病例：3 月份的时候，北京供暖刚刚停止，晚上屋子里还能感到丝丝凉意。有个人家里有个玉石保健垫，他就把保健垫通上电，不一会就热了，他就坐在上面看电视，觉得非常舒服，但是第二天就觉得臀部疼痛，去看医生。检查结果发现肛门长了一个疖子，四周通红。医生给他开了药，没多久就好了。而 3 月份的天气长疖子，肯定是不正常的，是有原因的。经过医生的仔细询问，才知道他是怕屋子里冷，坐在电热垫子上看电视。这就是长疖子的原因了。正确的做法应该是双脚放在垫子上，这样全身就会暖和了。坐在电热垫子上时间长了，肯定是要长疖子的。

老年人日常生活中应该多多关注健康话题，多学一些养生知识，关注生活中的细节，养成良好的生活习惯。对于那些不良的生活习惯应及时纠正，从生活点滴中就可以轻松防病治病。

眼睛、耳朵、鼻子、牙齿日常保健

老年人随着年龄的增长，即使没有什么疾病，眼睛、耳朵、鼻子、牙齿也会先表现出退行性变化，所以对这些部位，在日常生活中就应该做好保健，不要等到老了才想到保健。

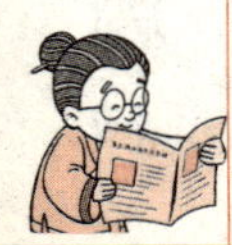

1. 眼睛

（1）经常眨眼，可以有效延缓眼肌衰老。

（2）每天盯着一个小目标远视一会儿，最好是远处的绿色，不要斜视。

（3）从黑暗的地方走到太阳光下，应该闭上眼睛，防止日光直射眼睛。

（4）早上起床后喝一杯加了菊花的绿茶，可以提神醒脑、清香润口。还能清肝明目、治疗目赤和目昏，有效预防视力下降。

（5）眼睛常有血丝或突然有小面积充血，可以用新鲜荷叶煮水喝，不仅祛暑热、升发清阳、散瘀止血，还可以消除眼睛肿的血丝和充血，让眼睛更明亮。

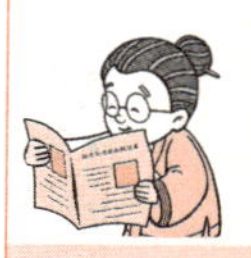

（6）目赤肿痛或目赤障翳，可以用新鲜车前草煮水喝，就能清热明目。

（7）经常按摩眼眶和面部，每次按摩 10 分钟，长期坚持，对眼睛有很好的保健作用，可延缓眼肌衰老，防止视力下降。

（8）患有眼病的老年人应该去医院检查，不可自行用药。

2. 耳朵

（1）不要经常掏耳朵，否则容易引起感染、发炎，还可能损伤耳膜，致使听力下降。

（2）洗澡或游泳时，耳道可能灌进水，应该及时处理，以免造成耳道发炎，引起耳聋。

（3）老年人要少去机器轰鸣、人声喧哗、嘈杂的环境中，尤其不要久待，这些噪声刺激会让内耳的微细血管处于痉挛状态，造成内耳供血减少，听力急剧下降，甚至造成耳聋。

（4）流感、伤寒、腮腺炎、脑膜炎、流行性乙型脑炎、脊髓前角灰白炎、动脉硬化、中耳炎等都会影响听力，应该及时治疗这些疾病。

（5）经常处于情绪急躁、易怒状态下，体内植物神经失去正常的调节功能，内耳器官会发生缺血、水肿、听力障碍，容易造成听力下降，引起耳聋。

（6）中医主张肾开窍于耳，听力下降和肾虚有很大关系，老年人应该注意肾脏的护理。

（7）耳蜗中锌的需含量很高，应该多吃些含锌的食物。

3. 鼻子

（1）老年人鼻黏膜变成苍白色，组织变薄容易造成鼻出血。可能引起鼻出血的疾病有高血压、动脉硬化等，应该先治疗这些疾病。

（2）大便不要用力过猛，容易造成鼻出血。

（3）不要经常挖鼻孔，以免损伤鼻子里面的血管。

（4）多吃新鲜蔬菜和水果，补充维生素和膳食纤维，防止血管硬化。

（5）不要大量饮酒，以免引起鼻出血。

（6）经常按摩鼻部，可以增强鼻部功能，防止感冒和鼻炎的发生。

4. 牙齿

（1）注意牙齿的清洁，早晚要刷牙，饭后漱口，及时清除牙垢和牙缝中的食物残渣，以免这些东西发酵损害牙齿和周围组织。

（2）有牙病的应该尽早治疗，以免炎症引发其他的口腔疾病。

（3）睡前不要吃东西，尤其是甜食。

（4）正确刷牙，时间应该在 3 分钟，不要用力刷牙，以免造成牙龈损伤。

（5）吃饭要细嚼慢咽，可以活跃牙槽骨、牙髓、牙龈的血液循环，增进牙齿、牙龈和牙槽骨的强壮，避免其过早萎缩。

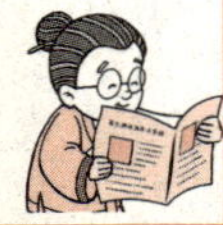

定期清理身体内的“垃圾”

人体每天都在摄入食物和水、呼吸空气，在新陈代谢过程及生命活动过程中就会产生垃圾，那些未被排出体外的、残留在体内的各种废物就构成了人体内的垃圾。这些垃圾会导致人体慢性中毒，危害健康。近年来，有很多医学家和营养学专家研究认为，体内垃圾是人罹患各种疾病和造成早衰的一个重要因素。包括心理垃圾、新陈代谢过程产生的垃圾、自由基对细胞的损坏、不能及时清除的衰老死亡细胞、环境污染等。如果不能定期清理这些垃圾，就会导致人生病。以下这些垃圾是必须要清除出去的，否则会对身体产生严重的影响：

1. 体内废气　典型表现：经常腹胀，放屁很臭。

2. 宿便　典型表现：每天都排便，还是感觉有残便，或一周内持续3天以上不排便。

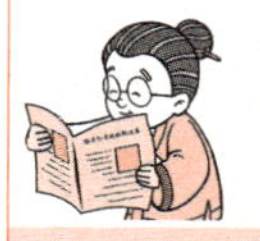

3. 瘀血　典型表现：身体疼痛、手脚冰凉，女性则表现为痛经和月经不调等。

4. 乳酸　典型表现：身体沉重，尤其是肩膀和脖子感到酸痛，经常觉得疲劳。

5. 酒毒　典型表现：面红耳赤、脸色苍白、心悸、头晕目眩、恶心呕吐等。

6. 水毒　典型表现：浮肿、眩晕、尿频、尿多。

7. 尿酸　典型表现：大脚趾根部肿胀、疼痛、口渴、尿频。

8. 胆固醇　典型表现：没有自觉症状，血管壁出现淡黄色的粥样物沉着。

9. 内脏脂肪　典型表现：腹部肥胖、呼吸困难、心率加快、注意力不集中、健忘。

10. 血液浓稠　典型表现：一般没有自觉症状，出现症状时往往已经发展到动脉硬化及其并发症，血栓来自脱落的粥样硬化斑块及其附着的血小板凝块，容易堵塞血管。

11. 高血糖 典型表现：口渴异常，排尿次数和排尿量明显增多，吃得很多可日渐消瘦。

定期清理体内的垃圾，具有任何其他医疗手段都不能替代的作用。经常清理大肠，人类就可以避免罹患80%的疾病。折磨人类的90%的重病，其主要原因是便秘和宿便，如患乳腺癌的女性，10人中有9人是因肠道蠕动迟缓造成的。各类疾病，包括外伤，60%～80%可以通过清理体内垃圾的方式自行治愈，清除体内垃圾可以让人减掉3～25公斤的体重，这也是一种减肥的好方法。事实表明：一直严格坚持清理体内垃圾，科学进食，经常锻炼身体的人，寿命就会比其他人长。

人体内的很多垃圾，只要是不能被及时排出体外、对身体和精神产生不良影响的物质都可以称为“毒”，如瘀血、痰湿、寒气、食积、气郁、上火等。这些毒素堆积在人体五脏之内，就会加速五脏的衰老。由五脏供养的皮肤、筋骨、肌肉、神经也会随之一起衰老。毒素可能藏得很深，但是在身体表面还是会留下痕迹的，应该尽快找出毒素藏在哪个脏器里，及时把它赶出体外。

那么找出了毒素的藏身位置，应该怎么排除毒素、清除垃圾呢？

1. 排肝毒 肝脏排毒的最佳时间是深夜1～2时，这时应该进入睡眠状态，让肝脏完成废物的代谢。可多吃青色的食物，可以通达肝气，起到疏肝解郁、缓解情绪的作用。按压肝脏排毒穴位，一般按压3～5分钟，感觉轻微酸胀即可。眼泪排毒法：眼泪和汗液与尿液一样，里面藏着对身体有害的物质，及时排出去，有利于排肝毒。还应经常进行运动锻炼，通过把压力施加到肝脏等解毒器官上，改善器官的紧张状态，加快其血液循环，促进排毒。

2. 排心脏毒 心脏排毒的最佳时间是中午11～13时，可以吃些保心、助排毒的食物，如茯苓、黄豆、黑芝麻、红枣、莲子等。按压心脏

膳食纤维的食物，如各种蔬菜、水果、豆类等，生活中应多吃粗粮，也有利于肠道蠕动，减少便秘的发生。

（4）按时按量吃饭。便秘患者往往害怕便秘而不敢多吃，可这并不利于缓解便秘，反而使肠道压力变小，不易排便。便秘患者应该正常按时按量吃饭，可以促进肠道蠕动，有利于排便。

（5）运动也可以帮助改善便秘。全身运动和局部运动都可以。如游泳、健身操、气功、慢跑等运动都可以改善便秘，进行腹部按摩也可以有效改善便秘。

（6）不要吃刺激性食物，如大蒜、辣椒、浓茶、酒等，减少肉类和乳制品的摄入。

（7）不要长时间使用通便药物，药物会对肠黏膜产生刺激，造成胃肠功能紊乱，停药之后，便秘会更严重。

（8）感觉自己要排便时，就及时去排，不要憋着。有人觉得一天排好几次不正常，其实排便的数量和次数要根据每天进食的数量决定。只要排便时没有不适感，就是正常的。

按摩疗法

便秘还可以通过按摩预防或缓解症状：采取仰卧位或半卧位，全身自然放松，用双手的大小鱼际在肚脐周围沿顺时针方向按摩，每次 10 ~ 15 分钟即可，每天早、晚各做 1 次。但是刚进行过腹部手术两周内的肠道梗阻、肠内肿瘤、急腹症、急性心衰的老年人不能进行按摩。

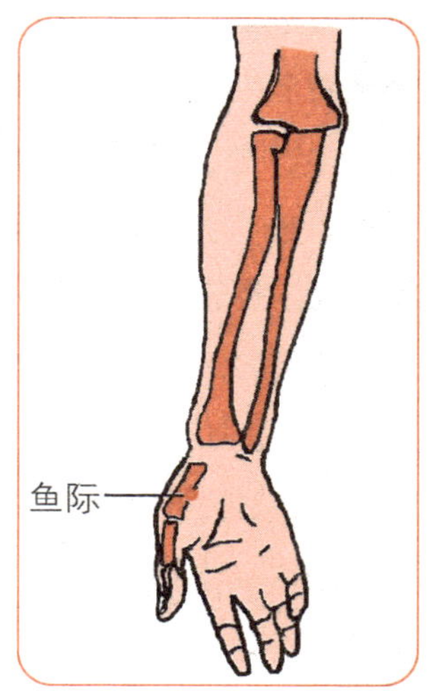

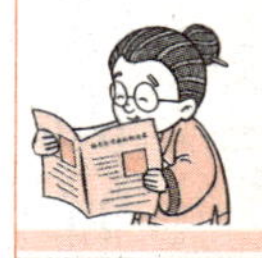
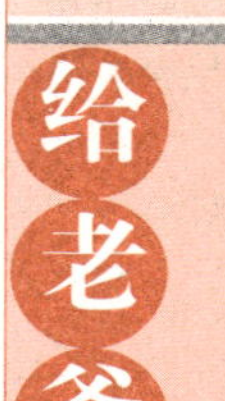
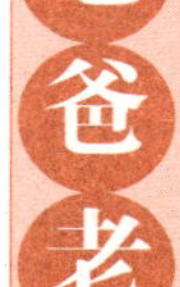
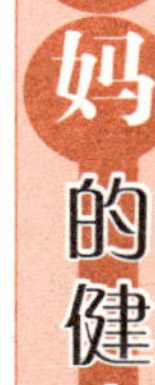

推荐食谱

红薯蜜糖饮

原料 红薯200克，红枣30克，蜂蜜5克。

做法

❶红薯用清水洗净，去皮、切成小块；红枣洗净，备用。

❷红薯块和红枣一起放入锅中，加适量水用大火煎煮至200毫升时，加入蜂蜜和匀，小火再煮10分钟，稍凉后食用即可。

腹泻

老年人随着年龄的增长，消化功能开始下降，抵抗力也有所下降。尤其是夏季非常容易患肠道疾病，从而引起腹泻。引起腹泻的原因很多：人们在食用了被大肠杆菌、沙门菌等细菌污染的食物后，或是饮用了被细菌感染的饮料后可能发生肠炎或菌痢，就会引起腹泻、腹痛等；人体通过食物或其他途径感染了病毒后也容易引起病毒性腹泻；食用了未煮熟的扁豆类食物也易引起腹泻等中毒症状；经常食用生冷食物，易导致胃肠功能紊乱，致使肠蠕动加快，易引起腹泻；饮食没有规律，进食太多、进食了不易消化的食物，或是由于胃动力不足导致食物在胃内滞留，也易引起腹泻；夏季天气炎热，人们在空调房内待很久或是吹着空调睡觉，腹部着凉，导致肠道蠕动加快，也会引起腹泻。除此之外，肠道感染性疾病，如慢性阿米巴痢疾、肠结核、慢性细菌性疾病等；肠道非感染性炎症，如炎症性肠病、放射性肠炎、尿毒症性肠炎等；肿瘤，如大肠癌、小肠恶性淋巴瘤等；小肠吸收不良等疾病都会引起腹泻。

腹泻让人很难受，老年人腹泻容易引起很多并发症：腹泻时大量水分流失，让人脱水，血容量减少，血液黏稠度增加，血流缓慢，容易形成血栓并堵塞血管；腹泻会造成钾、钠、钙、镁等元素的流失，引起严

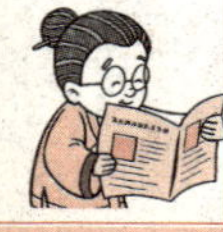

重的心律紊乱，尤其是患有心血管疾病的老年人腹泻对病情非常不利。如果腹泻不能及时治好，会形成慢性腹泻，将对健康产生很大的影响。中医认为，慢性腹泻属于中气不足或脾肾阳虚，这就是脾气虚弱、运化失调所致。

预防方法

（1）注意饮食。少吃味精、糖精、香精、辣椒等调味品和香味剂；少吃油炸、动物油、动物乳等油腻食物；不吃太过生冷、干硬、太咸或太甜的食物；少吃凉拌菜、冷饭、冰镇饮料等生冷食物；少吃刺激性食物，如麻椒、生姜、大蒜等。

（2）注意食品卫生。生熟食物应该分开，避免交叉污染。尽量少食用易带致病菌的食物，如贝壳、螺蛳、螃蟹等水产品，食用这些食品时要煮熟蒸透。凉拌菜可加点蒜和醋，有利于消灭病菌的危害。

（3）注意营养均衡。不要经常吃一些营养丰富的肉类、蛋白类食物，要多吃蔬菜水果、粗粮等食物，而少吃不易消化的食物，经常腹泻的人应该少食多餐、细嚼慢咽，以利于营养素的消化吸收。

（4）平时注意多补充水分。可以多喝些淡盐开水，饮用水要煮沸后再饮用，可杀灭致病微生物，有助于维持体内酸碱平衡，防止腹泻的发生。

（5）避免吃刺激肠道的药物，如对铁剂、抗生素、致泻药敏感的老年人要慎用。

（6）不要盲目选择止泻药，应该寻找经常引起腹泻的原因，对症用药，才有利于预防腹泻，否则只会加重腹泻，引起腹泻的多发。

（7）注意用手卫生，平时经常洗手，饭前、便后手要洗净。

（8）注意休息、避免受凉，不要过度劳累，预防感冒和中暑。平衡膳食、合理营养、提高机体免疫力。

（9）经常清洁居室环境，灭蝇、灭蟑，避免污染食物。

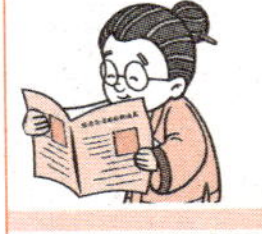
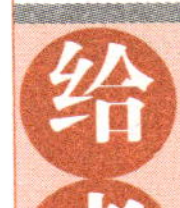
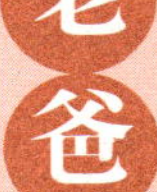
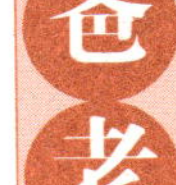
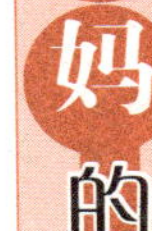

按摩疗法

按摩下痢穴：采取正坐或仰卧、翘脚位，用手指用力按压这个穴位，腹泻感觉会立即消失。出现严重腹泻的时候，刺激这个穴位，症状也会减轻。下痢穴位于足背部位，脚拇趾和第二个脚趾中间向里2厘米的地方，此穴是治疗腹泻的特效穴位。

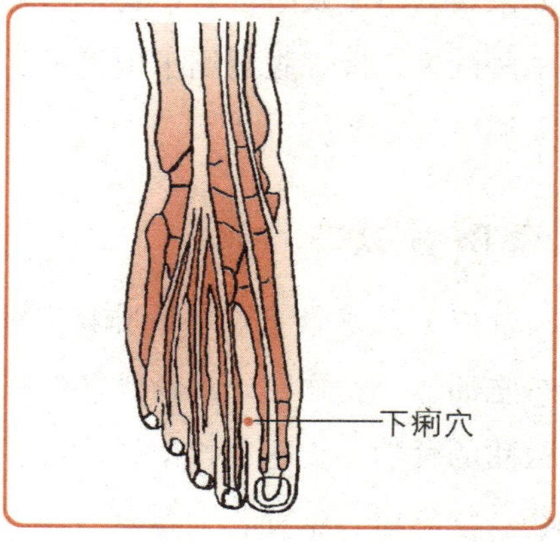

推荐食谱

红枣山药粥

原料 大米200克，红枣5枚，山药50克，冰糖适量。

做法

❶大米、红枣分别清洗干净，两者共同放入水里泡30分钟。

❷山药洗净去皮，切成小粒，用清水反复冲洗，以洗去山药的黏液，再浸泡，以防变色。

❸锅中放入清水，中火烧开，倒入大米，煮开后关小火继续煮，煮至米粒松软时，倒入山药，稍煮一会儿，放入浸泡好的红枣，小火慢慢熬煮，至粥稠放入冰糖即可。

胃炎

胃炎，也就是胃壁黏膜发炎，分为急性和慢性两种。急性胃炎一般只要消除病因，过几天病情就会有所好转。慢性胃炎是因为胃黏膜反复发炎，导致分泌胃液的胃腺组织被破坏、减少、消失造成的，比较难治愈。胃炎是最常见的消化系统疾病之一。不良的饮食习惯都会伤害胃

肠，如冷热刺激、饥饿、过饱、狼吞虎咽等，都可能造成胃炎的发生。中医认为，胃炎是由气滞、脾虚、血瘀等诸邪阻滞于胃或胃络失养所致。不注意保护胃肠，胃黏膜反复受到细菌、病毒的刺激或直接损害，胃就会难受，身体也会跟着吃不消。没有食欲，身体抵抗力下降，从而引发各种疾病。

胃炎会造成腹胀、腹痛、反酸、恶心、呕吐、饱胀、纳差、嗳气等不适，从而影响食欲。进食减少，容易造成消化不良，导致营养缺乏，羸弱、贫血等，且不利于炎症恢复。胃炎在胃镜检查下表现为黏膜充血、水肿、糜烂、变薄等。胃炎患者如果得不到很好的治疗，就会越来越严重，形成恶性循环。胃炎反复发作易导致营养不良，而营养不良就不利于胃炎恢复，故治胃先养胃。

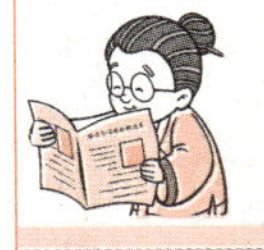

预防方法

（1）饮食有规律，养成良好的饮食习惯，不要暴饮暴食、狼吞虎咽、忽冷忽热等。

（2）选择耐咀嚼的食物，细嚼慢咽。因为唾液中的淀粉酶可以促进食物消化，进入胃里在肠液的辅助下完成整个消化过程。

（3）适量补充优质蛋白质，可以促进胃黏膜修复。要选择易吸收且吸收率高的蛋白质，如鸡蛋、鱼虾、大豆制品、牛奶等。每日每千克体重摄入 1 克左右就够了，摄入过多，蛋白质的消化产生多肽、氨基酸，就会刺激胃酸分泌，反而不利于胃炎治疗。

（4）少吃咸食，以免刺激胃酸分泌过多，进一步刺激胃黏膜。

（5）保持适量的能量摄入，但能量的来源应该以糖类为主，因为糖类不会刺激胃酸分泌。可以选择谷类主食，也可以选择土豆代替主食，土豆营养丰富，且易被人体吸收，食用后能有效减少饥饿。土豆中还含有膳食纤维，可以加速肠道蠕动。

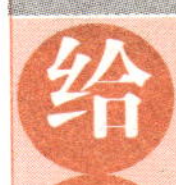
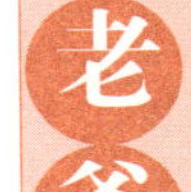
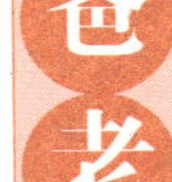
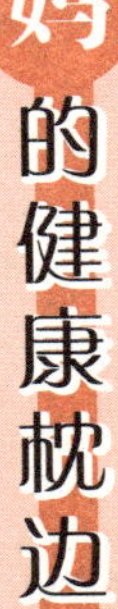

(6) 适量的脂肪可以抑制胃酸分泌，减少对胃黏膜的刺激，每日摄入量以不超过60克为宜。

(7) 多吃富含维生素的食物，有利于胃炎的治疗。

(8) 放松心情。不安、紧张的情绪会引起胃黏膜障碍和胃功能障碍。

(9) 不要用阿司匹林、保泰松、对乙酰氨基酚、四环素、红霉素、吲哚类等药物，否则会进一步刺激胃黏膜，不利于胃炎的恢复。

(10) 养成运动的习惯。适当的运动会增加胃肠蠕动，可以将胃排空，增强胃肠分泌功能，提高消化能力。

(11) 戒烟戒酒。烟碱会刺激胃黏膜分泌胃酸，吸烟过多还会导致幽门括约肌功能紊乱，引起胆汁反流性，影响胃黏膜血液供应，影响胃黏膜细胞修复与再生；酒精会破坏胃黏膜屏障，侵入胃黏膜引起黏膜充血、水肿、糜烂。

按摩疗法

按揉章门、期门、脐中、气海、膻中、中脘、天枢各穴位30～50次，力度要轻柔平缓。章门穴位于腋中线，第一浮肋前端，屈肘合腋时肘尖正对的位置；期门穴位于人体前正中线及侧正中线的中间位置；脐中穴位于命门穴平行对应的肚脐中；气海穴位于人体的下腹部，直线连结肚脐与耻骨上方，将其分为十等分，从肚脐3/10的位置；膻中穴位于前正中线上，两乳头连线的中点；中脘穴位于人体的上腹部，前正中线上，胸骨下端和肚脐连接线的中点位置；天枢穴位于脐旁2寸，人身之中点位置。其中章门穴对消化系统疾病有很好的疗效，中脘是胃部中心的重要穴位，平时可以反复刺激这个穴位。

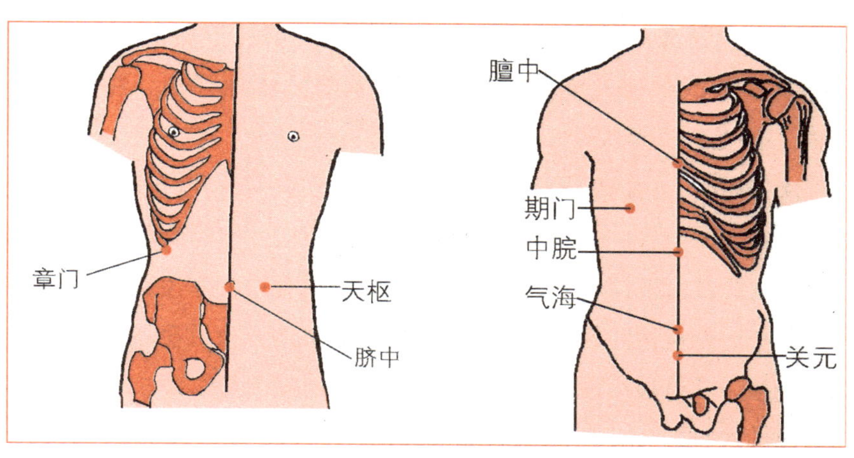

推荐食谱

生姜红枣汤

原料 生姜120克，红枣500克。

做法

①将生姜洗净切片；红枣洗净，备用。

②将洗净的生姜和红枣一起放入锅里，加入适量水煮熟。每日食用3次，每次吃红枣十余枚，姜1～2片，吃的时候用原汤炖热，饭前饭后吃均可，汤也可以一起喝。

白内障

老年性白内障多发于50岁以上的老年人，是老年性疾病中很常见的一种，女性多于男性，一般都是双眼发病，但不同时发病。老年性白内障是在全身衰老、晶状体代谢功能减退的基础上，由于很多因素造成的晶状体疾病。有研究显示，白内障与遗传、紫外线、全身疾病（如高血压、动脉硬化、糖尿病等）、营养状况等因素都有关系。由于各种原因引起的晶状体囊渗透性改变和代谢紊乱时，晶状体营养依赖的房水成分改变，导致晶状体浑浊。中医认为，白

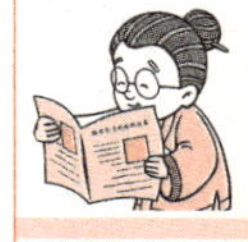
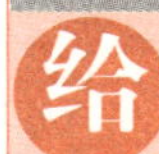
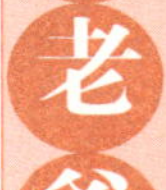
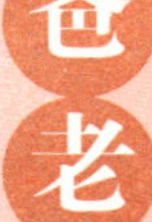
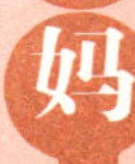
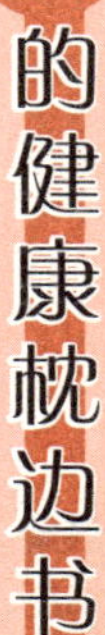

内障多是由于年老体弱、部分因肝经郁热及湿浊上蒸而造成。白内障是一种可以致盲的疾病，表现为晶体或晶体囊浑浊，视力下降、模糊、畏光，直至失明。

刚开始时，白内障是晶状体赤道部分出现放射性乳白色浑浊，浑浊发展得很慢，数月、数年，甚或停留在这个阶段。然后晶状体浑浊逐渐扩大，向瞳孔区及深层发展，整个晶状体呈现乳白色浑浊，且浑浊不均匀，这个时期也被叫做膨胀期。晶状体膨胀消退，视力明显下降，甚至只有光感，从外边可以看到瞳孔发白，这个时期会持续很长，也是摘除白内障的最佳时期。然后白内障成熟时间过久，晶状体脱水，囊膜松弛，前房变浅，晶状体核下沉脱入前方或玻璃体内，就可能引起继发性青光眼。白内障病程较长，患者会很痛苦，一般来说，手术摘除是白内障患者复明的最有效手段。

预防方法

（1）注意补充蛋白质和维生素 A。蛋白质和维生素 A 的缺乏容易引起角膜病变、白内障等。

（2）多吃富含 B 族维生素、维生素 C 和维生素 E 的食物，多吃含类叶红素的食物。B 族维生素是参与视神经细胞代谢的重要物质，可以保护眼睑、结膜、球结膜和角膜。维生素 C 可以有效预防白内障的形成；维生素 E 可以降低氧化反应的发生，预防晶状体蛋白质凝集；类叶红素有抗氧化作用，可以让晶状体保持透明。

（3）注意补充矿物质。如锌、镉、硒等矿物质参与眼睛内各种物质的合成。缺锌会影响维生素 A 的运转，引起视网膜视紫质的合成障碍，暗适应减弱。缺镉会影响胰岛素的调节功能，造成眼球晶状体房水渗透压上升。硒参与眼球肌肉和瞳孔的活动，是维持视力的一种重要元素。

（4）少吃盐。食物中盐分过多会增加患白内障的概率。

（5）注意避开强烈光紫外线的照射。强烈的紫外线对晶体的损害非常大，照射时间越长，患白内障的可能性就越大。

（6）注意用眼时间。不要长时间阅读、写作，每用眼 1 小时就应该放松双眼，不要让眼睛太累。可以闭目养神，望向远方等，让眼睛得到充分的休息。尤其是夜间，最好不要在暗光下看书、看报等。

（7）注意及时补充水分。让眼睛不缺水，能很好预防白内障的发生。

（8）保持心情愉悦。避免过度紧张、焦虑的心情，可以让全身气血流通，提高防病抗病能力。

（9）适量运动。锻炼身体，提高自身抵抗力。

按摩疗法

按揉瞳子髎、丝竹空、太阳穴；用两手中指分别按揉两侧瞳子髎；再用两手无名指分别按揉两侧丝竹空；再用两手食指分别按揉两侧太阳穴，两手食指、中指、无名指三指并拢，中指微屈，用力先向前揉转 50 下，再向后揉转 50 下。瞳子髎位于眼眶骨外侧，距离眼角 5 厘米的地方；丝竹空位于眉后陷中；太阳穴位于眉梢与眼角梢中间，瞳子髎上 5 厘米的地方。

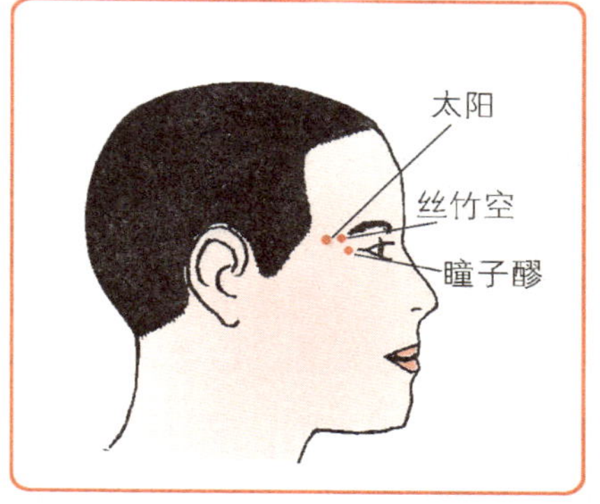

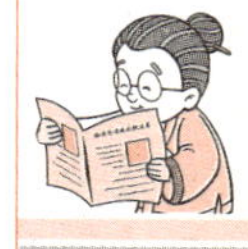

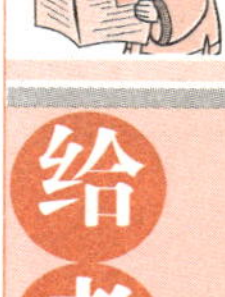

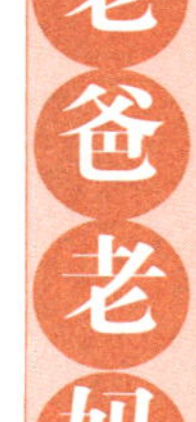

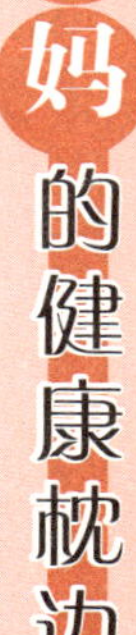

推荐食谱

鸡肝荠菜汤

原料 鸡肝、荠菜各125克，鸡蛋1个，姜末、精盐各适量。

做法

①鸡肝用清水洗净，切成小块；荠菜洗净切碎，备用。

②将鸡肝块、荠菜碎一同放入锅中，加适量清水煮，煮沸后将鸡蛋打散入锅，再煮约3分钟，加入姜末和精盐调味，食用即可。

失眠

随着年龄的增大，老年人睡眠也越来越少，很多老年人都会经常失眠。人随着衰老，神经细胞也会随着年龄的增长而减少，睡眠是脑部的一种活动现象，由于神经细胞减少，便引起老年人的睡眠障碍，失眠似乎就成了一种很常见的自然现象。引起失眠的原因还有很多：情志失常。如情绪激动、精神紧张焦虑、神经衰弱、过度悲伤、受到惊吓、遇到难以解决的难题、遭受意外的打击等，会让大脑皮质兴奋与抑制失调，导致难以入睡从而失眠。情志不遂。暴怒伤肝，肝气郁结、肝郁化火、邪火扰动心神，也会造成失眠。暴饮暴食造成脾胃受损，胃气失和，更会造成失眠。疲劳过度会伤及脾脏，长期不动则会导致脾虚气弱，脾运化不健，气血的补给不足，就会造成心神失养，从而引起失眠。老年人病后体虚，年迈血少，就会引起心血不足、心失所养，导致失眠。中医认为，失眠主要的病理机制是由心、肝、脾、肾功能失调引起的。

失眠看似是一件小事，对老年人造成的伤害却是很大的。失眠会引起人的疲劳、头晕头痛、心烦不安、全身不适、无精打采、反应迟钝、记忆力下降等，可这都还不是最主要的伤害。长期失眠会造成精神分

裂、抑郁症、焦虑症、自主神经功能紊乱等功能性疾病，还会危害全身各个系统，如心血管系统、消化系统等。

预防方法

（1）合理安排饮食和作息时间。饮食以清淡滋补类的为宜，饭尽量早点吃，晚饭后可以适当吃些水果，但应注意控制血糖和脂肪含量。

（2）晚上看电视不宜太晚。老年人喜欢坐在沙发上看电视，切忌看到太晚，以免躺在沙发上睡着，再次醒来才回到床上去睡，这就可能影响睡眠，甚至造成失眠。

（3）临睡前泡个热水澡。这会让你全身处于放松状态，最好能泡泡脚，促进神经放松，会让人快速入眠。

（4）平时打个盹。老年人身体素质下降了，深睡眠的时间变少了，白天感觉累了就打个盹，虽然时间不会很长，但是有利于恢复精力，提高睡眠质量。

（5）多参加运动和社区活动。培养自己的兴趣爱好，培养积极乐观的生活态度。别总是去回忆过去不开心的事情，让自己想得少一点，提高自身的修养，把不良情绪降到最低限度，创造良好的睡眠环境，心静则睡眠自安。

（6）平时注意运动锻炼。身体健康了，精神就会愉悦，有助于晚上睡个好觉。

（7）不要养成对药物的依赖。即使经常失眠的老年人，也不要时常服用安眠药，应该找出让自己失眠的原因。

（8）重视身体疾病。因为疾病也可能引起失眠，这是常常被人们忽略的失眠原因，有病应该尽早治疗，由此引起的失眠也就会随之消失。

按摩疗法

按压头顶百会穴 50～100 次，以感到阵痛为宜。按压头部太阳穴、

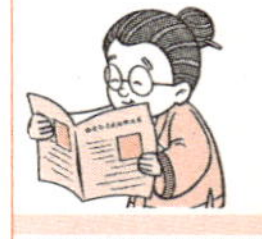

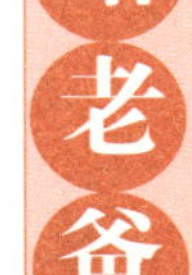
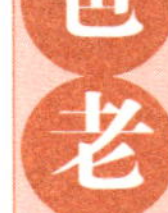
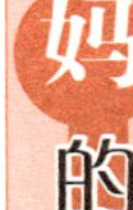

风池穴、天柱穴各50次，以感到胀痛为宜。捏揉眼部睛明穴、瞳子髎穴各30~50次，以感到酸痛为宜；推揉神门穴2~3分钟，每分钟120次，轻揉即可。百会穴位于后发际正中上7寸，当两耳尖直上，头顶正中；风池穴位于颈部，当枕骨之下，胸锁乳突肌与斜方肌上端之间的凹陷处；天柱穴位于后头骨正下方凹处，颈脖子处有一块突起的肌肉，此肌肉外侧凹处，后发际正中旁开约2厘米的位置；睛明穴位于目内眦角稍上方凹陷处，在眶内缘睑内侧韧带中；神门穴位于腕部，腕掌侧横纹尺侧端，尺侧腕屈肌腱的桡侧凹陷处。

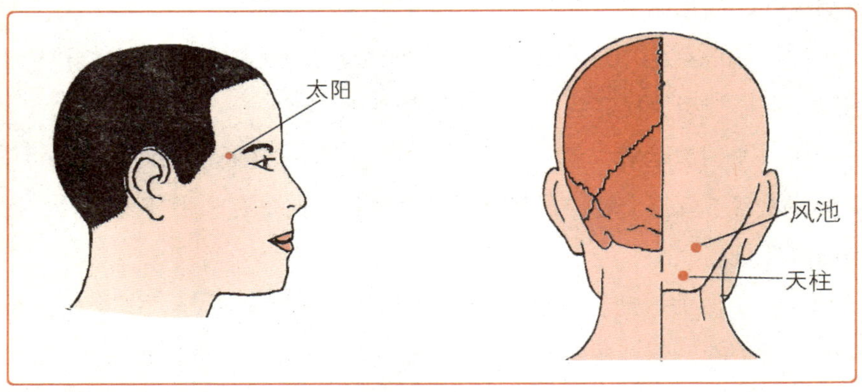

推荐食谱

山楂茯苓饼

原料 炒山楂10克，炒麦芽、炒神曲各20克，炒莱菔子、茯苓各3克，面粉200克，白糖适量。

做法

❶将炒山楂、炒麦芽、炒神曲、茯苓粉碎过筛，备用。

❷将上述粉与面粉混合，加水和白糖，搅拌均匀制成薄饼，烙熟食用即可。

肾炎

肾炎是一种自身免疫性疾病，表现为肾小球弥漫性伤害，肾炎可以分为急性肾炎和慢性肾炎。肾炎是由免疫介导的炎症介质（如补体、细胞因子、活性氧等）参与的，最终导致肾脏固有组织发生炎性改变，引起不同程度的肾脏功能减退的一组肾脏疾病，可由多种病因引起。引起肾炎主要有两种原因：

1. 病毒感染　病毒可以直接侵入到肾脏组织，也可以是以病毒为抗原，引起免疫复合物肾炎。常见的流感病毒、腮腺炎病毒、肝炎病毒、麻疹病毒、水痘病毒等都可以引起肾脏病变，导致肾炎的发生。

2. 细菌感染　细菌感染主要与上呼吸道感染、皮肤感染、猩红热等溶血性链球菌感染有关，其他的细菌感染，如葡萄球菌、肺炎双球菌、伤寒杆菌、白喉杆菌等也可能引起肾炎。当然，某些寄生虫、原虫、生物毒素、药物、重金属、内源性抗原、恶性肿瘤、良性肿瘤等，也会引起不同类型的肾小球肾炎。

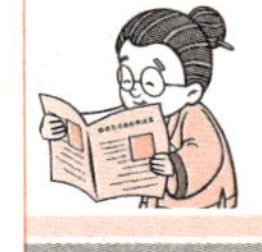

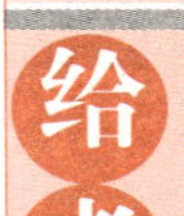

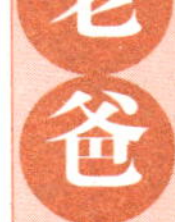

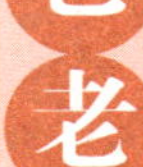

急性肾炎的特点是起病急，患者会出现血尿、蛋白尿、水肿和高血压，并伴有一时性肾功能不全。多见于链球菌感染，其他细菌、病毒和寄生虫也可以引起感染。急性肾炎患者一般会出现高热、寒颤，然后会出现眼睑和下肢水肿，血压增高，出现蛋白尿，有的患者也会出现食欲减退、恶心、呕吐等。慢性肾炎，指的是以蛋白尿、血尿、高血压、水肿为基本临床表现的炎症，起病方式各有不同，病情进展缓慢，会有不同程度的肾功能减退，最终发展为慢性肾衰竭。慢性肾炎的病理类型和病期不同，主要临床表现也不同，疾病表现呈多样化发展。慢性肾炎治疗困难，需要通过透析来维持生命，而且是长期透析，有条件者也会通过肾脏移植进行治疗。慢性肾炎的主要表现是头晕乏力、低热、腰痛、纳差、血尿、水肿、高血压、肾功能异常、尿量减少、充血性心力衰竭、蛋白尿、管型尿等。

预防方法

（1）平时生活中，要注意劳逸结合，有助于增加肾血流量和尿量，防止交叉感染。

（2）适量活动，可以避免血栓形成，但活动量也不要太大。如果患上了肾炎，当症状有所好转时，应该增加活动量，尿蛋白增加的老年人，应该减少活动。

（3）饮食上选择易消化吸收的清淡半流质饮食。要控制水和盐的摄入量。每天的饮水量应该在 500～800 毫升，每日盐的摄入量应该在 1～3 克。还要选择高热量、充足蛋白质的饮食，每日蛋白质的摄入量应该为每千克体重 1.5 克左右，蛋白质以优质蛋白为主。

（4）合理安排生活，养成良好的生活习惯，注意保暖，预防感冒，注意劳逸结合。

（5）加强锻炼，提高抵抗力。引起肾炎的主要原因是感染，特别是链球菌感染。可以通过加强身体锻炼的方法，增强机体的抗病能力，以减少上呼吸道感染、咽喉炎、扁桃体炎等疾病的侵袭。

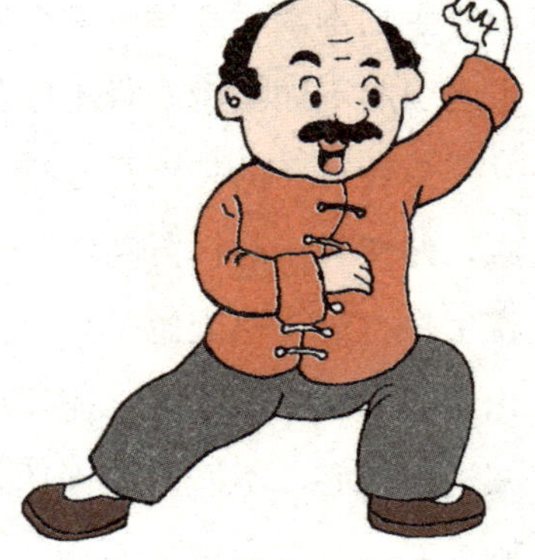

（6）注意控制血糖和血压。糖尿病和高血压这两种疾病很容易并发肾炎，引起尿毒症。这类患者平时应注意养成良好的生活习惯，不酗酒、少吸烟，最好做到不吸烟，定期进行健康检查，尽早发现糖尿病和高血压，并且及时治疗。

（7）注意合理用药。很多人一感觉到不舒服，就自己到药店去买药，有时候却得到适得其反的效果。另外，很多药物都有副作用，且绝大多数药物都是先经过肝脏解毒，然后经过肾脏排泄出去，肾脏也是容易中毒的器官，很容易受到损害，引起肾炎。

按摩疗法

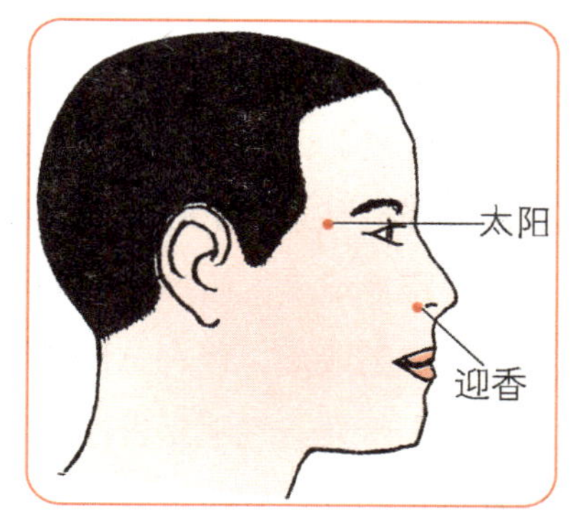

两手掌搓热，手指并拢，手掌摊开，紧贴面部。以双手中指的指腹部为先导，分别从鼻翼两旁的迎香穴开始，沿鼻柱两侧缘向上推擦，经目内眦、眉头等处到达前额部，然后两手左右分开，横推至两鬓，两掌心也随之掩眼而过，由两鬓再向下，经过太阳穴及耳前、面颊等部位，返回到鼻翼两旁的迎香穴。再重新开始，按照上述路线循环进行。迎香穴位于鼻翼外缘中点旁，当鼻唇沟中。

推荐食谱

赤豆粥

原料 赤豆50克，粳米200克，精盐、味精各适量。

做法

1. 将赤豆、粳米淘洗干净，备用。
2. 将淘净的赤豆和粳米一同放入沙锅中，加水适量，大火烧开，然后小火熬煮，至粥快熟时，加入精盐和味精调味即可。

慢性支气管炎

慢性支气管炎是气管、支气管黏膜及其周围组织的慢性非特异性炎症，老年人发病率较高。一般在冬季多发，春暖后缓解，晚期炎症会加重，常年发作，不分季节，还会导致肺气肿、肺源性心脏病等严重并发症。慢性支气管炎多是由于急性支气管炎、流感、肺炎等急性呼吸道感

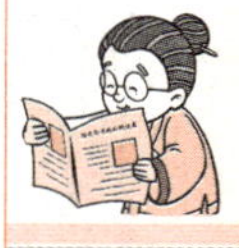
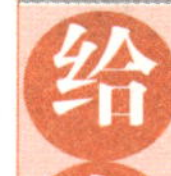
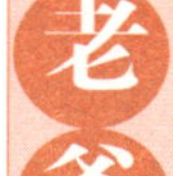
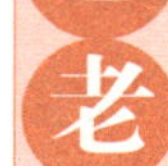
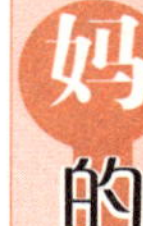

染造成的。慢性支气管炎的形成还和大气污染、吸烟、感染和过敏有关。

慢性支气管炎的症状是长期咳嗽、咳痰、气喘等。咳嗽长期都会发作，反反复复，而且逐渐加重，轻者轻微咳嗽，伴有少量黏痰，多在秋天气温骤降或是急性上呼吸道感染时发作。反复感染就会造成咳嗽越来越严重，痰液增多。咳痰在早上和夜间最严重，每次量不同，一般是白色泡沫状或黏液痰，伴有急性感染时变成脓性痰，痰量增加。咳嗽剧烈时还会痰中带血。气喘是慢性支气管炎患者经常出现的症状之一，伴有支气管狭窄和支气管痉挛时更容易出现，常常伴有哮鸣。

预防方法

（1）养成良好的饮食习惯。按时按量进餐，平时多吃些豆制品和蔬菜，饮食以清淡易消化为主。

（2）多吃些止咳、平喘、祛痰、温肺、健脾的食物，有利于预防支气管炎的发作。

（3）不要吃过于生冷、辛辣、油腻的食物，不要接触烟酒等刺激性物品。

（4）注意运动锻炼。可以提高身体抵抗力，改善呼吸系统的功能，增强对寒冷和疾病的抵抗能力。

（5）注意防寒保暖，防止感冒。天气骤变时，及时添加衣服，不要受凉。太过寒冷时减少外出。

（6）经常开窗通风。不仅能保持室内空气新鲜湿润，还可以有效减少室内细菌总数。天气干燥的时节可以选择加湿器增加空气的湿度。

（7）预防过敏。预防有害粉尘和气体的刺激，如棉花纤维、发霉的谷物、螨虫等，易引起支气管炎刺激发作。还要预防食物过敏，不吃会让自己身体过敏的食物。

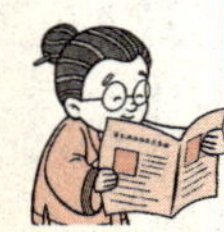

按摩疗法

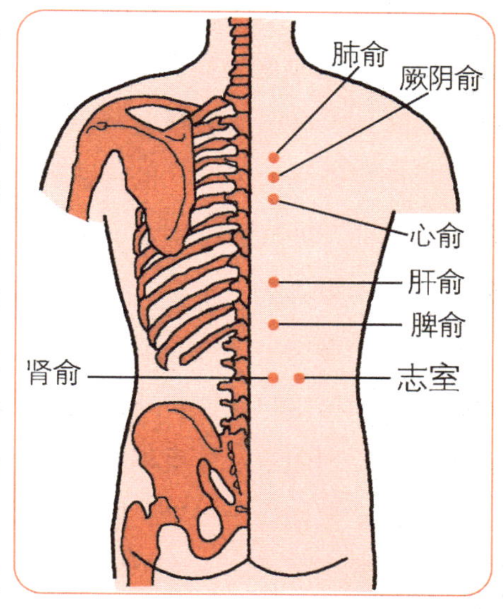

双手按压肺俞穴、厥阴俞穴、心俞穴、肾俞穴、志室穴各30~50次，力度以酸痛为宜。肺俞穴位于人体的背部，当第3胸椎棘突下，左右旁开二指宽的位置；厥阴俞穴位于人体的背部，第5胸椎棘突上方，左右二指宽的位置；心俞穴位于人体的背部，当第5胸椎棘突下，旁开1.5寸的位置；肾俞穴位于人体的腰部，当第2腰椎棘突下，左右二指宽的位置；志室穴位于人体的腰部，在第2腰椎棘突下方，左右5厘米的位置。

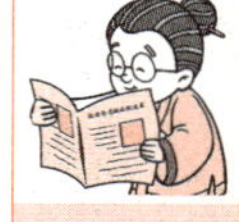

推荐食谱

猪肺粥

原料 猪肺500克，粳米100克，薏苡仁50克，料酒、葱、姜、精盐、味精各适量。

做法

❶将猪肺洗净，加水适量，放入料酒，煮七成熟，捞出，切成猪肺丁；粳米、薏苡仁淘洗干净。

❷将猪肺丁、粳米、薏苡仁一同放入锅内，放入葱、姜、精盐、味精、料酒，先用大火煮沸，然后小火煨炖，至米熟烂即可。

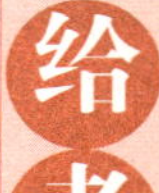

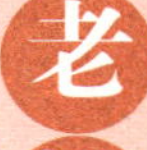

腰椎病

腰椎病就是腰椎的骨质、椎间盘、韧带、肌肉发生病变，进而压迫、牵引刺激脊髓、脊神经、血管、植物神经等，从而出现复杂多样的症状。许多老年人都会经常出现腰部酸痛的症状，休息的时候会有所减轻，劳累之后加重疼痛；寒冷天气加重疼痛，温暖或炎热天气减轻疼痛。但腰部没有明显的畸形，功能活动正常，也没有明显的压痛点，这就是早期腰椎病的表现，也叫做腰肌劳损。长期发展下去而得不到很好的治疗就会发展成腰椎病。不正确的姿势如坐姿、站姿、卧姿以及长时间以同一姿势伏案工作等；不合理的寝具会引起韧带、肌肉张力过大而劳损、椎间盘突出、小关节功能紊乱；风寒、潮湿的侵袭，影响局部血液循环，加速组织变性；外伤，会使病情恶化，慢性的损伤逐渐引起病症加重；心理因素及体质不佳等，都可能引起或加重脊椎病的症状。除此之外，还包括遗传因素、职业因素。如舞蹈家、长途司机、办公室白领、长期低头工作的人等。

腰椎病除了腰痛之外，还可能会并发很多疾病。

1. 吞咽障碍　吞咽时有梗阻感、食管内有异物感，少数患者会有恶心、呕吐、声音嘶哑、干咳、胸闷等症状。

2. 视力障碍　视力下降、眼睛胀痛、畏光、流泪等，严重的患者会出现视野缩小或视力严重减退，有的患者还会发展为失明。

3. 颈心综合征　心前区疼痛、胸闷、心律失常等，易被误诊为冠心病。

4. 高血压颈椎病　会引起血压升高或降低，一般都是血压升高。

5. 胸部疼痛　一般是起病缓慢的顽固性单侧胸大肌和乳房疼痛。

6. 下肢瘫痪　早期为下肢麻木、疼痛、跛行，少数患者还伴有排便、排尿障碍。

7. 猝倒　站立或走路时，身体突然失去平衡而摔倒，摔倒后能很快清醒，有的患者有头晕、恶心、呕吐、出汗等植物神经功能紊乱的症状。

预防方法

（1）改变不正确的坐姿、站姿、卧姿等，养成良好的姿势习惯，可以有效预防腰椎病。坐的时候最好加一个靠背，脚下可以垫高些，使膝关节比髋关节高些，自己感觉舒适即可。

（2）选择合适的寝具，保护好腰部。注意不能睡软卧床，宜睡硬板床。这样有助于保持脊柱处于良好的生理曲度。已经出现腰肌劳损的老年人可以用宽腰围固定腰部，减少走动，合理的卧床休息也会减轻腰部疼痛。

（3）注意腰部保暖，不要让腰部受风寒、潮湿的影响。

（4）坚持腰部锻炼。老年人的肌肉力量相对减退，又容易出现腰肌劳损，坚持腰部锻炼可以有效预防老年腰椎病。

（5）老年人尽量不要搬重物，如果非要搬重物，应该先慢慢下蹲，不要直接弯腰搬重物。从地上捡东西时，无论物品轻重，应先蹲下再捡起，站起来时要靠两膝支撑站起来。

（6）老年人身体各机能开始减退，容易发生骨折和腰部扭伤，发生这种情况应该及时去医院诊断检查。

（7）老年人在饮食上要注意多吃些含钙量的食品，多吃蔬菜和水果，多晒太阳。

（8）出现腰部持续疼痛时，如果不能自行缓解，就要查明原因、排除病变。

按摩疗法

采取站立或坐位，用一手或两手拇指指腹按压命门穴、肾俞穴，以感到有酸胀感为佳，揉动数十次。命门穴位于第2、3腰椎棘突间，在腰背筋膜、棘上韧带及棘间韧带中。

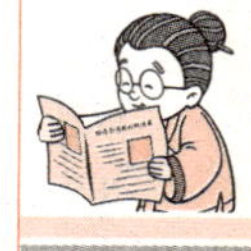
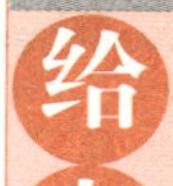
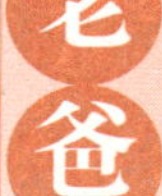
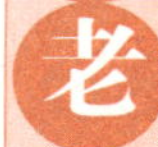

推荐食谱

芝麻猪肚汤

原料 黑芝麻 80 克，枸杞 50 克，猪肚 1 只，姜末、精盐、香油各适量。

做法

1 将猪肚用清水洗净，备用；枸杞洗净，备用。

2 把黑芝麻和枸杞塞入猪肚中，用线系好。放入锅中，大火煮沸，转小火炖至熟，煮熟后切碎猪肚，放入姜末、精盐、香油调味拌匀食用即可。

冠心病

冠心病是冠状动脉粥样硬化性心脏病的简称，有时也叫缺血性心脏病，会对生命造成严重的威胁。老年人随着年龄的增长，生理机能逐渐下降，心脏也在逐渐衰老。心脏的衰老，会影响到全身，引起很多健康隐患，特别是对大脑、肾脏等重要器官会有严重的影响。冠状动脉是供应心脏血液的血管，如果在这个血管的内膜下有脂肪浸润堆积就会让管腔变得狭窄，堆积越多就越狭窄，结果则会限制血管内血液的流量。血液是携带氧气的，如心脏需氧增多或血液减少到一定程度，就会让心肌缺氧，无法正常工作。冠心病与高血压、血脂异常、超重或肥胖、糖尿病、不良的生活方式、不合理的膳食、社会因素、心理因素等很多原因有关。此外，冠心病还与年龄、性别、家族病史、感染等有关。

冠心病的典型症状是胸痛。因为体力活动、情绪激动等，突感心前区疼痛，多为发作性绞痛，也可以表现为憋闷感。疼痛从胸骨后或心前区开始，向上放射至肩、臂，甚至是小指和无名指。胸痛还可以扩散到颈部、下颌、牙齿、腹部等。胸痛也可以出现在安静状态下或夜间，由冠状动脉痉挛引起。发生心肌梗死时胸痛剧烈，持续时间长，伴有恶

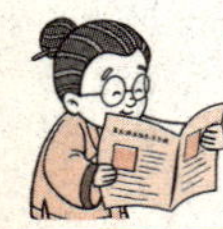

心、呕吐、出汗、发热，严重的还会发生血压下降、休克、心衰等。但是有的患者只表现为心前区不适、心悸或乏力，或以胃肠道症状为主，有的患者甚至没有疼痛感。

预防方法

（1）科学合理的饮食。多吃富含维生素、矿物质、膳食纤维的蔬菜水果和粗粮；多吃富含优质植物蛋白的豆类及其制品；多吃富含不饱和脂肪酸的鱼类。尽量少吃胆固醇含量高的鸡蛋、动物内脏、奶油等，减少脂肪的摄入，最好不要食用动物油脂、煎炸食品；少吃太甜或太咸的食品；少接触烟酒。

（2）养成良好的生活习惯。保持血压的稳定，有高血压的患者应该在医生的指导下科学服用降压药，保持正常的体重，限制酒精和精盐的摄入。

（3）维持血脂的正常，预防高脂血症。高危人群要定期检查血脂，必要时可以服用降脂药。

（4）多运动锻炼。运动可以维持体重，减少高血脂、高血压和冠心病的发生，还能增加抵抗力。但是不要剧烈运动，慢节奏的运动更适合老年人，尤其是患病的老年人。

（5）避免精神过度紧张、焦虑、疲劳、激动，否则会让交感神经处于高度兴奋状态，体内儿茶酚胺分泌就会增多，导致心率加快、血压升高、耗氧量增大、冠状动脉痉挛，导致心绞痛或急性心肌梗死。应该保持精神愉悦、平静，可以让血压保持相对稳定。

（6）注意维持血糖的正常，并定期检查。

（7）注意保暖。寒冷会让血管收缩，血液黏稠度增加，冠状动脉血管阻力增加，冠状动脉血流量减少，心肌缺血缺氧，容易继发静脉血栓，从而增加了心肌梗死和心脏猝死的危险。天气变冷时，要及时添衣保暖，尽量减少外出。

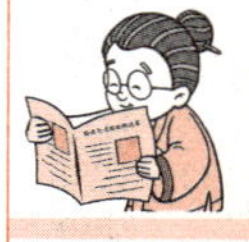

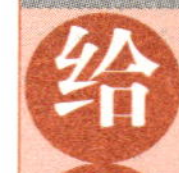

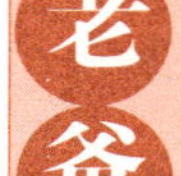

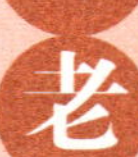

按摩疗法

按揉膻中穴、中脘穴、气海穴、关元穴、心俞穴、肺俞穴、风门穴、肝俞穴。不分先后顺序，都按揉到就可以，时间不限长短，感觉到酸胀感即可。早晚各1次，需要长期坚持。关元穴位于脐下3寸的位置；风门穴位于背部，第2胸椎与第3胸椎间的中心，左右各2厘米的位置；肝俞穴位于背部，当第9胸椎棘突下，旁开1.5寸的位置。

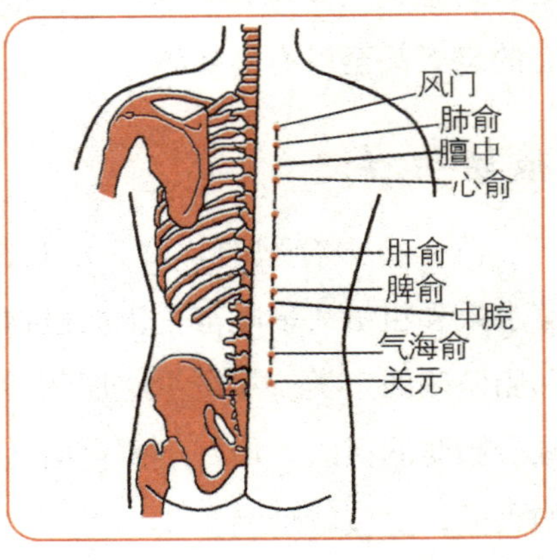

推荐食谱

三七牛肉汤

原料 黄牛肉150克，山药片20克，三七粉0.5克，料酒、胡椒粉、精盐各适量。

做法

①黄牛肉洗净，切片，备用。

②黄牛肉片放入锅中，加水煮熟。放入山药片和三七粉，至牛肉熟时放料酒、胡椒粉、精盐调味，吃牛肉、山药，喝汤即可。

颈椎病

颈椎病又叫做颈椎综合征，是一种以退行性病变为基础的病患，表现为颈椎间盘退变本身及相继发生的一系列病理改变，如椎节失稳、松动；髓核突出或脱出；骨刺形成；韧带肥厚及导致的椎管狭窄等。颈椎位于头部、胸部与上肢之间，是脊柱椎骨中体积最小，但是灵活性最

大、活动频率最高的节段，因为不承受各种负荷、劳损甚至外伤，所以非常容易发生退行性改变。大概 30 岁以后，颈椎间盘就开始逐渐退化，含水量开始减少，随着年龄的增加会越来越明显。第 5 ~ 6 节、第 6 ~ 7 节颈椎受力最大，发生颈椎病的几率也就较大。

颈椎病的临床症状较为复杂，主要有头晕、恶心、呕吐、颈背疼痛、上肢无力、手指发麻、下肢乏力、行走困难，严重的甚至会有视物模糊、心跳过快、吞咽困难等。颈椎病的临床症状与病变部位、组织的受累程度、个人身体差异有关。颈椎病发生时，如果脖子向左右转动或向后弯曲、上肢伸展等，一般会导致肩膀或手臂疼痛，患者会非常痛苦。

预防方法

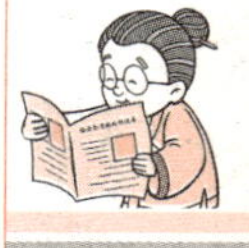

(1) 工作学习中保持良好的坐姿。避免长时间低头工作，长期低头会让颈部肌肉、韧带长时间受到牵拉而导致劳损。低头 1 小时左右就应该变换一下体位。时间长了就要活动一下肢体，不要总保持某个姿势不变，可以做做保健操或散散步，注意活动身体。

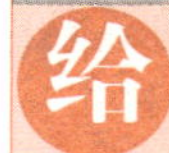

(2) 改变不良的睡姿。睡觉时注意枕头的高度，不要太低也不要太高。一般颈部垫高 10 厘米左右较为适宜。过高的枕头会让颈部呈现低头姿势。

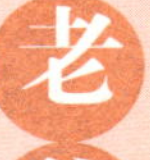

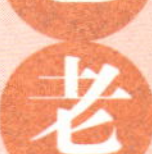

(3) 避免颈部外伤。运动锻炼时，也要保护颈部，不要让其受伤。乘车外出时要系好安全带，避免在车上睡觉，以免急刹车时因颈部肌肉松弛而损伤颈椎。出现颈肩臂痛时，在明确诊断并排除外颈椎管狭窄的情况下，可以轻柔按摩，避免过重的旋转手法，以免损伤颈椎间盘。

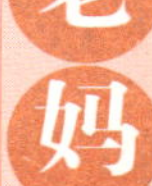

(4) 每天早、晚可以进行缓慢屈、伸、左右侧屈及旋转颈部的运动，加强颈背肌肉等长抗阻收缩锻炼。

(5) 戒烟或减少吸烟，有助于缓解症状，逐步康复。

(6) 避免过度劳累，导致咽喉部反复感染炎症，避免过度负重也可以减少对颈椎间盘的冲击。

（7）注意避免风寒、潮湿。夏天注意避免风扇、空调直接吹向颈部，出汗后不要直接吹冷风，或用冷水冲洗头颈部，或在凉枕上睡觉。冬天应该系好围巾等保护颈部温暖的用品，防止颈部受寒。

（8）平时多运动，可以增强体质，有助于预防颈椎病。

按摩疗法

双手上举，置于颈后，拇指放置于同侧颈外侧，其余四指放在颈肌对侧，双手用力对合，将颈肌向上提起后放松，沿风池穴向下拿捏至大椎穴。反复做20～30次，力度不要太大，以轻揉为主。大椎穴位于人体的颈部下端，第7颈椎棘突下凹陷的位置。

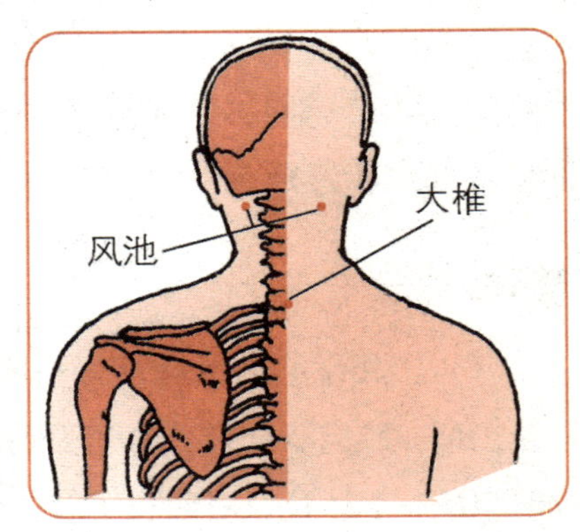

推荐食谱

川芎白芷炖鱼头

原料 鲢鱼头450克，川芎、白芷各6克，姜、精盐、味精各5克，香油、食用油适量。

做法

❶将川芎、白芷、姜洗净，姜切片，备用；鲢鱼头洗净，并处理干净，放入食用油锅略煎，备用。

❷把鲢鱼头、川芎、白芷、姜片、精盐、味精一同放到炖锅内，加水适量，烧开。将炖锅加盖，隔开水用小火炖3小时，加入香油即可。

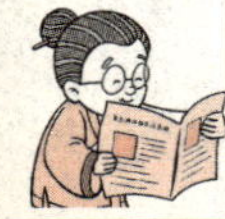

高血压

高血压是老年人的常见病，是心梗和脑梗的直接诱因，容易并发脑卒中、冠心病、心肌梗死、肾功能衰竭等。高血压的早期症状并不明显，只是在精神紧张、情绪波动后会出现血压升高，但是经过休息后血压又会恢复正常。随着时间的延长，血压会持续地升高，表现为头晕头痛、注意力不集中、记忆力减退、心悸多梦、乏力麻木等。当血压升高到一定程度，会出现剧烈头痛、恶心呕吐、心悸眩晕等，严重时会神志不清、抽搐。肥胖、超重、长期吸烟、大量饮酒、精神紧张、久坐不动等都会造成高血压。另外，动脉硬化、动脉痉挛、血液黏稠增高也可能会引起高血压。

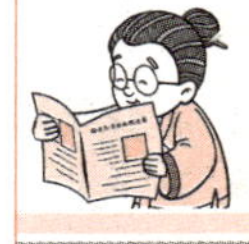

老年人不要对高血压掉以轻心，一旦患上高血压，便是血管受损。血管会逐渐失去弹性，变得粗糙脆弱，极易破裂；变得狭窄细弱，极易堵塞。高血压分为原发性高血压和继发性高血压。原发性高血压是一种以血压升高为主要临床表现，属病因尚未明确的独立疾病；继发性高血压又称为症状性高血压，在这类疾病中病因明确，高血压只是该类疾病的临床表现之一。然而高血压患者中大多数都是原发性高血压，增加了治疗的困难。

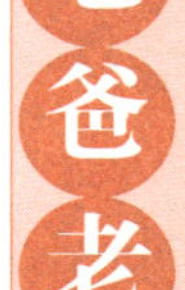

预防方法

（1）科学合理膳食。限制盐的摄入，每人每日食盐不要超过6克。减少脂肪的摄入，适量补充优质蛋白，多吃新鲜蔬菜和水果。注意补充钙和钾，钙可以使血管平滑肌舒张松弛，减少外周血管阻力，降低血压。钾可以维持心肌正常功能，对保护血管有一定的作用。少饮酒，戒烟。

（2）减轻体重。体重超标的老年人，应该积极减肥，肥胖也是导致高血压的因素。

（3）坚持运动，又要避免运动过度。紧张的情绪会让血压升高，导致病情加重，要注意放松，科学合理地安排时间，按时起居，适当运动，劳逸结合。每天运动 60 分钟为宜，长期坚持。体质较差和年龄较大的老年人可以步行代替强度大的运动。

（4）自备一个血压计，随时检查血压状况，以免耽误病情。

按摩疗法

按压头顶的百会穴 50 次，力度适中，感到胀痛即可。按压颈部的天柱穴、人迎穴、天鼎穴、腿部的足三里穴，各 50～100 次，感到酸痛即可。掐按手部的合谷穴 50～100 次，感到酸、胀、痛即可。人迎穴位于颈部，前颈喉结外侧大约 3 厘米的位置；天鼎穴位于颈外侧部，胸锁乳突肌后缘，当结喉旁，扶突穴与缺盆连线中点的位置；足三里穴位于小腿外侧，犊鼻下 3 寸，犊鼻与解溪连线上。合谷穴位于手背第 1、2 掌骨间，当第 2 掌骨桡侧的中点的位置。

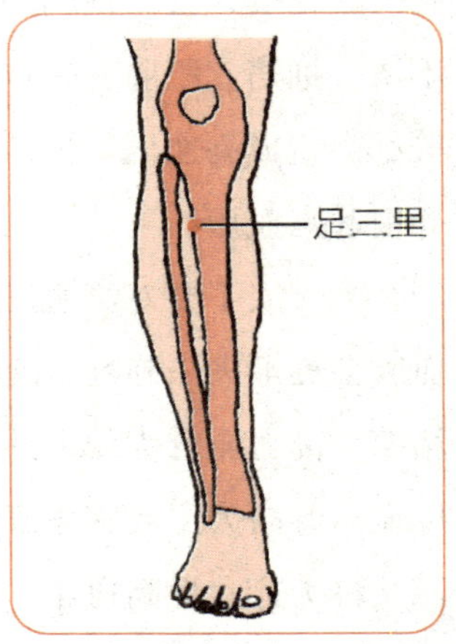

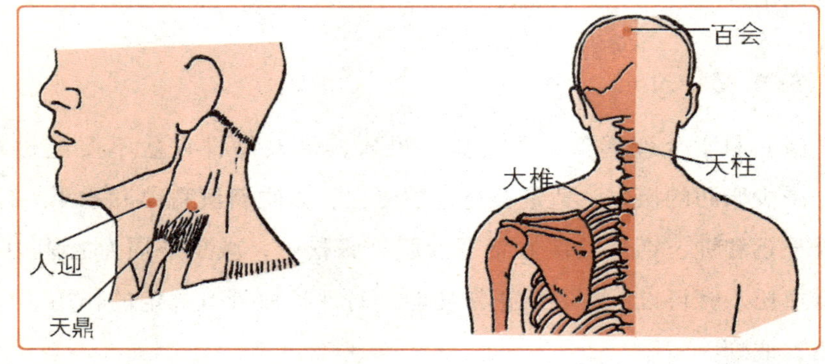

推荐食谱

炝海带丝

原料 水发海带500克，精盐、花椒油各10克，醋15毫升，葱丝、姜丝各5克，青菜丝适量。

做法

1. 将水发海带洗净，切成细丝，放在沸水中焯一下，捞出沥干，备用。
2. 在盘中放入海带丝，撒上精盐、青菜丝拌匀，然后放上葱丝、姜丝，倒入醋、花椒油在火上稍炝即可。

脑卒中

大脑对缺氧缺血非常敏感，大脑缺氧缺血时表现为打哈欠、头晕乏力、面色苍白、反应迟钝等。当负责给大脑运输血液的血管遭遇阻塞或破裂时，就会发展为脑卒中，也就是人们常说的“中风”。脑卒中死亡率高、致残率高、复发率高，是老年人的常见病、多发病。脑卒中分为缺血性和出血性两种。引发脑卒中的原因很多：

（1）高血压病。无论是出血性脑卒中还是缺血性脑卒中，高血压都是最主要的危险因素。

（2）糖尿病。糖尿病人激素调节功能异常，生长激素增多，使血小板聚集黏附性增强，血液黏度增高，血流缓慢等，均容易造成脑卒中。

（3）心脏疾病。如风湿性心脏病、冠心病。尤其是心房颤动引起血栓栓子脱落造成的脑卒中。

（4）短暂性脑缺血。短暂性脑缺血发作脑卒中的几率明显高于一般人群，人们形象地把它称作“脑卒中前奏曲”。

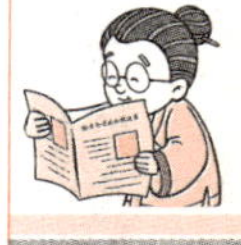
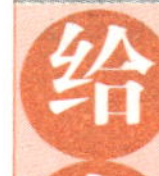
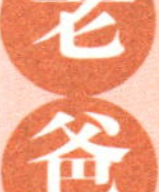
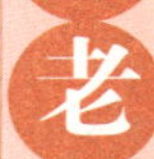

（5）吸烟酗酒。吸烟酗酒可损害血管内膜，并能引起小血管收缩，管腔变窄，因而容易形成血栓。

（6）肥胖与超重。这都是缺血性脑卒中的高危因素。

（7）年龄和性别。粥样硬化程度随年龄增长而增加。而且男性脑卒中的发病率高于女性。

无论是出血性脑卒中还是缺血性脑卒中，预警信号都来得快，去得快，所以导致了很多患者不以为然。其实一旦大脑发出危险信号，就应该引起重视。脑卒中是一种突发疾病，可能会突然出现肢体麻木、眩晕、站立不稳等症状，有的是睡觉前还好好的，第二天醒来就觉得视觉模糊、言语不明了。脑卒中发作的急性期会有恶化现象，也常会有心肌梗死和肺炎等严重并发症的发生。所以一旦发现脑卒中的信号，就应该立即送医急救，为治疗赢取宝贵的时间。

预防方法

（1）饮食上注意营养均衡，选择低盐、低脂、低胆固醇的饮食，多吃应季的蔬菜水果，有利于防治脑卒中的发生。

（2）要养成良好的饮食习惯，避免高血压、高血糖、高血脂的发生。高血压会增加脑血管破裂的风险；高血糖和高血脂会造成血流缓慢、动脉血管壁弹性下降、动脉粥样硬化的形成。高血压、高血糖、高血脂还会破损为脑部组织供血的血管网，使其逐渐失去活力，变得脆弱而狭窄，导致脑卒中的发生。

（3）注意适度锻炼。运动可以增强身体抵抗力，预防肥胖、预防脑卒中的发生。

（4）保持积极乐观的生活态度。长期被不良的情绪围绕，会造成营养不良，身体免疫力下降，消极的情绪不利于脑卒中的治疗，而良好的情绪有助于预防脑卒中的发生。

（5）多吃富含维生素 C 的食物。维生素 C 是抗氧化剂，能以多种

不同的形式降低脑卒中的发病率。维生素 C 还能保护血管动脉免受侵害，帮助降低血压和胆固醇。

（6）戒酒、戒烟。这也可以有效预防脑卒中的发生。

按摩疗法

对于脑卒中患者，家人应该对其瘫痪肢体进行整体按摩，预防肌肉萎缩，对大小关节做屈伸膝、屈伸肘、弯曲手指等练习，避免关节僵硬。稍微可以活动的脑卒中患者应该被搀扶坐到凳子上，做提腿、伸膝、扶物站立等活动，以防治心血管机能减退。病情有所好转之后，应该进一步做一些简单活动，锻炼肢体，不要总是躺着不动，但也不要过于疲累。

推荐食谱

竹沥姜汁粥

原料 鲜竹沥 50 毫升，鲜姜汁 10 滴，大米 50 克。

做法

大米淘洗干净，放入沙锅中，加水煮粥。粥熟烂后，加入鲜竹沥和鲜姜汁，调匀后，再稍煮片刻即可。

糖尿病

糖尿病是老年人的常见病、多发病，是一组以高血糖为特征的代谢性疾病。糖尿病的起因是葡萄糖代谢功能失常。正常的新陈代谢是：吃进去的食物被消化，碳水化合物分解成简单的糖类，主要是葡萄糖。葡萄糖进入血液，胰脏分泌胰岛素，负责把血糖送到全身，进入不同的细胞发挥不同的功能。有些葡萄糖会变成短期能量，供给细胞立即使用，有的则储存为长期能量，供以后使用。而一旦患上糖尿病，新陈代谢过

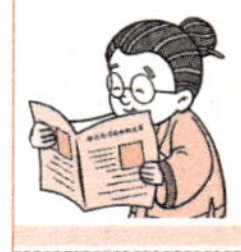

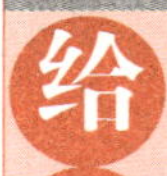

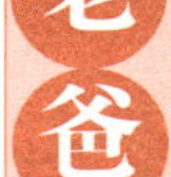

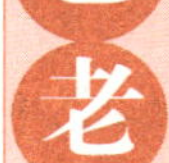

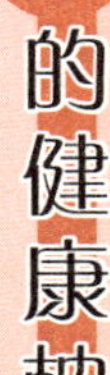

程就会失灵了。糖尿病的病因大多不明确，胰岛素绝对或相对分泌不足引起的包括糖、蛋白质、脂肪、水及电解质等代谢紊乱，病情严重时导致酸碱失衡。糖尿病的特点就是血糖过高。原发性糖尿病和遗传因素有关，继发性糖尿病则受很多因素影响。

糖尿病的典型特征是多尿、烦渴、多饮。患者有时夜间多次起床小便，就影响了睡眠质量。尿量的增多，就造成了总是口渴，需要多饮水。而且糖尿病患者还经常觉得饥饿，有时一天进餐五六次，每次的量也会增多。患者还会出现疲乏、消瘦、虚弱、面色憔悴、精神萎靡、劳动力减弱等，有的患者还有皮肤瘙痒、四肢酸痛、腰痛、便秘、视力下降、腹泻、大汗淋漓、大小便失禁等症状。糖尿病晚期会出现严重并发症，如糖尿病酸中毒、昏迷、感染、心血管病变、肾脏病变等。老年人患糖尿病之后病情很复杂，治疗也比较困难。

按摩疗法

按压天柱穴、肺俞穴、厥阴俞穴、肝俞穴、胆俞穴、脾俞穴、胃俞穴、肾俞穴、膀胱俞穴各 30～50 次，感到胀痛即可。捏按足部的阴陵泉穴、三阴交穴、阳陵泉穴、足三里穴，捏按手部的手三里穴、曲池穴各 50～100 次，力度稍重，感觉到酸胀即可。捏按掌心的劳宫穴 100 次，感到胀痛即可。胆俞穴位于背部，当第 10 胸椎棘突下，旁开 1.5 寸的位置；脾俞穴位于背部，当第 11 胸椎棘突下，旁开 1.5 寸的位置；膀胱俞穴位于身体骶部，第 2 胸椎左右二指宽的位置，与第 2 骶后孔齐平；阴陵泉穴位于小腿内侧，胫骨内侧下缘与胫骨内侧缘之间的凹陷中；三阴交穴位于小腿内侧，当足内踝尖上 3 寸，胫骨内侧缘后方的位置；阳陵泉穴位于小腿外侧，当腓骨头前下方凹陷的位置；手三里穴位于前臂背面桡侧，当阳溪与曲池连线上，肘横纹下 2 寸的位置；曲池穴位于肘横纹外侧端，屈肘，当尺泽穴与肱骨外上髁连线中点的位置；劳

宫穴位于手掌心，当第 2、3 掌骨之间偏于第 3 掌骨，握拳屈指时中指尖的位置。

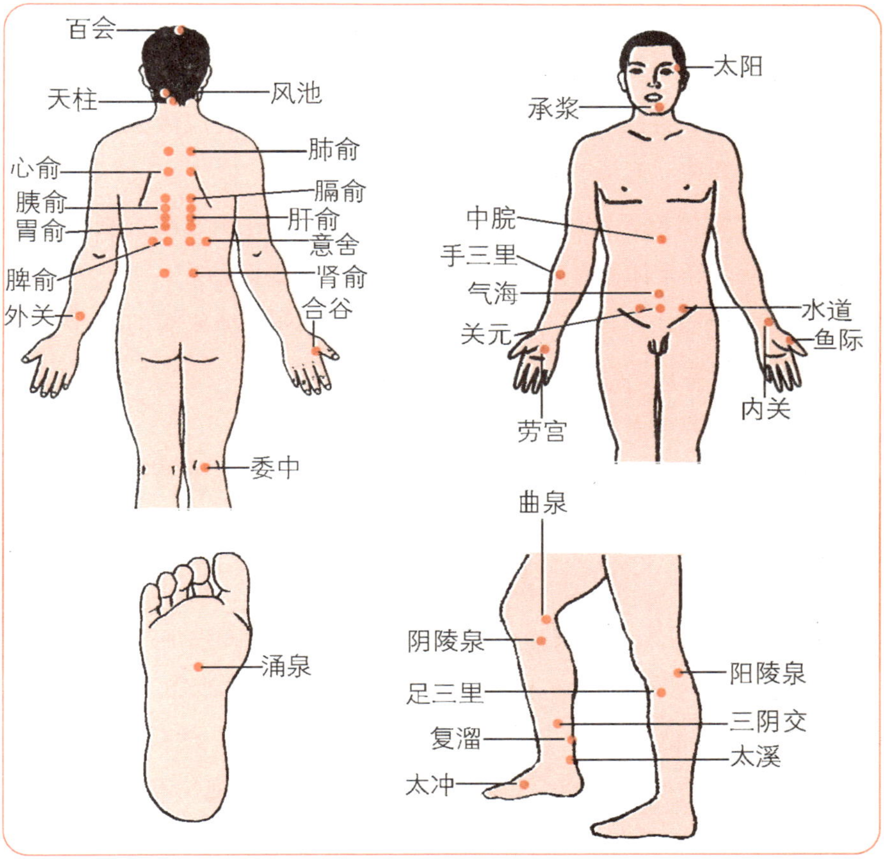

预防方法

（1）平衡饮食，少食多餐。要控制热量的摄入，还要防止营养不良。主副食都要吃一些，多吃含硒的食物，硒可以防止胰岛 β 细胞氧化破坏，维持其正常。少食多餐可以减轻胰腺负担，防止餐后血糖升高，促进血糖平稳。多吃蔬菜、豆类等食物。

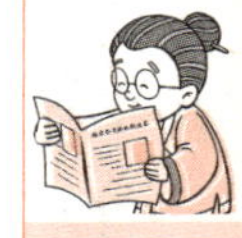

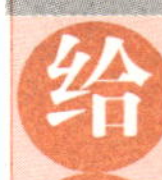

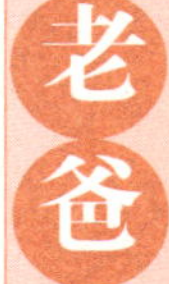

（2）平时多进行运动锻炼，如慢跑、散步等，可以增强体质，防止肌肉萎缩，又可以提高免疫力，防止肥胖，增强周围组织对胰岛素的敏感性，有利于维持血糖的平稳。但是运动不要过量，应该根据自身具体情况决定。

（3）保持良好的心态。不良的情绪容易使体内的应激激素分泌增多，让血糖升高，不利于糖尿病的治疗。

（4）经常体检，糖尿病早期症状不明显，往往被忽略，耽误了最佳治疗时间。经常体检有助于及时发现糖尿病，及时治疗。

（5）戒烟限酒，改掉不良的生活习惯，有利于糖尿病的治疗和控制，防止病情恶化。

（6）不要食用辛辣热性的食物。

推荐食谱

素炒南瓜丝

原料 南瓜500克，食用油100毫升，豆瓣15克，酱油15毫升，泡海椒、精盐各5克，葱白、水淀粉各10克。

做法

❶将南瓜洗净，切丝，放入精盐，腌渍一会儿入味；泡海椒、葱白切丝；豆瓣剁细。

❷食用油下锅，烧至七成热，放入豆瓣炒香，然后放入腌渍好的南瓜丝、泡海椒丝、葱白丝炒匀，快熟时放入精盐、酱油调味，水淀粉勾芡即可。

骨质疏松症

骨质疏松症是由多种原因造成的一组骨病，表现为骨组织显微结构受损，骨矿成分和骨基质等比例不断减少，骨质变薄，骨脆性增加，容

易骨折。骨质疏松症是一种全身骨代谢障碍疾病，主要就是骨骼疼痛，容易骨折。骨质疏松症分为原发性骨质疏松症和继发性骨质疏松症。一般都是继发性骨质疏松症。病因较多：

（1）内分泌疾病，如甲状腺功能亢进症、肢端肥大症、糖尿病等。

（2）妊娠、哺乳期造成的骨量流失。

（3）营养缺乏，如蛋白质、维生素 C、维生素 D、钙等的缺乏。

（4）肝脏病。这些疾病均可因消化不良而妨碍钙的吸收。

（5）药物，如皮质类固醇、抗癫痛药、抗肿瘤药等。

（6）胃肠功能障碍、吸收不良等。

（7）类风湿性关节炎。此病可因关节周围骨质丢失，骨密度下降，导致钙流失。

（8）肿瘤。如多发性骨髓瘤转移癌、单核细胞性白血病等。

（9）吸烟喝酒。尼古丁会干扰机体对钙质的吸收，增加尿钙排出量；酒精会降低成骨细胞活性，抑制骨骼生长。

另外，肥胖者和消瘦者；缺乏体力活动的人；蛋白质摄入过高或过低的人；缺钙的人；长期不见阳光的人也容易患骨质疏松症。中医认为，骨质疏松症的发生主要是由于肾精不足、脾胃虚弱、肝气不足、血瘀、外邪侵袭等造成的。

骨质疏松症患者表现为腰背疼痛、肌肉疼痛、驼背、易骨折等，还可以表现为在扭转身体、开窗等室内日常活动中，即使没有明显较大的外力作用，也会发生骨折，骨折部位多为胸、腰椎椎体、股骨上端和桡骨远端。40 岁以后，骨的吸收和破坏大于骨的新生和修复，骨质开始流失，年龄越大，骨质流失越快。骨骼逐渐退化，就容易出现骨质疏松症。

预防方法

（1）平时生活中注意补充钙质，多吃含钙丰富的食物。如海带、

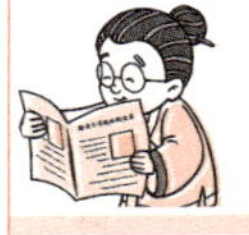
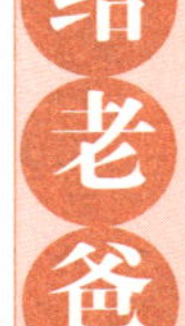
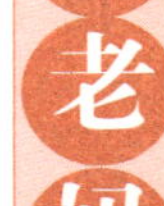
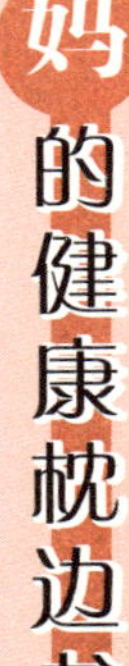

虾皮、排骨、发菜、黑木耳、核桃仁等。

（2）注意补充充足的蛋白质，以优质蛋白为主。如牛奶、鸡蛋、鱼、瘦肉、豆类等。

（3）补充充足的维生素 C 和维生素 D，多吃新鲜蔬菜和水果，如雪菜、小白菜、苋菜等。多晒太阳。

（4）不吃或少吃辛辣、过咸、过甜等刺激性食物。不吸烟、不饮酒、少喝咖啡、浓茶及碳酸饮料。

（5）多运动。养成运动的好习惯，有利于防止或延缓骨质疏松症的发生。

（6）每年至少进行一次骨密度检查，以及时发现并治疗骨质疏松症。

按摩疗法

按揉肾俞穴、照海穴、三阴交穴、中脘穴、气海穴、足三里穴，力度稍重，感觉酸胀即可，每日按揉，效果更佳。每次 30 分钟左右，可以有效预防骨质疏松症。照海穴位于足内侧，内踝尖下方凹陷的位置。

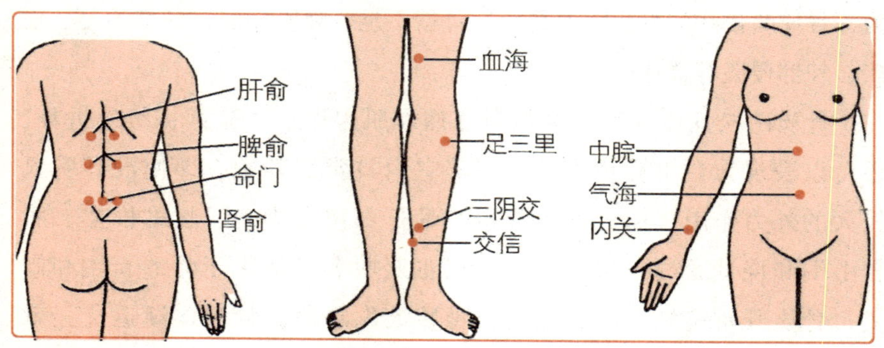

推荐食谱

黄豆猪骨汤

原料 鲜猪骨250克，黄豆100克，姜片20克，黄酒200毫升，精盐适量。

做法

①将黄豆用水浸泡6～8小时；将鲜猪骨洗净，切断，置水中烧开，撇去血污，备用。

②将猪骨放入沙锅中，加入姜片、黄酒、精盐，加水1000毫升，大火煮沸，转小火煮至骨烂，放入浸泡好的黄豆继续煮，煮至豆烂。每日食用1次，每次喝汤200毫升，吃猪骨、黄豆即可。

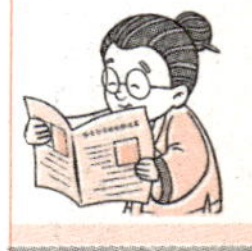

心脏病

全球三分之一的人死因是由心脏病引起的。心脏病严重影响着人体健康。总的来说，形成心脏病的主要因素就是硬化斑。如果把血管比喻成一条畅通的公路，那么，硬化斑就是堵在公路上的大石块儿。再把血液比作汽车，那么硬化斑长时间慢慢聚积，血流会发展旁支，血液依然可以从心脏流过，但是硬化斑太过严重时，血流严重受阻，流不过心脏，会出现心绞痛。然而，往往是那些聚积得还没有那么严重、栓塞不到50%的硬化斑会导致心脏病发。这些栓塞不到50%的动脉硬化斑，也是最为严重，甚至可能致命的。因为此时并不知道哪个硬化斑会破裂、什么时候会破裂、破裂的程度等。所以根本没法预测发病的时间。

每年冬天是心脏病的高发期。人的生理、心理都会受到自然环境的影响而发生变化。气温下降，人体交感神经就会兴奋，血管收缩、心率加快、代谢增强、血黏度增高、血压升高。因为气温低，人体就会减少散热，皮肤血管就要收缩，内部代谢就会增强，为了防止体温下降，心脏的负荷就会加重，心脏就容易出现问题。老年人冬天一定要注意预防心脏病的发生。

预防方法

（1）饮食中要少摄入脂肪和胆固醇。血胆固醇高与心脏病的发生有着很大的关系。摄入过多的脂肪和胆固醇会导致动脉粥样硬化，吃进过多含有胆固醇的食物，会造成血液中的胆固醇浓度升高，血胆固醇高预示着心脏病的发生，甚至直接导致心脏病。饮食上应该选择富含维生素、矿物质、膳食纤维的蔬菜水果；富含膳食纤维的粗粮；富含优质植物蛋白的豆类及其制品；富含不饱和脂肪酸的鱼类。最好不要食用动物油脂、煎炸食品；少吃太甜或太咸的食品；戒掉烟酒。

（2）注意保暖。气温低的时候，要注意防寒保暖，否则容易导致心脏病的发作。还要注意预防感冒，可以用盐水漱口来预防。夜间为细菌的繁殖和发展提供了良好的条件，盐水可以起到抑菌作用。感冒，上呼吸道就会感染，血液里的纤维蛋白原就会增高，血黏度也会升高，容易诱发血栓、心脏病等。

（3）进行秋冻适应训练。秋冻可以提高人体的耐寒能力，可以提高人体抵抗力。气温降低时，也可以很好地适应，但是秋冻应该适度，不要冻过度了，毕竟老年人身体较弱。

（4）不要食用刺激性食物。如辣椒、胡椒、生姜、大蒜、浓茶、酒、咖啡、烟等。

（5）限制食盐的摄入。以免引发水肿等，加重心脏负担。

（6）一次不要喝大量的水、茶、汤、果汁等，这样会导致血容量迅速增多，增加心脏负担。一次最好不要饮用超过500毫升。需要多喝水时，可分成几次喝，每次少一点。

（7）少量多餐。每日所需的总热量分4～5次摄入，以减少餐后胃

肠过度充盈及横膈抬高，防止心脏负担增加。晚饭早点吃，以清淡为主，晚饭后就不要再吃食物了。

按摩疗法

用拇指压揉内关穴、至阳穴、鸠尾穴，感觉到明显的酸痛即可。每天按摩2～3次，每次按摩5～10分钟。至阳穴位于第7胸椎棘突下凹陷的位置；鸠尾穴位于脐上7寸，剑突下0.5寸的位置。

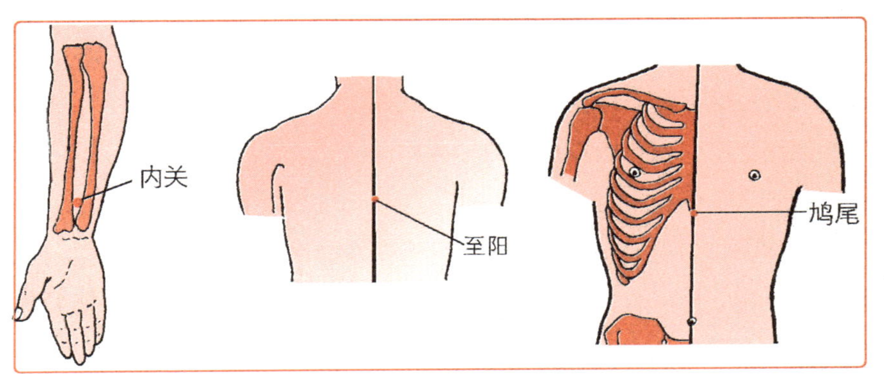

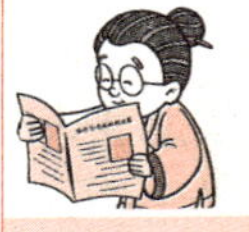

推荐食谱

山楂炖牛肉

原料 山楂15克，红花、熟地各6克，红枣10枚，牛肉200克，胡萝卜200克，高汤1000毫升，料酒、葱、姜、精盐各适量。

做法

①把山楂洗净、去核；红花洗净，去杂质；熟地切片；红枣去核；牛肉洗净，入沸水中焯一下，切成块；胡萝卜洗净，切块；姜切片；葱切段。

②把牛肉块、葱段、姜片、料酒、精盐一同放入炖锅中，加水1000毫升，用中火煮20分钟后，再加入高汤1000毫升，煮沸，下入胡萝卜块、山楂、红花、熟地片，用小火炖50分钟即可。

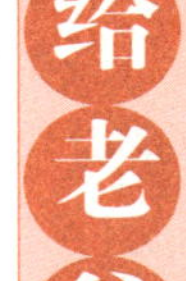
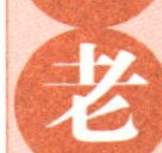

动脉硬化

动脉硬化是动脉的一种非炎症性病变，可以导致动脉管壁增厚、变硬，失去弹性，管腔变得狭窄。动脉硬化现在已经成为老年人死亡的主要原因之一了，随着年龄增长而逐渐出现。形成动脉硬化的最重要原因是高血压、高脂血症和吸烟。肥胖、糖尿病、缺乏运动、精神紧张、家族病史、脾气暴躁等，也有可能造成动脉硬化。大量摄入油腻性食物和富含胆固醇的食物，是动脉硬化发生的主要原因。人们的日常饮食中，都不可避免地含有一定量的油脂，平时喜欢吃肥腻食物，但又不注意补充其他矿物质，就会造成过多油脂沉积于血管壁，导致动脉硬化和其他心脏血管病变的发生。

动脉硬化的表现主要取决于血管病变及受累器官的缺血程度。动脉硬化的早期，大多数患者几乎没有任何临床症状。到了动脉硬化中期，大多数患者都或多或少会出现胸痛、胸闷、头痛、头晕、心悸、四肢麻木、跛行、视力下降、记忆力减退、失眠多梦等临床症状，但是不同身体素质的患者所表现出的临床症状也不尽相同。

预防方法

（1）合理均衡膳食。避免经常食用过多的动物性脂肪和含饱和脂肪酸的植物油，如肥肉、猪油、骨髓、奶油及其制品等；尽量少食用含胆固醇高的食物。饮食以低胆固醇、低动物性脂肪为主，多吃新鲜蔬菜和水果，可以有效预防动脉硬化。

（2）进行适当的运动。不但可以预防肥胖、锻炼循环系统的功能、调整血脂代谢，还能预防动脉硬化。运动要根据自己的身体状况而定，以运动后没有不适的感觉为度。运动要循序渐进，避免剧烈运动，散步、保健体操、太极拳等都是不错的选择。

（3）合理安排工作和生活。生活要有规律，保持乐观、愉快的生活态

度，不要过度劳累，避免经常情绪激动，注意劳逸结合，保证充足的睡眠。

（4）戒烟，不饮烈性酒或大量饮酒。

（5）积极治疗与本病相关的疾病，如高血压、高脂血症、痛风、糖尿病、肝病、肾病综合征等。

按摩疗法

用拇指指端点按内关穴1～3分钟，力度适中，以局部微疼为度。用拇指指腹揉按神门穴1～2分钟，感觉酸胀即可。用拇指、食指捏拿合谷穴50次，感觉酸胀即可。拇指按揉手部心反射区，1～3分钟即可。

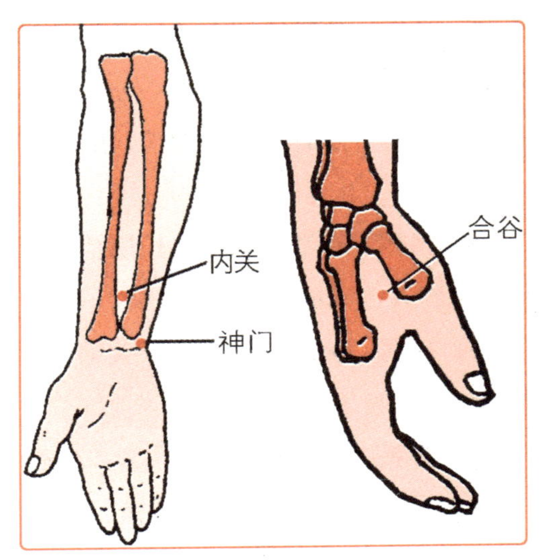

推荐食谱

黑木耳芦笋蘑菇汤

原料 芦笋320克，蘑菇160克，黑木耳（干）50克，酱油5克，精盐、胡椒粉各3克，味精、香油各适量。

做法

①芦笋切去老蒂，洗净切成薄片；蘑菇去泥沙，放入锅中，用开水烫一下，再用冷水冲凉，切片；黑木耳用水泡发，撕成小朵。

②炒锅内放水，加精盐、味精、胡椒粉煮开，放入芦笋片、蘑菇片、黑木耳同煮2分钟，倒入酱油，稍煮，淋上香油即可。

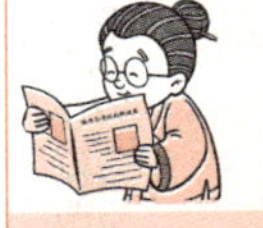

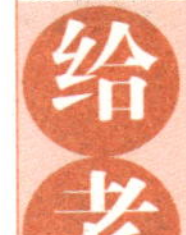

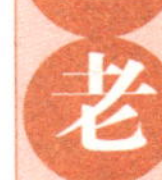

老年痴呆症

老年痴呆症，也叫阿尔茨海默症，是大脑神经细胞功能退化的一种病症。老年痴呆症的病因现在还不是很清楚，可能与以下因素有关：

1. 遗传 遗传概率为10%～60%。

2. 性别 绝经后的女性雌激素分泌明显下降，所以女性患老年痴呆症的风险更大。

3. 年龄 随着年龄的增长，脑细胞会逐渐萎缩，年龄越大，患病率越高。

4. 精神 有精神病史，长期精神压力大，性格内向偏激，有过重大打击的人更容易患老年痴呆症。

5. 疾病 长期睡眠不足、大脑功能受损、中毒、脑卒中、糖尿病等都可能引发老年痴呆症。

6. 营养 大脑营养缺乏，营养失衡，也可能造成老年痴呆症。

老年痴呆症是一种起病隐匿，呈进行性发展的神经系统退行性疾病。先是出现近期记忆快速减退、遗忘严重。如刚放下的东西，一转身就不记得放在哪儿了。这是老年痴呆症的早期症状，一般不知不觉就发生了。然后出现认识字，但是读不出来；看见认识的人，但是不知道是谁；食物含在嘴里不知道咽下，或不知道穿脱衣服的顺序；分不清大小远近等。老年痴呆症会对人的智力、记忆，乃至人格造成全面性损害。且症状会越来越严重，患者表情冷漠，对身边人的情绪、疾病无动于衷；言行举止好像完全变了一个人；有的会不由自主、漫无目的地走出家门。

预防方法

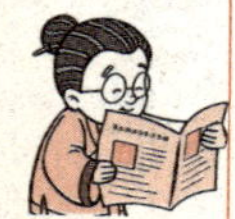

（1）多吃富含维生素C、胡萝卜素、维生素E的食物，可以抗氧

化，延缓大脑衰老。

（2）多吃富含脂肪酸的食物，可以维持大脑正常功能。

（3）注意补充蛋白质，选择易于消化吸收、营养价值高的蛋白质。

（4）多吃富含卵磷脂的食物。卵磷脂是构成脑神经、脑脊髓的重要物质，具有维护大脑细胞膜完整性，延缓脑功能衰退的作用。卵磷脂还可以溶解胆固醇，防止脑动脉硬化，促进血液流畅。卵磷脂代谢后分解的胆碱，会产生乙酰胆碱，有助于提高大脑记忆力和思维能力。

（5）适量摄入碳水化合物。碳水化合物经过消化吸收后变为葡萄糖，是大脑唯一的能量来源。血糖不足，会造成大脑疲惫、脑昏迷。

（6）饮食上还要少盐、少糖、少脂肪。脂肪中含有胆固醇、饱和脂肪等，摄入过多会阻塞脑血管。

（7）戒烟戒酒。烟酒会损害脑细胞，是导致大脑痴呆的因素。

（8）平时多运动。可以让大脑和肢体保持灵活，有助于维持记忆力和智力。

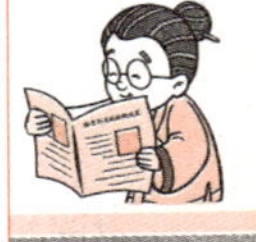

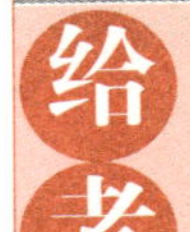

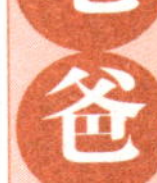

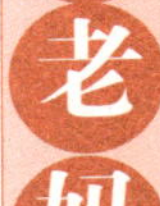

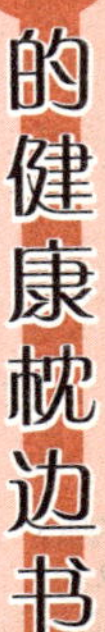

按摩疗法

采取仰卧位，用双手拇指指端分别点按肺俞穴、心俞穴、肝俞穴、脾俞穴、肾俞穴、委中穴，每个穴位点按 1～2 分钟，力度适中，感觉疼痛即可。或以印堂至神庭之连线为中线，以两拇指桡侧缘为着力面，由下而上，自中线向前额两侧分别推至丝竹空穴、太阳穴、头维穴处，推 30～50 次即可。委中穴位于人体的腘横纹中点，当股二头肌腱与半腱肌肌腱的中间；头维穴位于额角发际上 0.5 寸，头正中线旁，距神庭 4.5 寸的位置。

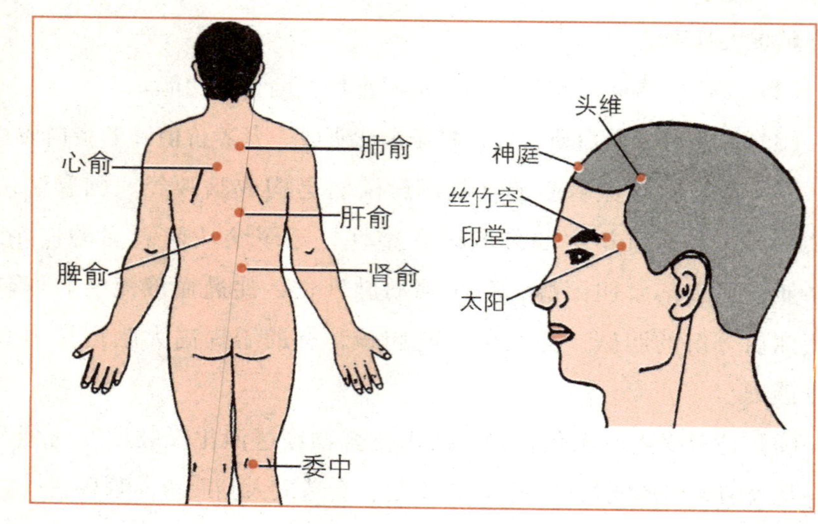

推荐食谱

羊骨粥

原料 羊骨1000克，大米100克，莲子10克，精盐、葱白、生姜丝各适量。

做法

❶羊骨用清水洗净，锤破，加水煎汤；大米淘洗干净；莲子洗净，备用。

❷把淘洗干净的大米、莲子放入羊骨汤中，共煮粥，待粥将熟时，加入精盐、葱白、生姜丝调味，稍煮即可。

高脂血症

高脂血症，就是血浆胆固醇或甘油三酯浓度增高，造成了血脂过高。血脂是人体血浆中所含脂质的总称，包括胆固醇、甘油三酯、胆固醇酯、β-脂蛋白、磷脂、未酯化的脂酸等。高脂血症分为三种：

（1）血胆固醇含量增高，血甘油三酯含量正常，叫做高胆固醇血症。

（2）血胆固醇含量正常，血甘油三酯含量增高，叫做高甘油三酯血症。

（3）血胆固醇和血甘油三酯含量都增高，叫做混合型高脂血症。

高脂血症分为原发性和继发性两种。原发性高脂血症与先天遗传有关，由于单基因缺陷或多基因缺陷，造成参与脂蛋白转运和代谢的受体、酶或载脂蛋白异常；或是由于环境因素和未知的机制所造成。继发性高脂血症多是因为代谢性紊乱造成的，或与年龄、性别、饮食、烟酒、体力、精神、情绪等因素有关。中医认为，高脂血症是由于痰湿、湿浊、痰瘀所致，主要与肝、肾、脾的功能失调有关。

通常情况下，高脂血症患者不会有明显症状，体征也不异常。除非血液中的血脂水平较高时，由于血液黏稠度增高，患者可能出现眩晕、视物模糊、胸闷、肢体麻木、肝区疼痛等症状。但是高脂血症与冠心病、心肌梗死、脑卒中的发病密切相关，还可以引发糖尿病、肥胖症、肝硬化、胰腺炎、肾病等疾病，可以说，高脂血症是百病之源。

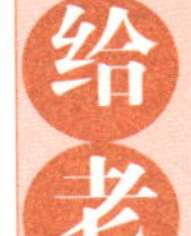

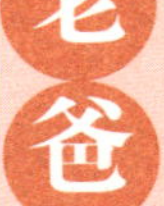

预防方法

（1）平时饮食中注意控制脂肪、胆固醇、碳水化合物的摄入。蛋白质也不要摄入过多。老年人选择的食用油最好以富含不饱和脂肪酸的植物油为主。尽量少吃动物内脏、含胆固醇高的食物，如肥腻、煎炸、太甜的食物，控制食盐的摄入，多吃新鲜的水果蔬菜等健康食物。

（2）定期检查血脂，以便随时了解自己的身体状态，及时调整和控制病情发展。

（3）肥胖者应该特别注意控制饮食，控制摄入量，增加消耗，使体重逐渐下降，直至达到标准体重。

（4）每餐要适量，忌暴饮暴食，晚饭不要吃得太晚。

（5）经常运动，可以帮助控制体重，增加热量的消耗，防止血脂增高。慢跑、散步、太极拳都是患高脂血症老年人不错的选择。

（6）戒烟戒酒。尼古丁会让周围血管收缩和心肌应激性增加，导致血压升高，促使动脉粥样硬化形成，诱发心绞痛；酒精过量会造成心脏功能减退，对胃肠道、肝脏、神经系统、内分泌系统都有伤害。

（7）适量饮茶。茶叶中的儿茶碱可以增强血管柔韧性、弹性和渗透性，预防血管硬化。茶叶中的茶碱和咖啡碱可以兴奋神经，促进血液循环，缓解疲劳，利尿。适量饮茶还能消除油腻，减少脂肪堆积。但是不要过量饮用浓茶，否则会刺激心脏，导致心跳加快，危害健康。

按摩疗法

按压耳部的肾上腺反射区、内分泌反射区、心反射区、肾反射区、胃反射区、耳尖各80～120次，感觉疼痛即可。还可以用手指指腹推压手部的肾上腺区、肠胃大肠区、三焦区、胸腹区、血压区、冠心区各50～100次，感到疼痛即可。

推荐食谱

首乌汤

原料 何首乌15克，黑豆50克，红枣10枚，乌鸡1只，料酒、葱段、姜片、精盐、味精各适量。

做法

1. 乌鸡去毛和内脏，洗净；何首乌、黑豆、红枣分别洗净，备用。
2. 将洗净的何首乌、黑豆、红枣放在乌鸡腹中，把乌鸡放在锅内，加入适量清水，并加入料酒、葱段、姜片、精盐，大火烧沸后，改用小火煨至鸡肉熟烂，加入味精调味即可。